KB267346

늙지 않는 뇌를 만드는
감각의 뇌과학

늙지 않는 뇌를 만드는

감각의 뇌과학

문제일 지음

KOREA.COM

연결되지 않는 뇌는 빠르게 늙는다
: 소통하는 뉴런 덩어리

"인간이란 무엇인가?" 인류 역사가 시작된 이래 수많은 철학자와 사상가들이 던져온 이 거대한 질문 앞에, 저는 뇌를 연구하는 과학자로서 조심스럽게 마주 섰습니다. 실험실에서 현미경을 통해 들여다보는 뇌 속 세포들의 세상은 놀랍게도 우리가 살아가는 세상과 참 많이 닮았습니다. 그래서 저는 오늘, 철학이 아닌 뇌과학이라는 프리즘을 통해 우리가 누구인지, 그리고 어떻게 살아가야 하는 존재인지에 관한 이야기로 이 책을 시작하려 합니다.

17세기 철학자 데카르트는 "나는 생각한다, 고로 존재한다Cogito, ergo sum"라는 유명한 명제를 남겼습니다. 끊임없이 의심하고 사유하는 과정 그 자체가 우리의 존재를 증명한다는 것이지요. 즉 인간은 '생각하는 존재'입니다.

그렇다면 그 '생각'은 어디에서 오는 것일까요? 바로 우리 머릿속, 두 귀 사이에 자리 잡은 1.4kg 남짓한 덩어리, '뇌'입니다. 인간이 생각하는 존재라면, 그 생각의 원천인 뇌를 이해하는 것이야말로 인간을 이해하는 가장 확실한 지름길일 것입니다. 우리는 뇌를 통해 느끼고 생각하며, 기억하고, 행동합니다. 결국, 뇌의 삶이 곧 우리 인간의 삶인 것입니다.

고대 시대부터 몸body은 영혼mind(마음 혹은 정신)이 머무르는 곳이라 생각했습니다. 다만 몸의 어느 부위에 영혼이 머무는지에 대해서는 의견이 갈렸습니다. '의학의 아버지' 히포크라테스는 "뇌는 지능과 감정을 관장하는 곳"이라며 뇌의 중요성을 간파했습니다. 반면, 당대 최고의 철학자 아리스토텔레스는 "심장이 생각을 조절하며, 뇌는 뜨거워진 피를 식히는 냉각 장치일 뿐"이라고 주장했습니다. 무더운 여름날 머리가 뜨거워지는 경험을 해보았다던 아리스토텔레스의 심정도 이해가 갈 것입니다.

고대 이집트인들은 아리스토텔레스의 생각에 동의했습니다. 이는 미이라를 만드는 예식을 통해 알 수 있습니다. 미이라를 만들 때 뇌는 꺼내서 버리고, 사후세계에서 필요하다고 믿었던 위장, 창자, 폐, 간과 같은 장기는 따로 '카노푸스'라는 항아리에 보관하였습니다. 심장은 미이라 몸속에 그대로 두었는데, 고대 이집트인들은 심장에 영혼이 깃든다고 믿었기 때문입니다.

그로부터 오랜 시간이 지난 1848년 어느 날, 한 비극적인 사고가 우리 영혼, 즉 정신이 어디에 보존되는지에 대한 논쟁에 마침표를 찍었습니다. 미국의 철도 노동자 피니어스 게이지는 폭파 사고로 쇠막대기가 뇌의 앞부분, 즉 전두엽을 관통하는 끔찍한 일을 겪었습니다. 기적적으로 목숨을 건졌고 말하고 기억하는 데도 문제가 없었지만, 그는 완전히 다른 사람이 되었습니다. 성실하고 배려 깊던 청년이 참을성 없고 난폭하며 무례한 사람으로 변해 버린 것입니다. 이 사건은 뇌, 그중에서도 전두엽이 인간의 성품과 인격을 담당한다는 사실을 극명하게 보여 주었습니다. '인간다움'은 심장이 아니라 뇌, 특히 전두엽의 작용이었던 것입니다.

과학이 발달함에도 뇌에 대한 신비는 속 시원하게 풀리지 않았고, 인류는 여전히 뇌를 경외의 대상으로 바라보았습니다. 2013년, 버락 오바마 미국 대통령은 '브레인 이니셔티브Brain Initiative' 프로젝트를 발표하며 이렇게 말했습니다. "우리는 수백 광년 떨어진 우주의 신비를 풀고 있지만, 정작 우리 두 귀 사이에 있는 1.4kg의 뇌에 대해서는 너무나 아는 것이 없습니다." 이 거대한 소우주를 정복하겠다는 선언이었습니다. 그런데 참으로 흥미로운 사실은, 이 연설을 하는 오바마 대통령의 뇌가 자신의 입을 빌려 "뇌를 연구하자"라고 말하고 있었다는 점입니다. 뇌는 '생각의 주체'이면서 동시에 자신을 '탐구의 대상'으로 삼는 유일무이한 존재입니다.

인간의 뇌가 다른 동물의 뇌와 구별되는 가장 큰 특징은 '미완성'과 '가소성Plasticity'에 있습니다. 송아지는 태어나자마자 걸어서 어미의 젖을 찾지만, 인간의 아기는 혼자 힘으로 일어서는 데만 1년 가까이 걸립니다. 직립보행을 하는 인류는 골반이 좁기 때문에 뇌가 미처 다 자라지 못한 상태에서 출산을 감행합니다. 그래서 인간은 태어난 후에도 오랫동안 뇌를 성장시켜야 합니다.

생존에 필수적인 '생명의 뇌'는 갖추고 나오지만, 이성적 사고와 판단을 담당하는 고위 영역은 텅 빈 도화지와 같습니다. 단 6~8세가 되면 뇌의 크기는 성인과 비슷해지지만, 기능적인 성숙은 멀었습니다. 흔히 '미운 일곱 살'이라 불리는 시기는 아이의 뇌가 자아를 형성하고 자기주장을 시작하는, 뇌 발달의 중요한 첫 이정표입니다.

이후 사춘기가 되면 뇌는 또 한 번의 격렬한 리모델링을 겪습니다. 감정과 본능을 담당하는 '변연계'는 급격히 발달하는데, 이를 제어할 이성의 뇌인 '전전두엽'은 아직 공사 중인 상태입니다. 이 시기를 우리는 '질풍노도의 시기'라 부릅니다. 하지만 이 불안한 시기야말로 동물적 본능을 넘어 진정한 인간의 뇌로 재탄생하기 위한 산통産痛과도 같습니다.

결국 인간의 뇌는 고정된 기계가 아니라, 경험과 학습, 그리고 타인과의 관계를 통해 끊임없이 변화하고 성장하는 유기체입니다. 우리는 늙어가는 것이 아니라, 뇌와 함께 평생에 걸쳐 조금씩 완성되어 가는 것입니다.

그렇다면 뇌는 어떻게 작동할까요? 뇌를 구성하는 가장 기본 단위인 '뉴런Neuron'을 들여다보면 그 답을 알 수 있습니다. 뉴런의 가장 큰 특징은 '혼자서는 살 수 없다'는 것입니다. 뉴런은 끊임없이 다른 뉴런과 신호를 주고받아야만 생존할 수 있습니다.

르네상스 시대의 거장 미켈란젤로가 그린 천장화 〈아담의 창조〉를 떠올려 볼까요? 신이 손을 뻗어 아담에게 생명을 불어넣으려는 순간, 두 손가락 끝은 닿을 듯 말 듯 아주 미세한 간격을 두고 떨어져 있습니다. 뇌과학자인 제 눈에 이 장면은 신경계의 핵심 구조이자 뉴런 간 소통에 필요한 물리적 최소 단위인 '시냅스synapse'를 완벽하게 묘사한 것처럼 보입니다.

뉴런과 뉴런 사이에는 물리적으로 붙어 있지 않은 미세한 틈, 시냅스가 존재합니다. 뉴런은 이 틈을 향해 신경전달물질이라는 신호원(메신저)을 보내 소통합니다. 기쁜 소식은 흥분성 물질로, 슬픈 소식은 억제성 물질로 전달하며 서로를 위로하고 격려합니다.

현대 뇌과학은 '뇌'를 넘어 '뇌와 뇌의 연결'에 주목하고 있습니다. 미국 듀크대학교 연구진은 원숭이 세 마리의 뇌를 연결하여 혼자서는 풀 수 없는 문제를, 협력을 통해 해결하는 '브레인넷Brainet' 실험에 성공했습니다. 개체 하나하나는 미약할지라도, 서로 연결되어 소통할 때 상상을 초월하는 능력을 발휘한다는 것을 증명한 것입니다.

반대로 소통이 단절된 뇌는 어떻게 될까요? 고립된 쥐는 뇌의 특정 부위가 비정상적으로 활성화되며 극심한 스트레스를 받습니다. 인간도 마찬가지입니다. 강제되거나 자신의 의지를 거스르는 고립으로 인한 외로움은 뇌에 물리적인 통증과 유사한 고통을 주며, 장기적으로는 뉴런을 파괴하고 치매와 같은 질환을 유발합니다. 독방 수감이 인간에게 가장 가혹한 형벌인 이유도 여기에 있습니다.

뇌과학의 유명한 이론인 '헵의 법칙Hebb's rule'은 "함께 발화하는 뉴런은 서로 연결된다Fire together, wire together"고 말합니다. 자주 소통하고 함께 활동하는 뉴런끼리는 강한 연결망을 형성하여 기억을 강화하고 뇌를 건강하게 만듭니다. 반면 소통하지 않는 뉴런은 연결이 끊어지고 도태됩니다.

이 책에서는 최신 뇌과학 연구들을 통해 우리 뇌의 뉴런이 어떻게 깨어나는지 살핍니다. 1장에서는 우리 뇌를 가장 직접적으로 깨우는 시각, 청각, 후각, 미각, 그리고 온몸의 감각을 살핍니다. 우리가 일상에서 가장 먼저, 가장 쉽게 고려하고 적용할 수 있는 내용을 담았습니다.

2장에서는 감각하는 뇌를 통해 받은 정보를 어떻게 저장하고 꺼내어 활용하는지 살핍니다. 인지 능력을 키우는 것은 거창한 활동을 통해서 이루어지는 것만은 아닙니다. 뇌의 작동 원리를 이해하고 적용하면 우리는 감각하는 뇌를 넘어 '나'라는 존재로 살아가게 하는 인지 기능을 강화해 나갈 수 있습니다.

3장에서는 성숙하는 뇌를 다룹니다. 앞서 설명한 것처럼, 뇌는 뉴런 간의 소통으로 일합니다. 또한 사람과 사람 간의 소통은 우리의 예상을 훨씬 뛰어 넘는 강한 자극이 되어 우리의 뇌를 깨웁니다. '인간다움'의 정점이 되는 내용이 다루어집니다.

이 책은 딱딱한 뇌과학 이론서가 아닙니다. 저의 지도교수님은 늘 "박사(Ph.D. Doctor of Philosophy)라는 이름에 '과학Science'이 아닌 '철학Philosophy'이 담겨 있다"라고 강조하셨습니다. 덕분에 저는 과학 논문을 읽으며 과학적인 면과 사회인문학적 면을 동시에 보려 노력했고, 그 덕분에 세포를 사람처럼, 세포 조직을 우리 사회에 비춰 보는 습관이 생겼죠. 이런 제 경험을 바탕으로, 저는 인간을 '소통하는 뉴런 덩어리'라고 정의하고 싶습니다. 이 책을 통해 시냅스를 사이에 둔 천억 개의 뉴런들이 소통하며 뇌를 자극하여, 당신의 삶을 더욱 풍성하고 향기롭게 만드는 지혜들을 공유하고자 합니다.

자, 이제 당신의 뇌와 함께하는 경이로운 여행을 시작해 볼까요?

CONTENTS

들어가는 글　연결되지 않는 뇌는 빠르게 늙는다
　　　　　　　: 소통하는 뉴런 덩어리　　　　　　　　　　4

1장. 감각하는 뇌
　　: 뇌를 깨우는 감각, 어떻게 느끼고 다루어야 하는가

향기, 기억을 깨우는 가장 빠르고 확실한 자극　　　21

갑작스런 후각 상실, 뇌 질환의 전조 증상?　　　25

과도한 자극, 생존을 위해 멈추는 지혜　　　29

감각은 감정적 편향을 만들어낸다　　　32

감각의 파편을 모아 기록하는 뇌　　　36

뇌를 더 젊게 만드는 교감　　　41

인류가 발견한 행복의 색, 노랑　　　45

뇌 건강 유지하는 가장 기본적인 방법, 빛 루틴　　　50

감정의 파동을 일치시키는 눈맞춤의 힘　　　54

정서의 뇌에 영향을 받는 미각　　　59

맛을 제대로 느끼는 능력, 인지 건강의 척도　　　62

감각하지 않으면 뇌는 마비된다　　　68

뇌 건강 회복하는 흥미로운 방법, 리듬에 맞춰 움직이기　　　71

뇌 건강 깨우는 흥미로운 방법, 음악 청취　　　75

통증 줄이는 청각 자극의 비밀　　　79

부모의 손길, 가장 강력한 안정제　　　82

타인의 접촉, 불쾌한 자극이 되지 않으려면　　　86

더 감각하기 위해 덜 감각한다   91

뇌의 여러 부위를 동시에 깨우는 공감각   95

실제처럼 상상하면 실제가 된다   99

감정에 따라 왜곡되는 시각   102

온도와 빛, 촉각 등 감각의 밸런스로 만드는 숙면   105

2장. 인식하는 뇌
: 정보는 어떻게 저장되고 꺼내지는가

심장에도 기억과 감정이 담긴다   113

연결되어야 일하는 시냅스, 연결되어야 빛나는 인간   115

소통하는 뉴런, 독식하는 암세포   121

암세포의 생존 전략, '맹모삼천지교'   124

이기적인 뉴런을 이용한 자가포식 건강법   129

치매, 기억의 저장 오류 아닌 출력 오류   133

뇌는 선택의 어려움을 통해 강화된다   133

인간은 정직하게 살도록 만들어졌다, 양심 프로세스   143

확신과 의심 사이, 필터링하는 뇌   143

자책과 반성 사이, 반사실적 사고   153

실패에서 연단으로, 회복하는 뇌   156

뇌는 정신 사나운 환경에서 더 집중한다   160

실패가 쌓여 만들어지는 '그릿'   164

성인의 뇌는 너무 많이 알아서 못 배운다   169

왜 이성보다 감성이 강력할까? 충동 구매의 뇌과학   174

뭉치면 죽고 흩어져야 사는 치매 치료　　180

일상이 주어지면 치매도 감당할 만해진다　　183

기억은 사실이 아니라 만들어지는 것?　　188

집안일이 인지 능력을 높이는 뇌과학적 원리　　192

고강도 운동은 공간 기억력, 저강도 운동은 일화 기억력　　196

눈치가 빠르면 언어도 잘 배운다　　199

공부는 '오래'보다 '간격'이다　　202

사회적으로나 인지적으로, 인간은 평생 배워야 한다　　207

깜빡깜빡한다? 새로운 자극을 달라는 뇌의 신호　　210

말하기와 쓰기, 아날로그식 자극의 힘　　213

용서하되 잊지 않는다, 회복과 성장의 뇌과학　　218

망각, 면역 세포의 선물　　221

어떤 충격도 안 된다, 회복 불가능한 뇌　　225

3장. 성숙하는 뇌
: 감정, 관계는 어떻게 고사양의 뇌를 만드는가

행복, 주어지는 것이 아니라 건져 내는 것　　235

근육은 쓸수록 강해지듯 뇌도 쓸수록 강해진다　　239

생의 의지가 병을 이긴다, 정신신경면역학　　242

뇌를 일하게 하는 각성제, 칭찬　　247

감정을 잘 다스리는 사람이 직관력도 좋은 이유　　251

입꼬리를 올려서 자율신경계를 일하게 하자　　256

비교와 시기, 품위뿐 아니라 인지 수준도 드러낸다　　261

진정한 휴식은 노동이 선행되어야 한다　　266

자기효능감과 행복감 부르는 이타성　271

자발적 고독은 허하되 수동적 외로움은 거부하자　275

연인이 된 이유, 뇌에 각인된 선택의 패턴　280

부부, '뇌 반응'이 유사한 사람을 선택한다　285

청각의 신호가 만들어가는 뇌의 파동, 사랑　289

한 사람만 사랑하게 만드는 질투 호르몬　294

반려동물의 교감이 삶의 의지를 일으키는 뇌과학적 이유　299

성숙하는 뇌는 이타적인 뇌　304

역노화는 가능한가? 젊어지라는 신호를 보내는 젊은 피　309

억지 웃음에도 뇌는 행복 호르몬을 보낸다　313

치매 부르는 우울, 감정 관리의 필요성　317

뇌와 장의 긴밀성, 당신의 식탁이 100년 뇌를 만든다　322

자연인의 장수 비결, 도시인의 장수 비결　326

생체 시계 제대로 작동시키는 법, 아침 햇빛　331

뇌의 노폐물 청소 시간, 밤 수면　335

기분 좋아지는 향기로 수면 유도하기　339

무엇을 먹느냐가 숙면의 비밀병기　343

살이 갑자기 빠진다면, 치매 위험 고려할 것　347

비만은 뇌의 조절 시스템 오류　351

행복감 제곱이 되는 탄수화물과 지방의 조합　356

숙면을 놓치면 비만으로 이어지는 뇌과학적 이유　360

체중 조절하려면 시각, 후각을 조절할 것　364

추운 겨울에 뇌 손상이 많은 이유　368

뇌에 압도적으로 나쁜 담배, 금연에 성공하려면?　372

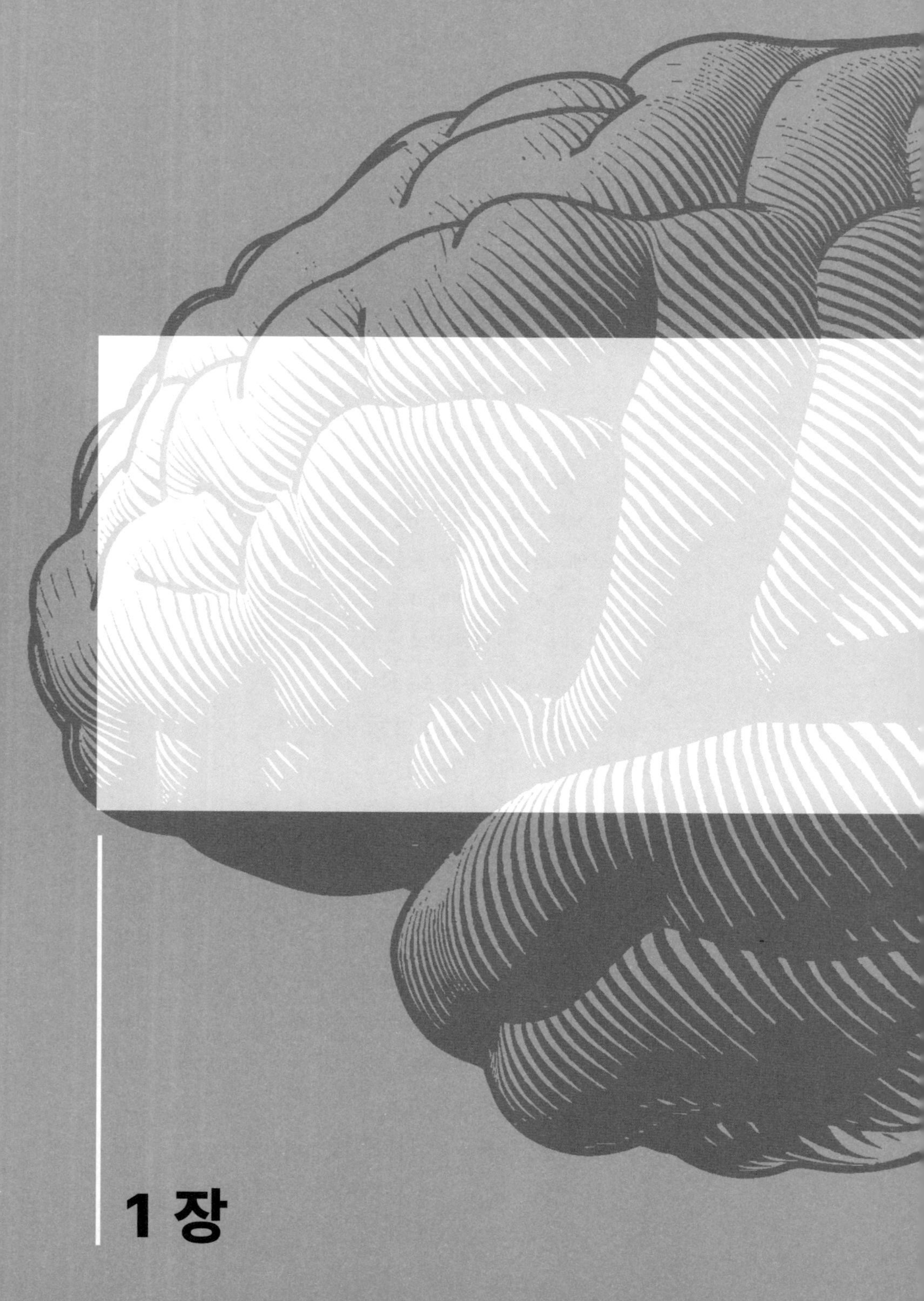

1 장

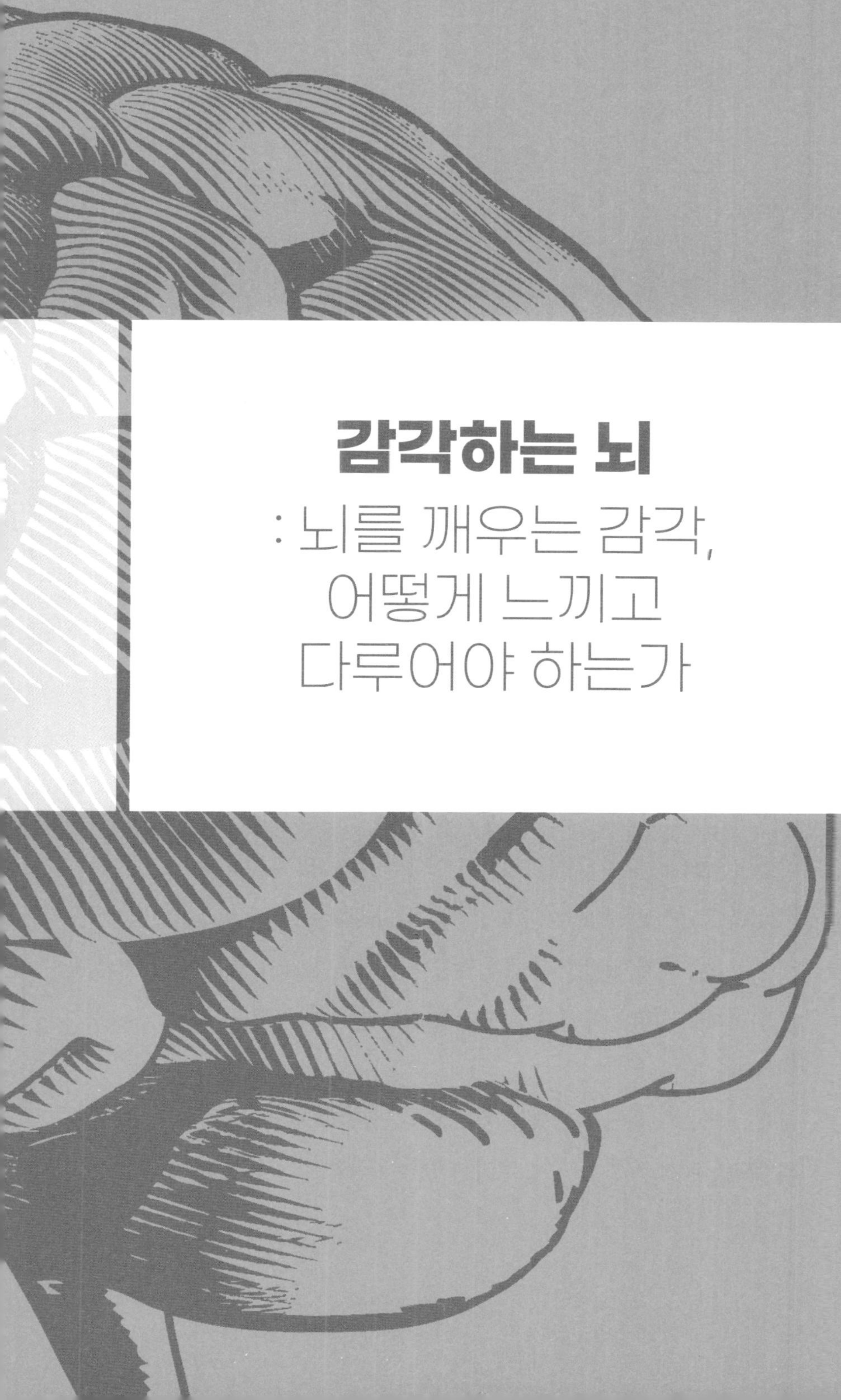

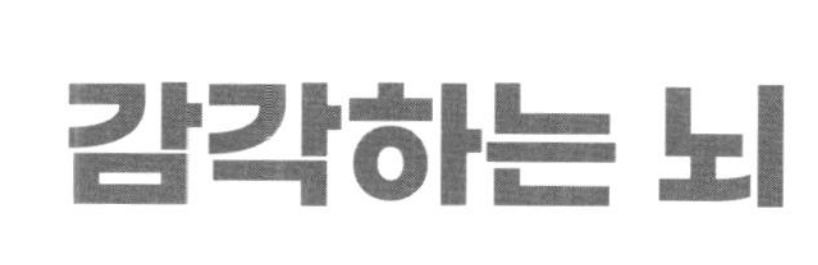

감각하는 뇌

: 뇌를 깨우는 감각,
어떻게 느끼고
다루어야 하는가

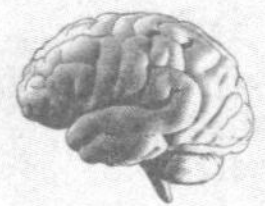

"감각의 차단이라는 것에 대해서 들어 본 적이 있소? 인간이 뇌에게 가할 수 있는 고통 가운데 가장 혹독한 거요. …… 한마디로 뇌를 굶기는 것이요."

프랑스 작가인 베르나르 베르베르는 그의 소설 《뇌》에서 감각이 사라진 상태를 이토록 서늘하게 묘사했습니다. 우리가 매일 공기처럼 당연하게 여기는 보고, 듣고, 맛보고, 냄새 맡고, 느끼는 일상의 감각들이 어느 날 갑자기 사라진다면 어떻게 될까요? 우리 뇌는 그 즉시 칠흑 같은 어둠 속에 갇히고 말 것입니다. 뇌는 우리 몸을 진두지휘하는 본부이자 광활한 우주를 담아내는 기관이지만, 역설적이게도 단단하고 깜깜한 두개골 안에 갇혀 외부와는 철저히 단절된 존재이기 때문입니다.

고립된 뇌는 어떻게 바깥세상의 아름다운 풍경을 보고, 사랑하는 이의 다정한 목소리를 들으며, 그리운 향기에 취할 수 있을까요? 또 어떻게 부드러운 바람을 느끼고 맛있는 음식에서 행복을 찾을까요?

〈1장. 감각하는 뇌〉에서는 외부 환경과 우리 뇌가 소통하는 경이로운 과정과 그 속에서 발견하는 건강한 삶의 지혜를 담았습니다.

우리가 살아가는 세상은 빛, 소리의 파동, 공기 중의 화학물질, 온도와 압력 등 수많은 '자극'으로 가득 차 있습니다. 하지만 우리 뇌는 이러한 물리적. 화학적 자극을 그대로 이해하지 못합니다. 뇌가 이해할 수 있는 유일한 언어는 바로 '전기 신호'이기 때문입니다.

여기서 우리 몸의 정교한 감각 기관들이 중요한 임무를 수행합니다. 눈, 귀, 코, 혀, 피부 등 각 감각 기관에는 외부 자극을 포착하는 특수한 안테나인 '감각 수용체Sensory Receptor'가 숨어 있습니다. 2021년 노벨 생리의학상의 주인공이기도 한 이 수용체들은 빛이나 온도, 냄새 분자 같은 외부의 자극을 뇌의 언어인 전기 신호로 바꾸어주는 정교한 '통역사'이자 '변환기'입니다.

이렇게 수집된 정보들은 우리 몸의 신경망을 타고 뇌로 전달됩니다. 뇌는 이 신호들을 분석하여 비로소 "이것은 붉은 장미꽃이다", "이 냄새는 예전에 어머니가 끓여 주시던 구수한 된장찌개 냄새다"라고 해석합니다. 특히 감각은 단순한 정보 전달을 넘어 우리 마음 깊은 곳의 '기억'과 '감정'을 깨우기도 합니다. 냄새 하나에 수십 년 전의 추억이 어제 일처럼 선명하게 떠오르는 것도 바로 감각과 뇌가 밀접하게 연결되어 있기 때문입니다.

나이가 들어감에 따라 우리의 감각 기관도 조금씩 변화를 겪습니다. 하지만 감각을 잘 가꾸고 풍성하게 느끼는 것은 뇌의 활력을 유지하고 늙지 않는 뇌를 만드는 가장 첫 번째 열쇠입니다.

1장에서는 시각, 청각, 후각, 미각, 그리고 온몸의 감각이 어떻게 우리 뇌를 깨우고 학습시키는지 살펴보겠습니다. 매운맛의 비밀을 밝혀낸 과학 이야기부터, 트로트 음악이 우리 뇌에 주는 즐거움, 손끝의 접촉이 전하는 위로와 통증 완화의 효과, 냄새로 잊었던 기억을 소환하는 프루스트 효과, 그리고 치매 예방을 위해 낮과 밤의 빛과 온도를 어떻게 조절하면 좋을지까지, 뇌를 알고 활용하면 좋을 생활 속의 이야기들을 담았습니다.

이제 뇌라는 소우주가 세상을 향해 창문을 여는 그 첫 번째 순간을 함께 들여다보겠습니다. 감각이라는 열쇠로 뇌의 문을 열 준비가 되었나요?

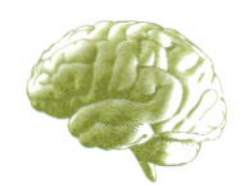

향기,
기억을 깨우는
가장 빠르고 확실한 자극

• • •

"선향을 피워 주시겠습니까?"

인기리에 방영된 드라마 〈옷소매 붉은 끝동〉 속 한 장면어 등장하는 대사입니다. 치매로 인해 오래전 일을 기억하지 못하는 영조대왕 앞에서, 죽을 위기에 처한 궁녀가 기억을 되살리기 위해 간절히 청한 것은 어떤 문서나 증언이 아니었습니다. 바로 선향線香을 피워 달라는 부탁이었습니다. 궁녀는 왕이 젊은 시절 약속했던 그 순간을 '향기'를 통해 흔들어 깨우려 했던 것입니다. 작가의 상상력이 빚어낸 장면이겠지만, 뇌과학자의 시선으로 볼 때 이는 인간의 뇌 구조를 꿰뚫어 본 탁월하고 과학적인 선택이었습니다. 후각이야말로 굳게 닫힌 기억의 빗장을 여는 가장 강력한 열쇠이기 때문입니다.

문학 속에서도 향기는 늘 과거를 소환하는 매개체로 등장합니다. 프랑스 작가 마르셀 프루스트의 대작 《잃어버린 시간을 찾아서》가 대표적입니다. 주인공은 어느 날 홍차에 적신 마들렌 과자를 한 입베어 무는 순간, 온몸에 전율이 흐르는 듯한 기쁨을 느낍니다. 그 고소하고 달콤한 향기는 순식간에 그를 어린 시절 일요일 아침, 레오니 고모가 내어주던 마들렌의 추억 속으로 데려갑니다. 잊고 지냈던 고향 콩브레의 풍경과 정겨운 사람들의 모습이 향기 하나로 생생하게 되살아난 것이지요. 우리는 이를 작가의 이름을 따서 '프루스트 효과Proust Effect'라고 부릅니다.

길을 걷다 우연히 스친 밥 짓는 냄새에 어머니를 떠올리거나, 비릿한 바다 내음에 젊은 날의 여행을 추억해 본 경험이 있을 것입니다. 왜 유독 냄새는 이토록 강렬한 기억을 동반할까요? 우리가 눈으로 보고 귀로 듣는 정보는 시상thalamus을 거쳐 뇌의 이성을 담당하는 대뇌피질로 가서 분석 과정을 거칩니다. 하지만 코로 맡는 냄새 정보는 다릅니다. 후각 신경은 감정과 기억을 담당하는 뇌의 핵

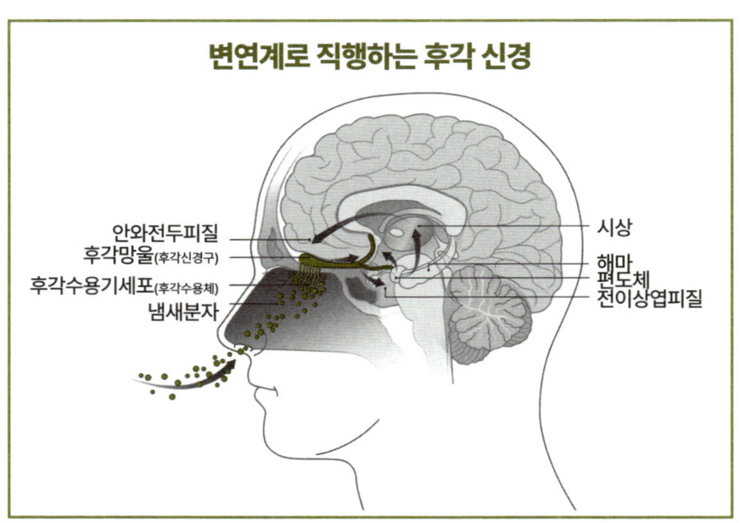

심 부위인 '변연계limbic system'로 직행합니다. 변연계는 우리 뇌에서 가장 원초적인 본능과 감정을 다루는 곳입니다. 그래서 향기는 논리적인 분석 과정을 거치지 않고, 곧바로 우리 마음 깊은 곳의 감정 버튼을 눌러버리는 것입니다. 제가 "향기는 기억의 창고를 여는 열쇠"라고 강조하는 이유가 바로 여기 있습니다.

그렇다면 우리 한국 사람들에게 마들렌과 홍차 같은 '추억의 향기'는 무엇일까요? 언젠가 한 방송 프로그램에서 저에게 한국인만의 프루스트 효과를 검증해 달라는 의뢰를 해왔습니다. 저는 고심 끝에 50대 이상이라면 누구나 가슴 한구석에 품고 있을 '달고나(뽑기)'와 '뻥튀기' 냄새를 선택했습니다.

50대 남녀 참가자들에게 뻥튀기 냄새를 맡게 하자, 그들은 단순히 "고소한 냄새가 난다"라고 답하지 않았습니다. 그들은 시골 장터의 왁자지껄한 풍경, "뻥이요!" 하는 외침과 함께 귀를 막던 친구들의 모습, 그때의 설렘과 허기짐까지 생생하게 묘사했습니다. 달고나 향을 맡고는 학교 앞에 쪼그리고 앉아 국자에 설탕을 녹이던 어린 시절의 자신을 기억해 냈지요. 향기와 함께 관련 영상을 보여 주자, 참가자들 얼굴에는 미소가 번지며 행복한 표정이 피어올랐습니다. 향기가 그들을 가장 순수하고 걱정 없던 시절로 데려다준 것입니다.

반면, 같은 실험을 20대 대학생들에게 진행했을 때 그들은 뻥튀기 냄새에서 영화관의 팝콘을 떠올렸고, 달고나 냄새에서 놀이공원의 솜사탕을 연상했습니다. 여기서 중요한 것은, 냄새는 그 냄새에 대한 정보만 소환하는 것이 아니라 그 냄새와 얽힌 상황을 소환하는 힘이 있다는 것입니다. 이 때문에 같은 향기라도 세대와 경험에 따라 각기 다른 기억의 지도를 그려내는 것입니다.

후각의 힘은 동물에게는 생존의 문제입니다. 강에서 태어나 망망대해로 나가 몇 년을 살던 연어는 산란기가 되면 수만 리 떨어진 바다를 헤엄쳐 기어이 자기가 태어난 하천으로 돌아옵니다. 지도도 나침반도 없는 연어가 어떻게 고향을 찾아올 수 있을까요? 뇌과학이 밝혀낸 비밀은 연어가 '고향의 냄새'를 기억한다는 것입니다. 어릴 적 특정 향으로 후각 기억이 각인된 연어는 산란기가 되자 그 향이 나는 하천으로 돌아왔습니다. 실제로 코를 막은 연어는 고향을 찾지 못해 엉뚱한 곳을 헤맨다는 연구 결과도 있습니다. 연어에게 고향의 냄새는 생존과 번식을 위한 생명의 나침반인 셈입니다.

명절이면 고생을 감수하고서라도 우리가 기어이 고향을 찾는 이유도 이와 비슷하지 않을까요? 그곳에 우리를 품어 주는 '고향의 냄새'가 있기 때문일 것입니다. 연극 〈친정엄마와 2박3일〉에서도 차가운 도시 생활에 지친 주인공 미영이 엄마를 찾으러 가 자신을 반기는 흙 내음과 엄마의 품에서 나는 분 냄새를 맡으며 비로소 안도감을 느낍니다. 친정엄마 역시 "옷을 버리면 너랑 같이 있던 시간도 다 버리는 것 같아서, 이 냄새라도 맡아야 우리 딸이랑 같이 있는 것 같아서 그랬다"라며 옷에 남은 딸의 내음으로 딸에 대한 그리움을 달랩니다. 뇌 속에 소중히 저장해 두었던 그 향기를 다시 꺼내 맡는 것만으로도 지친 마음은 치유되고, 우리 뇌는 다시금 생동감을 얻어 건강하고 씩씩하게 나이 들어가는 동력이 됩니다.

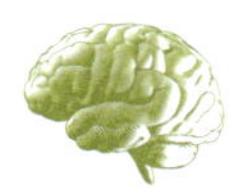

갑작스런 **후각 상실**,
뇌 질환의 전조 증상?

• • •

헬렌 켈러는 "후각은 멀리서부터 날아든 향기는 물론, 우리가 살아온 세월조차 느끼게 해주는 마법사"라고 말했습니다. 이 말은 코가 단순히 공기 중의 화학물질을 감지하는 기능을 할 뿐 아니라, 우리 몸의 창문이 되어 우리 뇌로 정보를 보내 설렘을 만들고, 잊었던 행복을 소환하는 일도 하고 있음을 시사합니다.

코는 단순히 '냄새를 맡는 것' 이상의 기능을 합니다. 과학자들은 1991년 후각 수용체를 처음 발견한 이후 놀라운 사실들을 잇달아 밝혀냈습니다. 우리 몸의 유전자 중 무려 2%가 냄새를 맡는 데 쓰인다는 사실, 그리고 냄새를 감지하는 '후각 수용체'가 코에만 있는 것이 아니라 온몸 구석구석에 퍼져 있다는 사실입니다.

예를 들어, 1998년 존스홉킨스대학교 연구진은 정자가 난자를 찾아가는 비결이 시력이 아니라 후각이라는 사실을 밝혀냈습니다. 정자는 난자가 풍기는 꽃향기와 비슷한 화학물질의 냄새를 맡으며 길을 찾는다는 것입니다. 피부, 근육, 심지어 장腸과 같은 내부 장기에도 후각 수용체가 존재합니다. 독일 연구진은 상처 난 피부에 백단향(샌달우드) 향기를 처리하면 피부 세포의 재생이 빨라진다는 것을 확인했고, 미국 에모리대학교 연구진은 백합 향기가 근육의 재생을 돕는다는 것을 밝혀냈습니다.

이처럼 향기는 우리 몸의 기능을 깨우고 활성화하는 신비로운 힘을 가지고 있습니다. 이를 적극적으로 활용하면 우울감과 무기력증을 다스리는 데도 큰 도움이 됩니다. 실제로 필자의 연구실에서 진행한 실험에 따르면, 갱년기 여성들의 우울감과 초조함을 개선하는 데 '유향olibanum, frankincense'이 탁월한 효과를 보였습니다. 유향은 고대부터 '신의 선물'이라 불리며 종교의식이나 향수, 약재로 아주 귀하게 대접받았습니다. 깊고 그윽한 나무 향woody과 함께 은은한 레몬 향, 스파이시한 향이 섞여 있어 마음을 차분하게 가라앉혀 줍니다. 유향은 성경에서 동방박사가 아기 예수에게 바친 세 가지 예물 중 하나이기도 합니다. 기분 전환용으로 흔히 쓰이는 라벤더보다 유향이 중년 여성의 심리적 안정에 더 효과적이었다는 결과는, 나이와 상황에 따라 우리 뇌와 몸이 필요로 하는 향기가 다를 수 있음을 시사합니다.

하지만 안타깝게도 나이가 들면 시력과 청력이 약해지듯 후각 기능도 서서히 떨어집니다. 콧속의 후각 상피세포 재생 능력이 둔화되기 때문입니다. 어르신들이 가스 불 위에 찌개를 올려놓고 깜빡하다가 타는 냄새를 맡지 못해 곤란을 겪는 것도 이런 이유입니다. 이는 단순히 냄새를 못 맡는 불편함을 넘어, 안전과 직결된 문제이기에 주의가 필요합니다.

더욱 주의 깊게 살펴야 할 것은, 갑작스러운 후각 상실이 단순한 노화가 아니라 뇌 질환의 전조 증상일 수 있다는 점입니다. 특히 알츠하이머성 치매나 파킨슨병 같은 퇴행성 뇌 질환은 기억력이나 운동 기능이 떨어지기 훨씬 전부터 후각 기능 저하를 동반하는 경우가 많습니다. 연구에 따르면 알츠하이머 환자의 거의 100%, 파킨슨병 환자의 90%가 후각 상실을 겪습니다. 치매가 시작될 때, 냄새를 담당하는 뇌 부위와 후각신경계부터 가장 먼저 손상되기 때문입니다.

흥미로운 점은 치매 초기에는 모든 냄새를 못 맡는 것이 아니라, '특정 냄새'부터 인지하지 못한다는 것입니다. 미국 플로리다주립대학교 연구진은 알츠하이머 초기 환자들이 유독 '땅콩버터 냄새'를 맡는 데 어려움을 겪는다는 사실을 발견했습니다. 왼쪽 콧구멍과 오른쪽 콧구멍의 냄새 맡는 거리 차이를 이용한 이른바 '땅콩버터 테스트'는 치매 조기 발견의 단서로 활용되기도 합니다. 따라서 평소에 익숙하던 커피 향, 김치 냄새, 혹은 과일 향이 잘 느껴지지 않거나 그 냄새가 무엇인지 구분하기 어렵다면, 병원을 찾아 정밀 검사를 받아보는 것이 뇌 건강을 지키는 지름길입니다.

반대로, 냄새가 병을 알려주기도 합니다. 영국의 한 간호사는 남편에게서 나는 묘한 흙냄새와 사향 냄새를 통해 남편의 파킨슨병을 조기에 발견해 화제가 되었습니다. 실제로 파킨슨병 환자에게서는 특유의 체취가 난다는 사실이 이후 연구를 통해 밝혀졌지요. 우리 몸은 건강 상태에 따라 대사 물질이 변하고, 그에 따라 체취도 달라집니다. 이처럼 냄새는 우리 몸과 뇌의 건강 상태를 알려주는 아주 중요한 경고등입니다.

사랑하는 가족과 함께하는 식탁의 구수한 된장찌개 냄새, 비 온 뒤 숲속 산책길에서 마주치는 젖은 흙 내음 등 이 모든 향기가 코에서는 우리를 즐겁게 하는 한편, 우리 뇌를 건강하게 만드는 이중생활을 하고 있습니다. 이러한 향기를 의식적으로 감각하려고 노력하는 것도 후각 기능을 유지하고 인지 능력을 높이는 데 도움이 됩니다.

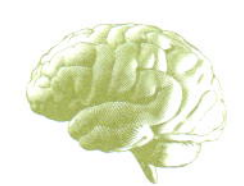

과도한 자극,
생존을 위해
멈추는 지혜

우리의 뇌는 1,000억 개의 뉴런이 만들어내는 거대한 우주입니다. 이 경이로운 세계에서는 몸 안팎에서 밀려오는 수많은 자극을 감지하고 반응하며 우리의 지능과 감정을 섬세하게 조율하는 작업이 쉼 없이 일어납니다.

이 과정의 핵심에는 외부 신호를 받아들이는 안테나 역할을 하는 '수용체'가 있는데, 그중에서도 G-단백질 결합 수용체G-Protein Coupled Receptor(GPCR)는 시각과 후각은 물론 우리의 생체 리듬과 감정까지 조절하는 임무를 수행합니다. 우리 뉴런 내 수용체가 작동하는 원리를 가만히 들여다보면, 더욱 건강하게 살아가기 위해 꼭 필요한 생존의 지혜를 발견하게 됩니다.

먼저, 세포가 외부 신호를 얼마나 효율적으로 받아들이는지 이해하기 위해 우리 코의 후각 수용체를 살펴보면 매우 흥미롭습니다. 공기 중에 떠다니는 아주 미미한 냄새 물질 하나가 코로 들어오면 수용체는 이를 놓치지 않고 감지하여 세포 내의 단백질들을 깨우기 시작합니다. 이 과정은 단순히 일대일의 반응으로 끝나지 않습니다. 하나의 냄새 물질이 열 개의 수용체를 깨우고, 그 수용체들이 열 개의 단백질, 또 열 개의 효소를 깨워 최종적으로는 천 개가 넘는 신호 전달 물질을 만들어냅니다. 이것이 바로 '신호 증폭'의 마법입니다. 우리가 일상의 아주 작은 향기 속에서도 깊은 추억을 떠올리고 커다란 감동을 느낄 수 있는 이유는 이처럼 뉴런이 신호를 폭발적으로 확산시켜 풍부한 의미를 만들어내기 때문입니다.

하지만 무엇이든 과하면 독이 되듯, 우리 세포에도 적절한 제어 장치는 필수적입니다. 만약 아무런 방어 기제 없이 작은 자극에도 신호가 무차별적으로 증폭되기만 한다면 세포는 금세 과부하에 걸려 죽고 말 것입니다. 우리네 삶 역시 끊임없이 쏟아지는 정보와 복잡한 인간관계 속에서 적절한 거리두기가 없다면 뇌는 지치고 노화의 속도는 빨라지기 마련입니다.

세포는 이러한 폭주로부터 자신을 보호하기 위해 스스로 '멈춤'의 기술을 발휘합니다. 예를 들어 자극이 너무 과도하게 계속되면 표면에 나와 있던 수용체를 세포 안으로 쑥 끌어들여 숨기거나, 다음 단계로 신호가 전달되지 않게 연결고리를 잠시 끊어내는 식입니다. 특정 자극이 내면의 동요나 스트레스로 이어지지 않도록, 어느 정도 이상이 되면 연결을 잠재우며 평온을 유지하는 것입니다.

세포가 이처럼 수용체를 안으로 숨기고 연결을 잠시 끊는 이유는 단순히 회피하기 위해서가 아니라, 다음 활동을 위해 에너지를 모으는 소중한 '재충전의 시간'을 갖기 위함입니다. 우리 인생에서도 이러한 자발적 고립, 즉 '고독'의 시간은 절대적으로 필요합니다. 고독은 타인으로 비롯된 외로움과는 전혀 다른 개념입니다. 나의 의지로 선택한 고독은 소란스러운 외부 세상을 잠시 끄고 진정한 나 자신으로 되돌아가는 귀한 시간입니다.

서로 소통하고 의지하며 사는 것도 중요하지만, 건강한 사회의 일원으로서 개인이 지혜롭게 나이 들어가려면 때때로 고독을 통해 성장의 시간을 가져야 합니다. 외부의 소음을 잠시 차단하고 내면의 목소리에 귀를 기울이며 뇌에 휴식을 주는 것, 그것은 우리 몸속 뉴런이 태초부터 생존을 위해 실천해 온 가장 과학적이고 지혜로운 전략입니다.

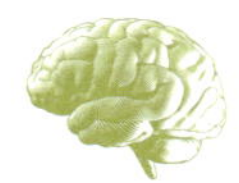

감각은 **감정적 편향**을 만들어낸다

• • •

　저는 《어린 왕자》를 좋아합니다. 어린 왕자가 소행성 B-612에서 가꾼 장미꽃은 직접 냄새를 맡아보지는 못했지만 아마도 그 모습만큼이나 향기 또한 매우 매혹적일 것이라 상상합니다. 우리는 흔히 꽃을 바라보며 '참 아름답다'라고 감탄하지만, 문득 이런 궁금증이 들 때가 있습니다. 우리가 느끼는 그 아름다움이 정말 순수하게 눈으로 본 형태 때문일까요, 아니면 은은하게 퍼지는 향기에 취해 눈에 보이는 것조차 아름답다고 믿게 된 것일까요? 향기를 평생 연구해 온 뇌과학자의 관점에서 이 질문은 인간의 인지 체계와 감정이 어떻게 상호작용하는지를 보여주는 매우 흥미롭고 본질적인 화두입니다. 결론부터 말씀드리면, 우리 뇌는 결코 한 가지 감각에만 의존하여 세상을 판단하지 않으며, 특히 '향기'는 우리가 눈으로 보는 세상을 뒤바꿀 만큼 강력한 영향력을 행사합니다.

　미국 필라델피아에 있는 세계적인 후각 연구 기관인 모넬 화학감각연구소에서 발표한 연구 결과는 이러한 가설을 과학적으로 명쾌하게 입증해 줍니다. 연구진은 우리가 대상을 시각적으로 평가할 때, 코로 맡는 향기가 그 판단의 기준을 좌우한다는 사실을 밝혀냈습니다. 실험 결과에 따르면, 사람들은 기분 좋은 향기를 맡은 직후에 마주하는 사물이나 인물에 대해 훨씬 더 긍정적이고 우호적인 평가를 하는 경향이 있습니다. 반대로 불쾌한 냄새를 맡은 뒤에는 같은 대상을 보더라도 훨씬 비판적이거나 부정적인 태도를 보이게 됩니다. 이는 향기가 단순히 냄새를 맡는 기능을 넘어, 우리 뇌의 의사 결정 과정에 깊숙이 관여하여 '감정적 편향'을 만들어 내기 때문입니다. 즉, "보기 좋은 떡이 먹기도 좋다"라는 옛말은 뇌과학적으로 "향이 좋은 대상이 보기도 좋고 가치 있게 느껴진다"라는 말로 새롭게 정의될 수 있습니다.

흥미로운 점은 이러한 향기에 의한 감정적 결정 능력이 인간이 태어날 때부터 완성된 것이 아니라, 특정 발달 단계를 거치며 형성된다는 사실입니다. 모넬연구소는 3세에서 7세 사이의 어린이 140명을 대상으로 정교한 실험을 진행했습니다. 아이들에게 아무런 냄새가 나지 않는 병, 향긋한 장미 향이 담긴 병, 그리고 고약한 생선 비린내가 나는 병을 무작위로 맡게 한 뒤, 컴퓨터 화면에 나타난 두 가지 표정 중 하나를 고르게 했습니다. 화면에는 동일한 인물의 행복한 표정과 불만스러운 표정이 띄워졌습니다. 5세 미만의 어린아이들은 자신이 어떤 향기를 맡았는지와 상관없이 대부분 환하게 웃는 행복한 표정을 선택했습니다. 아이들의 뇌는 아직 후각적 자극을 사회적·감정적 판단과 긴밀하게 연결하는 체계가 완전히 발달하지 않았기 때문입니다.

하지만 5세(한국 나이로 6~7세)를 기점으로 아이들의 반응은 확연히 달라졌습니다. 장미 향기를 맡은 아이들은 약속이라도 한 듯 행복한 표정을 골랐고, 생선 냄새를 맡은 아이들은 언짢은 표정의 사진을 선택했습니다. 이는 5세 무렵부터 인간의 뇌에서 후각 정보를 처리하는 영역과 감정 및 사회적 인지를 담당하는 전전두엽피질 사이의 연결망이 고도화되기 시작함을 의미합니다. 이 시기의 아이들은 자신이 느낀 후각적 경험을 바탕으로 타인의 감정을 유추하거나 상황을 판단하는 '공감적 인지'를 시작하는 것입니다. 부모들이 흔히 경험하는 '미운 일곱 살'이라는 시기도 실은 아이의 뇌가 이처럼 복잡한 감각 통합과 자아 형성을 폭발적으로 진행하며 세상에 대한 자신만의 주관적인 기준을 만들어가는 아주 중요한 뇌 성장의 이정표입니다.

이러한 감각 통합의 원리는 나이가 들수록 특별한 의미를 지닙니다. 우리의 시각이나 청각 능력은 나이가 들면서 자연스럽게 감퇴하지만, 후각은 뇌의 기억과 감정을 담당하는 '변연계'와 가장 직접적으로 연결되어 있어 노화의 속도를 늦추고 삶의 질을 높이는 강력한 도구가 될 수 있습니다. 앞서 '프루스트 효과'로 살폈던 것처럼, 뇌과학적으로 후각은 다른 감각과 달리 시상thalamus을 거치지 않고 기억과 감정을 담당하는 변연계로 전달되는 통로가 있어, 감정을 자극하고 기억을 소환하는 속도가 무척 빠릅니다. 좋은 향기를 가까이하는 습관은 나이가 들면서 무뎌지기 쉬운 정서적 감수성을 자극하고 뉴런의 활력을 유지하는 데 큰 도움을 줍니다.

향기는 사회적 관계 속에서 나를 표현하는 가장 세련된 언어가 되기도 합니다. 모넬연구소의 또 다른 연구에 따르면, 기분 좋은 향기는 상대방의 얼굴을 더 매력적으로 보이게 할 뿐만 아니라 실제 나이보다 더 젊고 활기차게 느끼게 만드는 '후광 효과Halo Effect'를 발휘합니다. 우리가 정갈하게 옷을 입고 은은한 향수를 뿌리는 것은 단순히 냄새를 가리기 위함이 아니라, 나의 뇌와 상대방의 뇌에 "나는 여전히 건강하고 매력적이며 소통할 준비가 되어 있습니다"라는 긍정적인 신호를 보내는 과학적인 행위입니다. 후각 기능을 유지하려 노력하고 좋은 향기를 즐기는 것은 훌륭한 인지 훈련이자, 주변 이웃 및 자녀들과 더 따뜻한 관계를 맺기 위한 지혜로운 선택입니다.

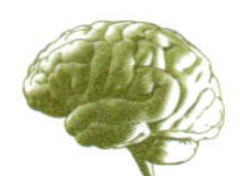

감각의 파편을 모아 기록하는 뇌

• • • •

우리의 뇌는 외부 세상을 있는 그대로 받아들이는 정교한 카메라라기보다는, 오감을 통해 들어오는 수많은 파편을 모아 자신만의 서사를 써 내려가는 경륜 깊은 작가에 가깝습니다. 흔히 우리는 '보는 것이 믿는 것'이라 말하지만, 뇌과학의 관점에서 보면 우리가 보고 듣고 느끼는 것은 결코 독립적인 정보가 아닙니다.

뇌는 다섯 가지 감각 기관이 보내오는 신호를 단독으로 처리하기보다, 주변의 상황과 과거의 기억, 그리고 지금 함께 들어오는 다른 감각 정보들을 한데 버무려 하나의 종합적인 '판단'을 내놓습니다. 이러한 감각의 공조는 때로 우리를 놀라운 통찰로 이끌기도 하지만, 반대로 같은 사물이나 사건을 전혀 다르게 해석하게 만드는 원인이 되기도 합니다. 특히 감정의 뇌와 가장 가깝게 연결된 후각의 경우, 어떤 시각적 정보나 사전 지식과 결합하느냐에 따라 그 반응이 극과 극을 달리는 흥미로운 현상을 보입니다.

그 대표적인 예가 바로 우리에게 친숙한 '잘 삭힌 홍어'입니다. 만약 누군가 아무런 예고 없이, 그것도 전혀 예상치 못한 장소에서 당신의 눈을 가리고 삭힌 홍어의 냄새를 맡게 한다면 어떨까요? 아마 십중팔구는 코를 찌르는 고약한 지린내에 미간을 찌푸리며 불쾌감을 드러낼 것입니다. 하지만 반대로 정갈하게 차려진 맛집의 식탁 앞에 앉아, 선홍빛 홍어 살이 가지런히 담긴 접시를 보며 그 향을 맡는다면 상황은 완전히 달라집니다. 입안 가득 군침이 고이고, 뇌는 이를 '맛있는 별미'로 인식하며 즐거워합니다.

과학적으로 분석해 보면 삭힌 홍어에서 나는 톡 쏘는 향의 정체는 강한 염기성을 띠는 암모니아 성분입니다. 이는 우리가 흔히 재래식 화장실이나 부패한 쓰레기에서 맡는 악취와 화학적으로 매우 유사합니다. 그런데도 우리가 이를 식욕을 돋우는 향기로 받아들이는 이유는, 접시 위에 놓인 홍어라는 시각 정보와 그간 쌓아온 미식의 경험, 그리그 코로 들어온 후각 정보가 뇌의 '안와전두피질orbitofrontal cortex'이라는 곳에서 통합되기 때문입니다. 이곳은 여러 감각을 합치고 그 가치를 판단하는 고위 중추인데, 여기서 '암모니아'라는 단순한 화학 신호는 '고단백의 진미'라는 고차원적인 정보로 재탄생하게 됩니다.

이러한 감각 통합의 신비는 필자 역시 학생들과 함께한 연구에서도 확인했습니다. 우리 연구진은 후각 정보에 상반된 청각적·언어적 정보를 주었을 때 사람의 뇌가 어떻게 반응하는지를 실험했습니다. 실험에 사용된 향은 파르메산parmesan 치즈에서 추출한 성분이었는데, 이 치즈는 이탈리아의 보물이라 불릴 만큼 풍미가 깊지만, 그 기저에는 시큼하고 쿰쿰한 향이 깔려 있습니다. 재미있는 점은 이 향을 구성하는 주요 성분인 '아이소발레르산isovaleric acid'과 '낙산butyric acid'이 치즈의 고소한 향을 만들기도 하지만, 공교롭게도 아기가 토한 냄새나 땀에 찌든 발냄새의 주성분이기도 하다는 사실입니다.

연구진은 20대 남녀를 두 그룹으로 나누어 실험을 진행했습니다. 한 그룹에는 "이것은 아주 고급스러운 파르메산 치즈 향입니다"라고 설명했고, 다른 그룹에는 "이것은 누군가 토한 냄새입니다"라고 말한 뒤 같은 향을 맡게 했습니다. 결과는 극명했습니다. '치즈'라는 말을 들은 이들은 향긋하고 먹음직스럽다고 답했지만, '토사물'이라는 말을 들은 이들은 즉각적인 혐오감과 역겨움을 표현했습니다. 이는 우리 뇌가 후각 정보를 처리할 때 단순히 코로 들어온 분자만을 분석하는 것이 아니라, '언어적 라벨링'이라는 강력한 사전 정보에 의해 감각의 본질마저 재구성한다는 것을 보여주는 과학적 증거입니다.

그런데 이 실험에서 필자가 가장 주목한 부분은 따로 있습니다. 비록 한쪽은 '향기'라 부르고 다른 한쪽은 '악취'라 불렀지만, 두 그룹 모두 공통으로 인정한 사실이 하나 있습니다. 바로 이 냄새가 '시큼하고 강렬한 성질'을 가지고 있다는 점입니다. 포장하는 말에 따라 그 가치와 감정적 반응은 완전히 뒤바뀌었을지언정, 파르메산 치즈 향이 가진 본래의 물리화학적 특성, 즉 그 본질만은 어떤 편견이나 정보로도 가릴 수 없었던 셈입니다.

이것은 우리 인생과 인간관계에 대해서도 깊고 묵직한 가르침을 줍니다. 우리는 살면서 수많은 사람을 만나고 그들에 관한 이야기를 듣습니다. 누군가에 대해 미리 들은 부정적인 평판이나 첫인상이라는 짧은 '라벨'은, 마치 실험에서 '토한 냄새'라고 말해준 사전 정보처럼 우리의 눈과 귀를 가려 그 사람의 본질을 왜곡하게 만듭니다.

우리는 자신이 살아온 경험과 축적된 데이터에 의존하여 타인을 빠르게 판단하려는 경향이 생깁니다. 이는 뇌의 에너지를 아끼려는 효율적인 전략일 수 있지만, 자칫하면 '확증 편향'이라는 늪에 빠져 소중한 인연의 참모습을 놓치게 만들기도 합니다. 삭힌 홍어의 냄새를 단순히 화장실 냄새로 치부해 버리면 그 깊은 감칠맛을 영영 알 수 없듯이, 타인의 단면만 보고 '저 사람은 이럴 거야'라고 낙인찍으면 그 사람 내면에 감춰진 고귀한 인품과 삶의 향기를 발견할 기회를 스스로 걷어차는 것과 다름없습니다. 타인의 평가나 겉모습이라는 포장지에 현혹되지 않고 그 사람만이 가진 고유의 '시큼한 본질'을 꿰뚫어 보는 지혜가 필요합니다.

과학적으로도 뇌의 유연성을 유지하고 건강한 뇌를 가지려면 끊임없이 새로운 관점으로 세상을 바라보려 노력해야 합니다. 내 판단이 틀릴 수 있음을 인정하고, 시각과 청각 그리고 가슴의 감각까지 모두 동원하여 상대를 입체적으로 바라보는 연습을 해야 합니다. 한 사람의 인생은 결코 한 문장의 소문이나 찰나의 인상으로 정의될 수 없습니다. 잘 익은 치즈가 시간을 견디며 그 깊은 풍미를 완성하듯,

우리 주변의 이웃들도 저마다의 고단한 세월을 견디며 자신만의 독특한 향기를 만들어온 귀한 존재들입니다. 내 마음의 수용체가 편견이라는 막에 가려 누군가의 진심을 느끼지 못하고 있는 것은 아닌지 되돌아보아야 합니다.

결국 '사람을 한 가지 면만 보고 판단하지 말자'라는 교훈은 단순히 도덕적인 권고가 아니라, 우리 뇌를 깨어 있게 하고 삶을 풍성하게 만드는 가장 과학적인 처세술입니다. 진정한 지혜는 타인의 허물을 먼저 보기보다 그 속에 감춰진 본질의 향기를 먼저 찾아내려는 따뜻한 시선에서 나옵니다.

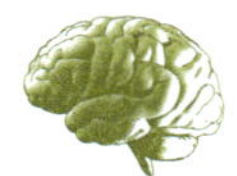

뇌를
더 젊게 만드는
교감

• • • •

　인생의 긴 여정을 걷다 보면 우리 곁을 지켜주는 존재의 소중함을 새삼 깨닫게 됩니다. 특히나 조건 없는 사랑과 충성심으로 우리 곁을 지키는 반려견은 단순한 동물을 넘어선 가족이자 삶의 동반자가 되어 줍니다. 제가 후각을 연구한다는 사실을 알게 되면 흔히 "그럼 교수님은 '개코'를 연구하시나요?"라고 묻고는 합니다. 사실 저는 사람의 코를 연구하고 있습니다만, 개의 코는 과학적으로도, 감성적으로도 우리 인간의 삶과 떼려야 뗄 수 없는 깊은 연관을 맺고 있죠.

　우리가 흔히 말하는 '개코'의 위력은 단순히 비유가 아닌 엄연한 과학적 사실입니다. 인간의 코에는 냄새를 감지하는 후각 수용체 세포가 약 500만 개에서 600만 개 정도 존재하지만, 개의 코에는 그 수치가 무려 2억 개에서 3억 개에 달합니다. 후각 수용체 유전자의 종류 또한 인간보다 훨씬 다양하여, 인간이 맡지 못하는 아주 미세한 농도의 냄새 분자까지도 개들은 정확히 포착해 냅니다.

실제로 개의 후각 능력은 사람의 약 1만 배에서 최대 10만 배까지도 뛰어나다고 알려져 있습니다. 공항에서 가방 깊숙이 숨겨진 마약을 찾아내는 것은 물론이고, 최근에는 사람의 소변이나 숨결에서 배출되는 미세한 화학물질을 감지하여 암세포의 존재를 조기에 발견하는 '생체 탐지견'들의 활약이 전 세계적으로 주목받고 있습니다. 뇌공학자들은 바로 이러한 개의 경이로운 능력을 모방하여 질병을 진단하는 '전자 코' 기술의 개발로 인류의 건강을 지키려 노력하고 있습니다.

인간이 개보다 월등히 잘하는 것이 하나 있는데, 그것은 바로 '비후방 후각retronasal olfaction' 능력입니다. 우리는 흔히 냄새를 들이마시는 것만 생각하지만, 음식을 입에 넣고 씹을 때 입안에서 비강 뒷부분을 통해 거꾸로 올라오는 향기를 맡는 능력도 있습니다. 이것은 단순한 '냄새'가 아니라 음식의 깊은 '풍미flavor'를 결정짓는 핵심 기제입니다. 나이가 들면서 미각 세포가 점차 퇴화하여 맛을 잘 느끼지 못하게 되더라도, 비후방 후각을 잘 활용하면 식도락의 즐거움을 오래도록 유지할 수 있습니다. 인간에게 후각이란 단순히 먹잇감을 찾는 생존의 도구를 넘어, 삶의 질을 높이고 풍요로운 미학을 즐기는 고도의 감각으로 발달해 온 것입니다.

그렇다면 야생의 늑대였던 존재가 어떻게 이토록 인간에게 친근한 '개'가 되어 우리 거실까지 들어오게 된 것일까요? 과학자들은 이 의문에 대해 유전학적인 답을 찾아냈습니다. 미국 프린스턴대학교의 브리지트 폰홀트Bridgett vonHoldt 교수 연구진은 개의 사회성이 특정 유전자의 변이에서 비롯되었다는 혁신적인 연구 결과를 발표했습니다. 연구진은 개의 6번 염색체 영역에 주목했는데, 흥미롭게도 이 부위는 인간의 '윌리엄스-보이렌 증후군Williams-Beuren Syndrome'과 관련된 유전자 영역과 일치했습니다.

윌리엄스-보이렌 증후군은 인간의 7번 염색체에서 특정 유전자가 결손되어 발생하는 질환으로, 이 증상이 있는 사람은 지적 능력의 차이와 상관없이 낯선 사람에게도 극도로 친절하고 사교적인 성향을 보입니다. 폰홀트 교수는 개들의 유전자 중 'GTF2I'와 'GTF2IRD1'이라는 부위에 변이가 생기면서 야생 늑대 특유의 경계심은 사라지고, 대신 인간에 대한 무한한 신뢰와 애착을 갖게 되었다고 설명합니다. 즉, 개는 유전적으로 우리 인간을 '무조건 좋아하고 의지하도록' 설계된 존재인 셈입니다. 이러한 유전적 우사성은 개와 인간이 왜 그토록 깊은 정서적 교감을 나눌 수 있는지를 과학적으로 뒷받침해 주는 증거이기도 합니다.

반려견과 나누는 교감은 뇌 건강에 매우 긍정적인 영향을 미칩니다. 뇌과학적으로 볼 때, 사랑하는 반려견과 눈을 맞추고 쓰다듬는 행위는 우리 뇌에서 '옥시토신oxytocin'이라는 호르몬의 분비를 촉진합니다. '사랑의 호르몬'이라 불리는 옥시토신은 스트레스 호르몬인 코르티솔 수치를 낮추고 혈압을 안정시키며, 뉴런의 염증 반응을 완화하는 역할을 합니다.

반려견을 돌보기 위해 매일 규칙적으로 산책하고 챙기는 습관은 뇌의 전두엽을 활성화하여 인지 기능 저하를 막는 데 큰 도움이 됩니다. 혼자 있는 시간이 길어질 때 찾아오는 외로움과 고립감은 뇌 노화의 가장 큰 적이지만, 반려견이라는 충직한 친구는 우리에게 끊임없는 정서적 지지와 사회적 자극을 제공하여 뇌를 젊게 유지해 줍니다.

어릴 적 우리 마음을 울렸던 만화 영화 〈플랜더스의 개〉를 기억하나요? 차가운 성당 바닥에서 마지막까지 네로의 곁을 지키며 온기를 나누었던 강아지 파트라셰의 모습은, 단순한 충성심을 넘어 유전자에 각인된 깊은 사랑의 실천이었습니다. 우리에게도 파트라셰 같은 존재가 있다는 것은 축복입니다. 하지만 우리가 기억해야 할 슬픈 사실 중 하나는, 이 친구들의 수명이 우리보다 짧다는 것입니다. 이별은 피할 수 없는 숙명이며, '애완동물 상실감pet loss'에 대한 마음가짐을 준비하는 것도 건강한 뇌를 위해 중요합니다. 이는 때로 우울증으로 이어질 수 있기에, 함께한 시간을 충분히 애도하고 그들이 남긴 행복한 기억을 뇌 속에 아름다운 풍경으로 간직하려 노력하는 것이 필요합니다.

당신에게도 '파트라셰'와 같은 존재가 있다면 눈을 가만히 들여다보며 따뜻한 대화를 나눠 보기를 권합니다. 그 작은 교감이 우리 뇌를 더 젊게 만들고, 마음의 평온을 지켜 주는 가장 확실한 지지가 될 것입니다.

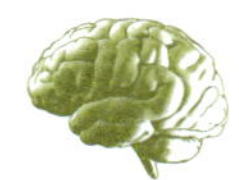

인류가 발견한
행복의 색,
노랑

• • • •

가을 햇살 아래 황금빛으로 물든 벌판을 가만히 바라보고 있으면, 내가 그 벼를 심고 가꾼 농부가 아닐지라도 가슴 한구석에서 형언할 수 없는 행복감이 듭니다. 우리는 왜 잘 익은 벼가 끝없이 펼쳐진 풍경 앞에서 이토록 평온하고 기쁜 마음을 갖게 되는 것일까요? 단순히 풍년을 예감하는 본능적인 안도감 때문이라고 하기에는 그 감정의 깊이가 무척이나 깊고 따뜻합니다. 사실 이 기분 좋은 떨림의 비밀은 잘 익은 벼가 내뿜는 '노란색'이라는 빛의 파장이 우리 뇌에 건네는 은밀하고도 강력한 신호에 숨겨져 있습니다.

빛의 과학으로 들여다본 노란색은 우리가 눈으로 감지할 수 있는 가시광선의 영역 중에서 가장 밝고 선명한 색채입니다. 어느 색보다도 망막을 자극하는 힘이 강하여 사람의 시선을 가장 먼저, 그리고 가장 오랫동안 붙잡아 둡니다. 덕분에 수많은 풍경 중에서도 황금빛 벌판은 시각 중추를 즉각적으로 자극하며 뇌의 집중을 끌어냅니다.

색채 심리학의 관점에서 볼 때 노란색은 인류가 발견한 가장 '행복한 색'으로 정의되고는 합니다. 이 빛은 우리 뇌에서 기쁨과 낙관적인 기대를 담당하는 영역을 활성화하며, 지친 마음을 다독이고 내일을 긍정적으로 바라보게 하는 에너지를 공급합니다.

이러한 황금빛의 축복이 주는 행복감이 과연 벼농사를 짓는 우리 한민족에게만 국한된 정서일까요? 스위스 로잔대학교 심리학연구소의 도미셀 조나우스카이테Domicele Jonauskaite 교수 연구진은 사람들이 색채에 대해 느끼는 감정 반응을 정밀하게 조사한 결과를 발표하였습니다. 전 세계 55개국, 6,000여 명이라는 방대한 인원을 대상으로 진행된 이 연구는 열두 가지 주요 색상과 인간의 감정 사이의 상관관계를 추적했습니다.

놀랍게도 인종과 문화, 국적을 불문하고 압도적인 다수의 사람이 노란색을 '기쁨'이라는 감정과 가장 밀접하게 연결지었습니다. 연구진은 그 이유를 인류가 태초부터 갈망해 온 '태양'과 그로부터 전해지는 '따뜻함'에서 찾았습니다. 구름 사이로 비치는 햇살의 따스함이 생명을 소생시키듯, 노란색은 우리 잠재의식 속에 따사로운 온기를 불어넣어 행복의 신경전달물질인 세로토닌의 분비를 돕는 역할을 하는 것입니다.

흥미로운 사실은 노란색에서 느끼는 행복의 강도가 우리가 사는 지역의 위도와 강수량에 따라 미세하게 달라진다는 점입니다. 조나우스카이테 교수의 연구에 따르면, 적도에서 멀어져 위도가 높아질수록, 즉 일조량이 상대적으로 적거나 추운 지역에 사는 사람들일수록 노란색에서 느끼는 기쁨의 지수가 월등히 높게 나타났습니다. 예를 들어, 1년 내내 뜨거운 태양이 내리쬐고 온통 노란 모래로 뒤덮인 이집트에서는 고작 5% 정도의 사람들만이 노란색에서 기쁨을 느낀다고 대답했지만, 겨울이 길고 해를 보기 어려운 북유럽의 핀란드에서는 90%에 육박하는 사람들이 노란색을 가장 행복한 색으로 꼽았습니다.

우리나라는 너무 덥지도, 그렇다고 너무 척박하지도 않은 적절한 위도에 위치하며 계절에 따라 적당한 비가 내리는 축복받은 기후를 가지고 있습니다. 그렇기에 우리에게 황금빛 벌판은 단순한 노란색의 나열이 아니라, 긴 여름의 뜨거움을 견뎌낸 생명의 결실이자 우리 뇌가 가장 갈망하는 따뜻한 보상으로 다가오는 것입니다. 이집트 사람들에게 사막의 노란색이 생존을 위협하는 건조함의 상징이라면, 우리에게 벼의 느란색은 치유의 빛깔이 되는 셈입니다.

뇌과학적으로 볼 때, 이런 발견은 더욱 특별한 의미를 갖습니다. 나이가 들수록 우리의 눈은 수정체가 점차 딱딱해지고 황석으로 변하는 자연스러운 노화 과정을 겪게 됩니다. 이에 따라 파란색이나 보라색 계열의 단파장 빛은 구별하기 힘들어지지만, 노란석이나 주황색 계열의 장파장 빛은 오히려 더 친숙하고 편안하게 뇌어 전달됩니다. 즉, 노화하는 뇌에 노란색은 가장 인지하기 쉽고 정서적 만족감을 주기 쉬운 '효자 색깔'인 것입니다.

노란색이 뇌의 전두엽을 자극하여 창의적인 사고와 기억력을 활성화하는 데 도움을 준다는 연구 결과들도 존재합니다. 황금빛 벌판이나 밝은 노란색 꽃을 바라보는 것만으로도 뇌는 새로운 자극을 얻고 활력을 되찾게 됩니다. 이는 약물에 의존하지 않고도 우리의 기분을 전환하는 가장 자연스럽고도 과학적인 색채 요법 chromotherapy이라 할 수 있습니다.

일상에서 이 고마운 노란색을 활용하여 뇌 건강과 행복을 동시에 챙길 수 있는 '소소하지만 확실한 행복'의 팁을 전하고자 합니다. 굳이 멀리 있는 황금빛 벌판을 찾아가지 않더라도, 우리 주변에서 노란색의 에너지를 충분히 만끽하는 방법은 많습니다. 우선 식탁 위를 황금빛으로 물들여 봅시다.

뇌 건강에 탁월한 '골든 푸드'를 추천합니다. 카레의 주성분인 강황의 노란색은 '커큐민'이라는 강력한 항산화 성분을 품고 있어 뇌의 염증을 줄이고 치매 예방에 도움을 주는 것으로 잘 알려져 있습니다. 또한 베타카로틴이 풍부한 단호박이나 늙은 호박의 진한 노란색은 노화되는 시력을 보호하고 면역력을 높입니다. 식사 후에 즐기는 달콤한 귤이나 오렌지의 상큼한 노란빛은 시각적 즐거움과 함께 비타민을 공급하여 뉴런의 산화 스트레스를 줄여 주는 훌륭한 보약이 됩니다.

집안 곳곳에 노란색의 생기를 불어넣는 것도 좋습니다. 거실 한편에 해바라기나 국화 같은 노란 꽃 한 다발을 놓아두는 것만으로도 뇌는 태양의 온기를 기억하며 심리적인 안정감을 얻습니다. 만약 바깥 외출이 여의찮은 날이라면, 창가로 들어오는 노란 햇살 아래서 잠시 눈을 감고 그 따스함을 피부로 느껴 보세요. 햇빛은 우리 몸에서 비타민 D를 합성하게 할 뿐만 아니라, 수면 호르몬인 멜라토닌의 전구체인 세로토닌 생성을 도와 수면의 질을 개선해 줍니다.

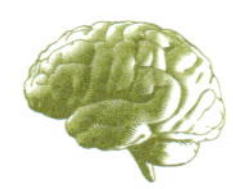

뇌 건강 유지하는
가장 기본적인 방법,
빛 루틴

6월은 여름이 본격적으로 시작되는 달입니다. 이 시기에는 1년 중 낮이 가장 긴 날, 바로 '하지夏至'가 있습니다. 하지는 지구의 공전과 자전축의 기울기가 만들어낸 현상으로, 북반구에서는 햇빛을 받는 시간이 가장 길어지는 날입니다. 덕분에 하지가 다가오면 하루가 눈에 띄게 길어지고, 아이들에게는 마치 시간이 늘어난 듯한 즐거운 계절이 찾아옵니다.

어릴 적 이맘때면 저도 학교가 끝나기 무섭게 책가방을 던지고 운동장으로 달려나갔습니다. 친구들과 오징어게임이나 삼팔선 놀이에 푹 빠져 어둑해질 때까지 놀고는 했습니다. 그러면 어머니께서는 "놀지 말고 해가 지기 전에 숙제부터 다 해라"라고 단호히 말씀하셨습니다. 저는 그때 어머니가 단지 형광등 아래에서 숙제하게 되면 눈이 나빠질까 봐 걱정하신 줄로만 알았습니다. 그런데 뇌과학자가 되고 보니, 어머니 말씀이 눈 건강만이 아니라 뇌 건강과도 밀접하게 연결되어 있었다는 사실을 깨닫게 됩니다.

그간 빛이 수면-각성과 같은 생리적 기능에 영향을 준다는 것
은 잘 알려져 있었습니다. 하지만 빛이 인지 능력에 어떤 영향을 미
치는지, 특히 인간의 뇌가 어떻게 반응하는지는 명확히 밝혀지지
않았습니다. 이에 뇌과학자들은 빛이 뇌의 핵심 영역인 시상하부
hypothalamus를 통해 인지 기능에도 영향을 줄 수 있다는 점에 주목
하기 시작했습니다. 시상하부는 우리 몸의 생체 리듬과 경계심, 각
성 상태를 조절하는 중추적인 영역으로, 인지와 감정에 모두 관여하
는 중요한 곳입니다.

벨기에 리에주대학교의 질 반드발레Gilles Vandewalle 박사 연구
진은 이 가설을 검증하기 위해 초고해상도 7테슬라 기능성 자기공
명영상fMRI을 활용해 실험을 진행했고, 그 결과를 발표하였습니다.
연구진은 30명의 건강한 젊은 성인을 대상으로, 밝기가 다른 조명
환경에서 두 가지 인지 과제를 수행하도록 했습니다. 하나는 작업기
억과 주의력을 측정하는 과제, 또 하나는 감정이 담긴 목소리에 반
응하는 감정 인지 과제였습니다.

흥미롭게도 조도가 높아질수록 시상하부의 각성과 집중력에 관
여하는 부위의 활성도가 뚜렷하게 증가했습니다. 반면 수면과 생
체 리듬을 조절하는 부위는 조도가 높아질수록 활동이 억제되었습
니다. 밝은 빛이 뇌를 잠에서 깨워, 더 집중력 있는 상태로 이끌어주
는 셈입니다. 이 연구에서 특히 주목할 만한 점은, 어느 정도까지는
밝은 빛이 인지 향상에 도움이 되지만, 지나친 자극은 오히려 집중

을 방해할 수 있다는 것입니다. 이는 각성과 인지 기능 사이에 정교한 균형이 필요하다는 점을 시사합니다.

감정 인지 과제에서도 비슷한 경향이 확인되었습니다. 밝은 환경에서 감정 자극에 대한 반응 속도는 다소 느려졌습니다. 이는 뇌가 감정 자극을 더 진지하게 인식하고, 그 정보를 더욱 깊이 처리하려는 경향이 있다는 것을 보여 줍니다. 빛이 우리의 정서적 판단에도 영향을 미친다는 사실이죠.

이 연구 결과는 우리 일상에서 어떻게 활용할 수 있을까요? 실내에만 머무르지 말고, 햇빛이 강하지 않은 이른 아침에 가벼운 산책으로 하루를 시작할 수 있습니다. 점심시간에 잠시라도 자연광이 풍부한 공원 벤치에 앉아 쉬는 것도 좋습니다. 실내 조명은 형광등보다 자연광에 가까운 밝고 따뜻한 전구를 사용하세요. 분위기를 좋게 할 뿐 아니라, 뇌의 활동에도 실제로 도움이 됩니다. 특히 수면 주기가 흐트러진 학생들, 야간 근무로 밤낮이 바뀐 직장인들, 우울감을 경험하는 이들, 생체 리듬 유지가 어려운 경우 '빛 루틴'은 뇌 건강을 유지하는 데 효과적인 방법이 될 수 있습니다.

낮에 열심히 활동하고 햇볕도 자주 쬘수록 인지적으로 더 건강하고, 집중력도 높을 수 있습니다. 그럼 "해 지기 전에 숙제하라"는 저의 어머니의 말씀도 이렇게 바꿔 볼 수 있겠지요. "해 지기 전에 숙제를 먼저 끝내고, 그다음에 야외에서 친구들과 마음껏 놀아보자." 이 말이 바로 뇌과학에 근거한 멋진 훈육이 되겠죠? 하지가 가까워지는 여름이 되면, 아침 햇살이 길어졌다고 짜증을 내기보다는 창문을 활짝 열고, 뇌를 깨우는 고마운 햇빛을 반기며 하루를 시작해 보세요. 그 빛은 단지 방을 밝히는 것이 아니라, 온 가족의 뇌를 건강하게 깨우는 '빛의 선물'이 될 것입니다. 그리고 현대인의 숙제인 불면을 해결해 줄 수도 있습니다.

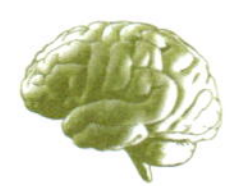

감정의 파동을
일치시키는
눈맞춤의 힘

••••

미세먼지가 하늘을 가리고 짙은 안개까지 내려앉은 회색빛 아침을 맞이할 때면, 우리는 자신도 모르게 마음이 위축되고 일상이 유난히 무겁게 느껴지고는 합니다. 그런데 그 짜증스럽던 풍경이 찰나의 순간 영화 속의 한 장면으로 변하는 마법을 경험한 적이 있었습니다. 귓가를 흐르는 익숙한 선율, 영화 〈카사블랑카〉의 주제곡인 〈As Time Goes By〉 덕분이었죠.

회색빛 도시가 흑백 영화 속 안개 낀 공항 배경과 오버랩되며 두 연인이 애절한 이별을 나누던 마지막 장면이 눈앞에 떠올랐습니다. 당대 최고의 배우 험프리 보가트와 잉그리드 버그만이 보여준 그 깊은 눈빛은 80년이라는 세월을 뛰어넘어 여전히 우리 가슴을 울립니다. 특히 이 영화에는 지금까지도 회자되는 불멸의 명대사가 있습니다. 극중 릭이 옛 연인 일사를 바라보며 술잔을 들어 올리고 던지는 대사입니다.

"Here's looking at you, kid."

미국 영화연구소가 역대 최고의 명대사 중 하나로 선정한 이 문장은 우리나라에서 "당신의 눈동자에 건배!"라는 표현으로 의역되면서 더욱 유명해졌습니다. 원문을 직역하면 "당신을 바라보고 있네"라는 평범한 말이지만, 상대의 맑은 눈망울을 온전히 응시하며 건네는 그 진심 어린 시선이야말로 사랑과 존중을 전하는 가장 완벽한 인사였기에 우리는 이 번역에 열광했던 것 같습니다.

사실 눈의 크기나 모양과는 무관하게 누군가의 눈을 가만히 마주 본다는 행위는 단순한 시각적 접촉을 넘어 상호 간의 깊은 공감을 끌어내는 뇌과학적 통로입니다. 동양과 서양을 막론하고 '눈은 마음의 창'이라고 하는 이유는, 우리 뇌가 타인의 의도와 감정을 파악할 때 가장 먼저, 그리고 가장 정교하게 분석하는 대상이 바로 상대의 눈동자이기 때문입니다.

뇌과학의 관점에서 눈 맞춤eye contact은 두 사람의 뇌를 하나의 신경 네트워크로 묶어 주는 강력한 연결고리입니다. 이를 전문적인 용어로 '상호 뇌 동기화inter-brain synchrony'라고 합니다. 우리가 누군가와 눈을 맞추고 대화를 나눌 때, 두 사람의 뇌파는 마치 약속이라도 한 듯 비슷한 주파수로 진동하기 시작합니다. 한 사람이 연주하는 선율에 다른 악기가 공명을 일으키듯, 눈 맞춤은 서로의 뇌 활동을 일치시켜 마음의 거리를 좁혀 주는 것입니다.

이러한 눈 맞춤의 힘을 영국 케임브리지대학교의 빅토리아 렁 Victoria Leong 교수 연구진이 과학적으로 증명하였습니다. 연구진은 아직 말을 못하는 영아와 성인 사이의 소통에서 눈 맞춤이 어떤 신경학적 변화를 일으키는지 정밀하게 관찰하였습니다. 연구진은 뇌파 검사EEG 장치를 이용해 어른과 아기의 뇌 신호를 동시에 측정하며 신경 네트워크의 공조 여부를 확인했습니다. 한 그룹의 성인은 아기의 눈을 정면으로 응시하며 부드러운 자장가를 불렀고, 다른 그룹은 시선을 회피하며 노래를 불렀습니다. 어른이 아기의 눈을 직접 응시하며 노래를 불러 줄 때, 두 사람의 뇌파는 놀라운 수준으로 일치하며 강력한 신경망 연결을 형성했습니다. 특히 이러한 신경망의 동기화가 강하게 일어날수록 아기는 어른의 목소리에 반응하여 더 자주, 더 길게 옹알이하며 적극적으로 소통하려는 의지를 보였습니다.

이는 눈 맞춤이 단순히 정보를 전달하는 수단을 넘어, 뇌와 뇌를 연결하는 보이지 않는 '감정의 안테나' 역할을 한다는 사실을 증명합니다. 뇌는 시각적 정보를 처리하는 후두엽뿐만 아니라 타인의 의도를 추론하는 전전두엽 피질, 그리고 측두엽에서 사회적 인지를 담당하는 상측두고랑superior temporal sulcus 등 복합적인 영역을 가동하여 상대방의 눈빛에 담긴 의미를 해독합니다. 아기는 부모의 눈빛을 통해 자신이 안전하며 사랑받고 있다는 신호를 뇌의 보상 회로인 측좌핵으로 받아들이고, 이 과정에서 행복 호르몬인 옥시토신과 도파민이 분비되어 정서적 유대감이 극대화되는 것입니다.

이번 연구에서 가장 희망적인 사실은 스크린에 비친 모습만으로도 이러한 눈 맞춤의 효과가 충분히 나타났다는 점입니다. 연구진은

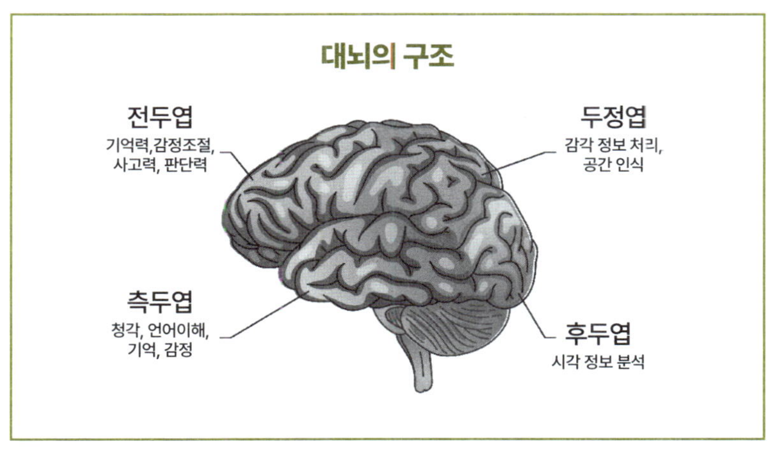

직접 대면하는 상황뿐만 아니라, 비디오 화면을 통해 어른이 아이를 바라보며 소통할 때도 실제 얼굴을 마주하는 것과 유사한 뇌파 동기화가 일어나는 것을 확인했습니다.

이는 기술의 발달이 우리에게 준 커다란 선물입니다. 가족이 떨어져 살고 있거나 바쁜 일정 탓에 직접 만나기 어렵다면, 화상 통화를 적극적으로 활용해도 동일한 효과가 나타난다는 것입니다. 단순히 목소리만 전하는 전화기 너머의 대화보다, 화면을 통해 서로의 눈망울을 응시하며 다정한 이야기를 건네면 정서 건강은 물론 인지 건강에도 탁월한 효능을 보입니다.

타인과 눈을 맞추고 교감하는 행위는 우리 뇌의 '사회적 뇌' 회로를 자극하여 신경 가소성을 유지하고, 뇌의 염증 수치를 낮추는 강력한 항산화제 역할을 합니다. 가족과의 화상 통화나 이웃과의 따뜻한 눈 맞춤만으로도 우리 뇌는 다시금 활기찬 생기를 되찾고 노화의 시계를 늦출 수 있습니다. 우리가 건강하게 나이 들어가는 과정에서 가장 경계해야 할 적은 사회적 고립입니다. 스마트폰의 텍스트 너머, 상대의 눈동자에 담긴 진심 어린 풍경에 집중해 봅시다. 우리가 서로를 사랑하고 응시하는 그 온기야말로 세월의 흐름을 잊게 할 가장 눈부신 인생의 선물이 될 것입니다.

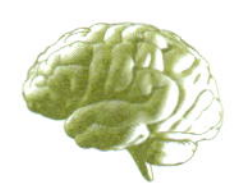

정서의 뇌에
영향을 받는
미각

• • • •

　사람은 다섯 가지의 맛을 느낀다고 합니다. 맛은 음식물 속의 정보를 뇌에 전달하는 역할을 하는데, 예를 들어 음식에 소금이 들어 있으면 우린 '짠맛'을 느끼고, 상한 음식이나 식초가 들어간 음식을 먹으면 시큼한 '신맛'을 느끼게 되죠. 우리 몸에 필요한 글루코스 영양분이 음식에 포함되어 있다면 달달한 '단맛'을 느끼게 되어 꿀떡 삼키고, 먹고 나면 배탈이 나거나 몸을 아프게 할 독 성분이 음식 속에 있다면 '쓴맛'을 느끼고 바로 뱉어 버립니다. 그리고 우리가 우동 국물을 먹으면 느끼는 풍미는 '감칠맛'으로 느껴집니다. 연구를 통해 검증이 더 필요하지만, 최근 소고기 속 마블링이나 삼겹살, 혹은 대구의 명물인 곱창에서 나오는 기름의 고소함도 또 하나의 맛이라 하고, 안동의 종갓집 장에서 경험하는 시간의 맛도 '깊은맛'이라는 새로운 맛이라 주장하는 연구자도 있습니다.

　우리가 맛을 느낀다고 한다는 것은 단순히 그 맛을 혀에서 느끼는 것뿐만 아니라 한 사람의 경험과 처한 상황의 감정에 따라서 다른 맛으로 느끼게도 합니다. 특히 음식의 기억은 매우 강렬한데, 예를 들어 어릴 때 상한 조개류를 먹고 심하게 배탈을 앓은 경험이 있는 사람은 어른이 되어서도 절대 조개류를 입에 대지 않는 경우가 많습니다.

맛과 우리 뇌 반응에 관한 흥미로운 연구 결과가 있습니다. 컬럼비아대학교의 찰스 주커Charles Zuker 교수 연구진은 단맛과 신맛을 처리하는 신경회로가 뇌 속 편도체의 각기 다른 부분으로 정보를 전달한다는 것을 발견하였습니다. 편도체amygdala는 감정을 조절하고, 공포에 대한 학습 및 기억에 중요한 역할을 하여 정서의 뇌라고도 불리는데, 감정을 조절하는 뇌의 변연계에 존재합니다. 그간 주커 교수 연구진은 맛과 뇌 인지에 관련된 연구를 꾸준히 진행하였는데, 과거에도 혀에서 느낀 단맛과 쓴맛에 대한 정보가 뇌의 미각 피질의 각기 다른 부위로 전달되어 뇌가 단맛과 쓴맛의 차이를 구별한다는 것을 보고한 바 있습니다. 이번 연구는 맛 정보가 단맛과 쓴맛을 구별한 미각 피질로부터 편도체의 각기 다른 부위로 전달되어 그 맛의 호불호가 갈린다는 것을 밝힌 것입니다. 즉, 음식에서 달달한 맛이 나면 뇌는 '달콤하구나'라고 감각하고, 그래서 '좋다'라는 감정을 느끼며 즐겁게 먹고, 음식에서 쓴맛이 나면 뇌는 '아, 쓰다'라고 감각하고, 그래서 '싫다'라는 감정으로 먹지 않으려 한다는 것이죠.

감정을 처리하는 방식은 향기를 처리하는 방식과 다릅니다. 우리가 어떤 향을 맡으면 뇌는 그 향이 '꽃향기'인지 '허브 향기'인지를 구별하는 회로와 어떤 향이 '왠지 좋다' 혹은 '그냥 싫다'라고 느끼는 회로를 각기 분리하여 처리합니다. 즉, 향기를 처리하는 뇌의 회로는, 향을 구분하는 후각 피질과 좋고 싫음을 구분하는 편도체가 각기 작용하죠. 후각과 미각 모두 화학물질을 감지하지만 뇌에서 처리하는 방식이 다른 것입니다.

주커 교수님의 논문을 읽으며 "달면 삼키고 쓰면 뱉는다"라는 우리 속담을 음미해 보니, 우리 조상들은 과학 교육을 제대로 받지도 않았는데 어쩌면 이렇게 정확하게 과학 진리를 꿰뚫어 볼 수 있었는지 존경스럽습니다. 우리 조상들의 속담을 저의 버전으로 풀어 보자면 다음과 같습니다.

"달면 미각 피질이 단 것을 알아보고 편도체가 좋다고 하니 삼키고, 쓰면 미각 피질이 쓴 것을 알아보고 편도체가 싫다고 하니 뱉는다."

모쪼록 이 속담이 음식에단 적용되고 사람과의 관계에서는 쓰이지 않기를 바랍니다!

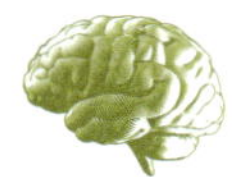

맛을
제대로 느끼는 능력,
인지 건강의 척도

• • •

우리가 누리는 큰 즐거움 중 하나는 정갈하게 차려진 식탁 앞에서 느끼는 '맛의 기쁨'일 것입니다. 좋은 사람들과 둘러앉아 맛있는 음식을 나누는 시간은 단순히 허기를 채우는 행위를 넘어, 우리의 뇌에 활력을 불어넣고 삶의 의욕을 고취하는 소중한 의식입니다. 우리가 매일 경험하는 이 미각의 세계에는 우리가 미처 몰랐던 정교한 과학적 설계와 뇌의 건강한 자극을 돕는 중요한 열쇠들이 숨겨져 있습니다.

우리는 전 세계를 휩쓴 코로나19 팬데믹을 지나며 평소 당연하게 여겼던 '맛의 행복'이 얼마나 깨지기 쉬운 것인지, 그것이 우리 삶에서 얼마나 절대적인 비중을 차지하는지를 경험했습니다. 그 당시 많은 사람이 겪은 당혹스러운 증상 중 하나는 미각과 후각의 상실이었습니다. 정성껏 끓인 김치찌개도, 달콤한 과일도 입안에 넣는 순간 아무런 감흥을 주지 못하는 무미無味의 세계를 경험하며 아마 많이 놀랐을 것입니다. 음식을 먹어도 그저 질감만 느껴질 뿐, 뇌가 인지하는 즐거움이 사라지면 자연스레 식욕이 뚝 떨어지게 됩니다.

이것은 뇌과학적으로 볼 때 매우 중요한 신호입니다. 맛을 느끼지 못한다는 것은 뇌로 가는 가장 강력한 보상 신호가 차단되는 것이며, 이는 곧 신체적 영양 불균형뿐만 아니라 정신적 무력감과 우울로 이어지는 통로가 됩니다. 우리가 팬데믹을 통해 배운 진실은, 맛을 온전히 느낄 수 있다는 것이 곧 우리 뇌가 건강하게 살아있다는 증거이자 행복의 척도라는 사실입니다.

이러한 미각의 즐거움을 더 깊이 이해하기 위해, 우선 우리가 흔히 상식처럼 알고 있는 '혀 지도'에 대한 오해부터 풀어보는 것이 좋겠습니다. 우리는 학교 교육에서 혀끝은 단맛, 양옆은 신맛과 짠맛, 안쪽은 쓴맛을 느낀다고 배웠습니다. 하지만 이는 1942년 미국의 심리학자 에드윈 보링Edwin Boring 교수가 1901년의 독일 연구 자료를 번역하는 과정에서 그래프의 미세한 감도 차이를 절대적인 구역으로 오해하여 발생한 '과학적 해프닝'에 불과합니다. 그런데도 저는 그때 선생님이 알려주신 암기법 때문에 이 잘못된 정보를 뇌에서 지우지 못하고 있습니다. 선생님은 혀가 혀끝에서 안쪽으로 맛을 느끼는 순서는 연애의 과정과 같다며, 시작은 달콤하고 조금 지나면 짠돌이가 되다가 시큼하게 되면서 결국에는 씁쓸하게 헤어지게 된다고 알려주셨거든요.

실제로는 혀 전체에 분포한 수천 개의 맛봉오리가 모든 기본 맛을 동시에 감지할 수 있습니다. 많은 미각 연구자의 노력을 통해 공식적으로 확인했듯이, 우리의 혀는 어느 부위에서나 단맛, 짠맛, 신맛, 쓴맛, 감칠맛을 느낄 수 있는 놀라운 능력을 갖추고 있습니다. 이는 생존을 위해 어느 방향에서 들어오는 영양소나 독성 물질도 즉각적으로 감지하기 위한 우리 뇌의 치밀한 방어 전략이자 감각 시스템임을 강하게 시사합니다.

인간이 감지하는 기본 미각은 각각 우리 몸의 생존을 위한 명확한 메시지를 뇌로 전달합니다. 단맛은 에너지를 공급하는 당분을 찾으라는 신호이며, 짠맛은 체내 전해질 균형을 맞추기 위해 나트륨 섭취를 유도합니다. 반면 신맛은 상한 음식의 산도를 경고하고, 쓴맛은 자연계의 독성 물질로부터 우리 몸을 보호하기 위해 '뱉어내라'라는 강력한 거부 신호를 보냅니다.

그런데 여기에 더해진 제5의 맛, 즉 '감칠맛umami'은 우리 몸의 필수 구성 성분인 단백질, 즉 아미노산을 감지하는 아주 특별한 감각입니다. 이 감칠맛의 발견은 1908년 일본의 화학자 이케다 기쿠나에 박사의 호기심에서 시작되었습니다. 그는 다시마 국물에서 느껴지는 특유의 깊은맛이 기존의 네 가지 맛으로는 설명되지 않는다는 점에 주목했습니다. 연구 끝에 그는 이 맛의 정체가 '글루탐산glutamate'이라는 아미노산임을 밝혀냈습니다. 이후 과학자들은 우리 혀에 이 글루탐산만을 전담해서 받아들이는 특별한 수용체(T1R1과 T1R3 단백질의 결합체)가 존재한다는 사실을 발견했습니다. 이는 우리 뇌가 단백질 섭취를 얼마나 중요하게 여기는지 보여 주는 결정적인 증거입니다.

이케다 박사는 이 발견을 바탕으로 글루탐산에 나트륨을 결합해 물에 잘 녹게 만든 'MSG(L-글루탐산나트륨)'를 발명하여 전 세계 식탁의 풍미를 바꾸어 놓았습니다. 그는 1909년 '아지노모토'라는 회사를 세워 이를 제품화했는데, 이 회사의 모토가 "잘 먹고, 잘 살자 Eat Well, Live Well"였다는 점은 매우 상징적입니다. 흥미롭게도 이 기술을 일본에서 익히고 돌아와 우리 입맛에 맞게 생산한 것이 바로 우리가 잘 아는 '미원'입니다.

흔히 MSG라고 하면 건강에 해롭다는 편견을 가진 사람이 많지만, 이는 1960년대 미국 중식당 증후군이라는 오명에서 비롯된 오해일 뿐입니다. 세계보건기구WHO와 미국식품의약국FDA 등 공신력 있는 기관들은 이미 MSG의 안전성을 공식 확인했으며, 사실 글루탐산은 모유나 토마토, 치즈 등 자연 식재료에도 풍부하게 들어 있는 성분입니다.

나이가 들수록 미각과 후각 기능이 감퇴하여 자칫 음식을 짜게 먹기 쉬운데, 이때 감칠맛을 적절히 활용하면 소금 섭취량을 줄이면서도 충분한 만족감을 느낄 수 있어 고혈압과 같은 혈관 질환 예방에 도움이 됩니다. 한 예로는 버섯이나 멸치에서 나오는 성분이 감칠맛을 증폭시키는 효과가 있으니, 조미료를 사용할 때 말린 버섯이나 멸치 가루를 함께 사용하면 소금을 덜 넣어도 아주 맛난 요리를 할 수 있습니다.

현대 미각 과학은 이제 다섯 가지 맛을 넘어 제6의 맛으로 불리는 '지방맛oleogustus'에도 주목하고 있습니다. 인간의 혀로 느낄 수 있는 지방의 고소하고 느끼한 맛의 과학적 용어인 '지방맛oleogustus'은 라틴어 'oleo(기름진)'와 'gustus(맛)'의 합성어입니다. 2010년대에 들어와 과학자들은 혀에 지방산을 감지하는 수용체(CD36 등)가 따로 있다는 사실을 밝혀냈습니다. 우리가 삼겹살의 고소함을 즐기고 튀김 요리에 매력을 느끼는 것은 뇌가 생존에 유리한 고열량 지방을 선호하기 때문입니다.

최근에는 '코쿠미kokumi'라고 불리는 '깊은맛' 혹은 '진한맛'에 대한 연구도 활발합니다. 이는 마늘, 양파, 혹은 오래 삭힌 묵은지나 종갓집 간장에서 느껴지는 맛으로, 입안 전체를 꽉 채우는 듯한 풍부한 풍미를 의미합니다. 과학적으로는 칼슘 감지 수용체(CaSR)가 특정 펩타이드와 반응하여 나타나는 현상으로 알려져 있는데, 이는 우리 전통 발효 식품이 가진 깊은 지혜와도 맞닿아 있습니다.

한국인이 사랑하는 '매운맛'은 사실 미각이 아니라 '통증'의 일종입니다. 캡사이신 같은 성분이 혀의 온도 수용체(TRPV1)를 자극하면, 우리 뇌는 이를 뜨거운 열기나 아픔으로 인지합니다. 이 고통을 이겨내기 위해 뇌에서 천연 진통제인 엔도르핀을 분비하게 되는데, 이 과정에서 묘한 쾌감과 스트레스 해소를 경험하게 되는 것이죠. 다만 위장 점막이나 구강 점막이 약한 사람이라면 지나치게 매운맛으로 뇌를 자극하기보다는 감칠맛과 깊은맛을 통해 뇌에 은은하고 지속적인 행복감을 주는 것이 훨씬 바람직합니다.

맛을 제대로 느끼는 능력은 단순히 즐거움을 넘어 인지 건강의 척도가 됩니다. 팬데믹 시절 우리가 경험했듯, 미각이나 후각의 상실은 즉각적인 식욕 저하를 불러오고 이는 고령층에게 치명적인 영양 결핍과 근감소증을 유발할 수 있습니다. 또한 후각과 미각의 감퇴는 종종 치매나 파킨슨병의 조기 신호로 나타나기도 합니다. 맛을 느끼는 감각 세포가 자극받으면 이 정보가 뇌의 시상과 대뇌피질로 전달되어 뇌 신경망을 활성화합니다. 즉, 매 끼니 풍부한 맛을 즐기는 행위 자체가 뇌를 운동시키는 '신경 자극 훈련'이 되는 셈입니다. 특히 단백질 섭취를 유도하는 감칠맛을 잘 느끼는 것은 근력을 우지하고 뉴런의 재료를 공급하는 데 필수적입니다.

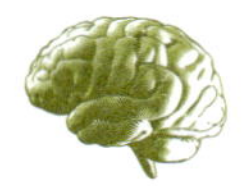

감각하지 않으면
뇌는 **마비**된다

· · · ·

　프랑스 작가 베르나르 베르베르는 소설 《뇌》에서 감각의 중요성에 대해 이렇게 말합니다. "감각의 차단이라는 것에 대해서 들어 본적이 있소? 인간이 뇌에게 가할 수 있는 고통 가운데 가장 혹독한 거요. 뇌에 아무것도 주지 않는 거지요. 볼 것도 들을 것도 느낄 것도 읽을 것도 주지 않소. 한마디로 뇌를 굶기는 것이요."

　인간은 어떻게 감각할까요? 인간의 뇌는 감각신경계를 통해 외부 환경의 정보를 받아들입니다. 감각신경은 감지된 외부 환경 정보를 뇌에서 처리하도록 전기 신호로 바꾸고, 뇌는 이 신호를 분석하여 다시 운동계를 통해 반응하도록 지시합니다. 따라서 뇌에서 감각신경계가 없다는 것은 컴퓨터에 키보드, 마우스, 카메라, 마이크 등이 없는 것과 같습니다. 즉 감각하지 않는 뇌는 아무것도 할 수 없습니다. 뇌는 다섯 가지 감각신경계를 통해 외부 환경 정보를 감지합니다. 시각신경계, 청각신경계, 후각신경계, 미각신경계와 체성감각

신경계입니다.

그간 노벨상 수상위원회는 청각신경계, 시각신경계, 후각신경계 분야의 업적을 인정하여 수상자를 선정하였습니다. 그리고 2021년 체성감각신경계 분야 연구자인 미국 캘리포니아주립대학교의 데이비드 줄리어스David Julius 교수와 미국 스크립스연구소의 아르뎀 파타푸티안Ardem Patapoutian 박사를 생리의학상 수상자르 선정하였습니다. 체성감각신경계는 촉각, 온도, 고유감각(몸의 자세와 움직임에 대한 감각), 통각 등의 감각을 담당합니다. 줄리어스 교수와 파타푸티안 박사는 각각 온도수용체와 기계수용체를 발견하였습니다.

줄리어스 교수는 원래 통증 메커니즘에 관심을 두고 있었습니다. 그간 매운맛이라 부르던 고추의 맛은 캡사이신에 의해 촉발되는 타는 듯한 통증이라는 것을 알게 되었고, 캡사이신의 세포 표적을 찾는다면 통증 메커니즘을 이해할 수 있을 것으로 생각하였습니다. 감각 뉴런 중 캡사이신에 민감한 세포들을 선별하고 다시 이들 세포에서 캡사이신에 반응하는 TRPV1이라는 새로운 이온채널을 찾아냈습니다. 이온채널은 세포의 안팎으로 이온을 통과시키는 막을 말합니다. 흥미롭게도 이 TRPV1 이온채널은 온도에 의해서도 활성화되었고, 더욱 놀라운 것은 이 이온채널이 활성화되는 온도가 사람들이 뜨겁다는 통증을 느끼는 40℃ 이상이었습니다. 즉, 매운맛뿐 아니라 40℃ 이상의 뜨거운 온도에서 TRPV1 이온채널이 열려 뇌에서 반응이 일어난 것입니다.

열과 통증 센서인 TRPV1 이온채널 발견 이후 줄리어스 교수와 파타푸티안 박사는 독립적인 연구를 통해 냉감성 수용체인 TRPM8을 발견하였습니다. 이후 외부 환경의 온도 정보를 감지하는 일련의 온도 수용체들이 발견되었고, 이러한 발견은 체성감각신경계가 어떻게 온도를 감지하는지 그 과정을 밝힐 기반을 마련하였습니다.

파타푸티안 박사는 기계적 자극으로 활성화되는 이온채널을 찾는 연구를 통해 PIEZO1과 PIEZO2를 발견하였습니다. 이 이온채널은 기계적 센서로 기능하는 완전히 새로운 종류의 이온채널로 밝혀졌습니다. 이 이온채널의 발견을 통해, 우리는 체성감각신경계의 촉각 및 고유감각에 대한 이해가 넓어졌습니다. 따라서 일상에서 경험하는 다양한 촉감들, 예를 들어 새 이불의 보송보송함, 산들산들 불어오는 가을바람의 느낌을 분자 수준으로 그 기전을 설명할 수 있게 된 것입니다.

이러한 여러 감각자극을 처리하는 핵심 수용체의 발견으로 인간의 체성감각이 어떻게 뇌의 전기 신호로 바뀌는지 알게 되었습니다. 즉, 뇌가 어떻게 이러한 촉각 정보를 처리하는지 밝힐 수 있음은 물론, 그 지식을 바탕으로 실제 자극 없이도 산들바람을 경험할 수 있는 가상현실 구현이 가능해진 연구입니다.

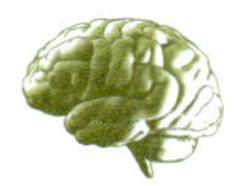

뇌 건강 회복하는
흥미로운 방법,
리듬에 맞춰 움직이기

• • • •

우리 민족은 예로부터 흥이 많은 민족입니다. 한 예로 다른 나라와 달리 우리나라 대부분의 고속도로 휴게소에는 흥겨운 노랫가락이 흘러나와 사람들의 어깨를 절로 들썩이게 만듭니다. 어쩌면 우리 민족의 끼는 DNA에 새겨져, 현대에 와서는 K-POP으로 그 빛을 발하여 전 세계를 들썩이게 만들고 있는지도 모릅니다.

우리나라에는 노래 잘 만들고 노래 잘 부르는 전문 음악가도 많지만, 사실 우리나라 국민 대부분은 음악인이라 해도 전혀 이상하지 않을 만큼 노래를 잘 부르고 또 노래 듣는 것을 좋아합니다. 특히 우리 민족의 음악 DNA에는 다른 사람이 노래 부를 때 장단을 잘 맞춰주는 DNA도 있는지, 한국을 찾은 많은 해외 유명 음악가는 한국 공연에서 경험한 소위 '떼창'(떼를 지어 다같이 노래 부르는 것)에 감동하고 이를 못 잊어 다시 방한하기도 합니다. 여기서 원곡의 가수나 밴드가 감동하는 이유는 사실 누가 시켜서 하는 것도 아닌데 수만 명의 관객들이 자신들의 노래를 한마음으로 아름답게 따라 부르기 때문입니다. 공연장을 가득 메운 관객들도 노래를 따라 부르고 손뼉도 치고 무대 위 가수의 "Put your hands up!" 구호에 따라 하늘로 손도 뻗으며 한바탕 어울리고 나오면 스트레스도 풀리고 기분도 좋아집니다. 이처럼 공연장의 열기, 관객 호응과 떼창 경험은 방한한 음악가들을 행복하게 하지만, 공연장을 가득 메운 관객들도 한마음이 되어 행복하게 만듭니다.

어떻게 이런 일이 가능할까요? 이 질문의 답은 일본 와세다대학교 료타 노무라 교수 연구에서 얻을 수 있습니다. 노무라 교수에 따르면, 음악을 들으면 먼저 사람들의 심박수가 동기화되고 뒤이어 인지적 상태의 동기화가 동반된다고 합니다. 한 공연장에서 관객들이 자신들이 좋아하는 음악을 함께 따라 부르면 관객들의 심박수가 동기화되면서 뇌 속 의식처리 과정 역시 동기화가 일어나 마치 한 사람이 된 것 같은 경험을 하게 되는 것이죠.

손뼉을 치며 몸을 흔들며 노래를 따라 부르는 경험은 실제 뇌 건강에 긍정적인 효과를 가져옵니다. 음악의 치료 효과에 대해서는 오래 전부터 전해져 왔는데, 가장 대표적으로 알려진 것은 '로니 가디너 요법The Ronnie Gardiner Method'입니다. 로니 가디너 요법은 이 요법의 개발자인 스웨덴계 미국인 재즈 드럼연주자 '로널드 로니 가디너'의 이름에서 유래되었습니다. 이 요법은 리듬, 음악, 소리에 맞춰 청각, 시각, 촉각 및 운동 에너지를 사용하는 다중 감각 훈련으로 운동 기술은 물론 인지 기능도 향상해 건강한 뇌 유지에 긍정적인 효과를 가져오는 음악 기반 운동 요법입니다. 1993년부터 스웨덴에서 시작되어 전 세계적으로 건강 관리 및 재활에 사용되었고, 특히 뇌졸중, 파킨슨병, 다발성 경화증 환자 재활에 도움을 줍니다. 뇌 건강에 긍정적인 효과를 가져오는 요법의 특성상 건강한 뇌를 계속 건강하게 유지하는 데도 활용이 가능합니다.

뇌 건강에 도움을 준다는 '로니 가디너 요법'은 과연 어떻게 하는 것일까요? 간단합니다. 악보를 보면서 리듬에 맞춰 발을 구르며 손뼉을 치는 행동을 반복하는 것입니다. 사용하는 악보는 붉은 음표와 푸른 음표를 사용해 리드미컬한 소리를 연주하도록 만들어진 음표 시스템으로, 몸의 왼쪽 반은 붉은 음표를 따르고 오른쪽 반은 푸른 음표를 따르고 입은 리드미컬한 소리를 냅니다. 좀 더 구체적인 방법이 궁금하다면 유튜브에서 "The Ronnie Gardiner Method"를 검색하여 따라해 보세요.

참고로 스웨덴 예테보리대학교 페트라 폴Petra Pohl 교수는 본인이 15년 이상 '로니 가디너 요법'을 환자들에게 사용한 경험과 다른 연구자들의 연구를 정리하여 발표하였는데, 이 요법은 참가자들에게 도전적이고, 동기를 부여하며, 즐거운 활동으로 인식되었으며, 많은 사람이 뇌 손상으로부터의 회복과 삶의 질이 향상된 것을 경험했습니다. 그리고 아울러 이 요법이 최적의 효과를 발휘하는 조건을 발표하였는데, 유쾌한 음악이 효과가 더 좋고 서로 잘 통하는 그룹과 함께하면 효과가 더 좋다고 합니다.

오늘부터 뇌 건강을 위해 집에서 매일 단 몇 분이라도 투자해 '로니 가디너 요법'을 직접 해보는 것은 어떨까요? 만약 층간소음이 걱정된다면, 가족이나 친구들과 함께 야구장을 방문하여 응원가에 맞춰 신나게 손뼉 치고 발 구르고 소리 지르며 '로니 가디너 요법'을 해보는 것도 좋겠죠? 그도 어렵다면 가까운 노래방을 찾아 신나게 탬버린을 치며 트롯을 몇 곡 불러보는 것도 좋겠죠? 로니 가디너 요법을 극대화하기 위해, 조용한 트롯보다는 흥겨운 율동이 동반된 김연자 님의 〈아모르 파티〉를 추천합니다.

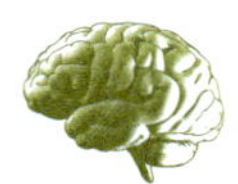

뇌 건강 깨우는
흥미로운 방법,
음악 청취

• • • •

코로나19 대유행은 한때 우리 일상을 빼앗아 버렸습니다. 외부 활동을 중단하고 집에서 보내는 시간이 길어지자, 사람들은 질병에 대한 공포만큼 우울감도 커졌습니다. 그런데 이 어려운 상황 속에서 한 TV 오디션 프로그램에서 흘러나오는 트롯을 들으며 우울증을 이겨냈다고 말하는 사람들이 많았습니다. 이를 계기로 그간 장·노년층에서 사랑받던 트롯이 세대 간의 공감대를 형성하고 치유의 도구로 자리 잡았는데, 이는 음악이 우리 뇌와 심장에 새겨진 가장 원초적인 즐거움의 소리이기 때문일 것입니다. 돌아보니 인터넷은 물론이고 TV조차 흔치 않았던 과거에 라디오 심야 음악방송에서 흘러나오는 노래를 들으며 암울한 시기를 견뎌냈던 기억이 떠오릅니다. 음악이 인간에게 전하는 위로는 시대를 초월한 보편적인 감정임을 다시금 깨닫게 됩니다.

인류는 아주 오래전부터 음악을 통해 기쁨을 찾고 슬픔을 달래왔지만, 과학자들에게 음악은 오랫동안 하나의 수수께끼였습니다. 식욕이나 성욕처럼 종족의 보존과 생존에 직접적인 생물학적 이득을 주지 않는 소리의 조합이 어째서 인간에게 그토록 강렬한 쾌감을 주는지 명확한 근거가 부족했기 때문입니다.

이러한 궁금증에 대해 캐나다 맥길대학교의 로버트 자토레Robert Zatore 교수 연구진은 뇌과학적인 해답을 제시하였습니다. 연구진은 우리가 음악을 즐길 때 뇌의 '청각 회로'와 '보상 회로'가 어떻게 서로 긴밀하게 소통하는지를 구체적으로 밝혀냈습니다. 실험 참가자들에게 음악을 듣게 하며 기능적 자기공명영상fMRI으로 뇌 신호를 측정한 결과, 우리가 맛있는 음식을 먹거나 예상치 못한 돈을 얻었을 때, 혹은 술을 마실 때 강력하게 작동하는 뇌의 보상 시스템이 음악을 들을 때도 똑같이 활성화된다는 사실이 드러났습니다.

특히 연구진은 뇌 기능을 조절하는 특수 장치를 사용하여 음악을 듣기 전 미리 보상 회로를 자극하거나 억제해 보았습니다. 그 결과, 보상 회로가 활성화된 상태에서 음악을 들은 사람들은 그 즐거움이 평소보다 배가되지만, 보상 회로를 억제당한 사람들은 음악을 들어도 아무런 감흥을 느끼지 못했습니다. 이러한 감정 변화의 핵심 무대는 우리 뇌에서 보상 회로의 사령탑이라 불리는 '측좌핵nucleus accumbens'이었습니다.

측좌핵은 도파민이라는 신경전달물질을 통해 우리에게 쾌락과 보상을 느끼게 해주는데, 음악을 들을 때 이 영역이 청각을 처리하는 뇌 영역과 완벽하게 동기화되어 활동한다는 것이 증명된 것입니다. 음악을 들으면서 기분이 좋아지면 그 즐거움이 다시 청각 신경을 자극하여 음악을 더 아름답게 들리게 만드는 강력한 선순환의 고리가 우리 뇌 속에 마련되어 있던 셈입니다.

나이가 들면서 뉴런의 연결망이 약해지기 쉽지만, 음악을 즐기는 행위는 뇌의 광범위한 영역을 한꺼번에 자극하는 최고의 뇌 운동과 같습니다. 멜로디를 따라가는 청각 영역, 리듬을 맞추는 운동 영역, 가사를 기억해 내는 인지 영역, 그리고 감동을 느끼는 보상 영역이 동시에 활발하게 소통하며 뇌의 유연성plasticity을 유지해 주기 때문입니다. 트롯의 흥겨운 비트나 가슴을 적시는 가사가 단순한 유흥을 넘어 뇌 건강을 지키는 파수꾼 역할을 한다는 것은 결코 과장이 아닙니다.

흥미로운 점은 이 중요한 연구를 이끄는 자토레 교수가 근무하는 연구소의 이름입니다. 캐나다 몬트리올에 있는 이 연구소의 정식 명칭은 'International Laboratory for BRAin, Music and Sound Research'인데, 일부 앞 글자를 따 'BRAMS(브람스)'라고 씁니다. 자토레 교수는 연구 중 쌓인 스트레스를 자신의 연구소 이름과 같은 위대한 작곡가 브람스의 음악을 들으며 풀지 않았을까 하는 유쾌한 상상을 하게 됩니다. 브람스는 클래식 음악 역사상 가장 깊고 묵직한 감성을 지닌 거장이며, 19세기 독일 낭만주의의 중심으로 베토벤의 정통성을 이어받으면서도, 그 내면에는 누구보다 섬세하고 서정적인 선율을 품고 있던 인물입니다. 알아두어도 쓸모없는 정보이지만, 저의 '최애' 작곡가가 바로 브람스입니다. 〈브람스 교향곡 3번

3악장〉은 한이 많은 우리나라 사람의 정서를 잘 보듬어주는 선율이라 생각합니다.

브람스의 음악은 마치 가을날의 황금빛 벌판처럼 풍요로우면서도 어딘가 쓸쓸한 여운을 남깁니다. 그는 평생 독신으로 살며 자신의 감정을 소리로 절제하여 표현하는 데 정통했는데, 그의 음악을 듣고 있으면 마치 오래된 친구가 곁에서 가만히 등을 토닥여 주는 것 같은 위안을 얻게 됩니다. 특히 그의 대표작인 〈헝가리 무곡〉은 우리에게 친숙하기도 하지만, 트롯에서 느끼는 우리 민족의 '한의 정서'와도 통하는 면이 있습니다. 트롯은 우리네 인생의 희로애락을 직설적으로 풀어내어 뇌를 즐겁게 하고, 브람스의 음악은 인간 존재의 근원적인 고독을 고결한 선율로 승화시켜 우리 영혼을 정화시켜 줍니다.

결국 장르가 무엇이든 우리 뇌가 음악에 반응하여 즐거움을 느끼는 원리는 같습니다. 그것이 흥겨운 트롯이든, 아니면 깊은 사유가 담긴 브람스의 음악이든 간에 소리가 우리 뇌의 보상 회로를 두드리는 순간, 뇌의 회로가 건강하게 자극될 것입니다. 아침을 깨우는 밝은 노래 한 곡, 오후의 나른함을 씻어주는 흥겨운 가락, 그리고 잠들기 전 지친 마음을 어루만져 주는 브람스의 은은한 실내악 한 소절이 당신의 뇌를 깨우고 우아하게 나이 들게 하는 최고의 비결이 될 것입니다.

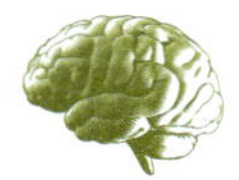

통증 줄이는
청각 자극의 비밀

우리나라의 여름이 점점 더워지고 있습니다. 여름이 본격적으로 시작되면, 열대야로 잠을 쉽게 이루지 못하고 뒤척이는 일이 많아집니다. 저는 빗소리로 잠이 잘 오게 한다는 유튜브 동영상을 틀어놓고 잠을 청해 보기도 하였습니다. 영상에 따라 차이는 있지만, 빗소리를 듣다 보면 더위가 조금 덜 느껴지면서 잠이 드는 경험을 하기도 했습니다. 아마도 더위를 느끼는 체감각과 소리를 듣는 청감각이 뇌 속 어디선가는 상호작용을 하는 것 같습니다.

치과 입구에 들어서는 순간 들려오는 그 날카로운 기계 소리는 생각만 해도 등줄기에 서늘한 기운을 돌게 하고는 합니다. 남녀노소 할 것 없이 치과 의자에 눕는 순간 느끼는 막연한 두려움은 우리 뇌를 극도로 긴장시키며, 작은 자극에도 통증을 훨씬 민감하게 받아들이게 만듭니다. 1960년대 치과의사들이 치과 수술 중에 음악을 들려주면 환자들이 통증을 덜 느낀다는 연구 결과를 발표한 이래, 청감각이 체감각을 조절하는 명확한 기전을 밝히는 연구가 활발히 진행되고 있습니다. 이런 노력의 결과가 일부 발표되었는데, 흥미롭게도 통증을 줄이는 데 모차르트의 음악이나 빗소리처럼 특정 음악이나 소리가 중요한 것이 아니라, 주변 소음 대비 음악과 소리의 세기 차이가 중요하다고 합니다. 즉, 진정한 핵심은 바로 소리의 '대조'에 있었습니다.

미국국립보건원 위안위안 리에Yuanyuan Lie 박사와 중국 안후이 의과대학교 원쥐안 타오Wenjuan Tao 교수, 중국 과학기술대학교 즈장Zhi Zhang 교수 주도로 구성된 국제 연구진은 다양한 방법을 사용하여 쥐에서 청각 피질이 통증과 관련된 영역과 기능적으로 연결되어 있음을 입증했습니다. 소리를 처리하는 뇌 영역인 쥐의 청각 피질과 감각 처리의 중심인 시상의 특정 밀집 지역을 연결하는 신경망을 발견했고, 이 신경망이 통증 억제에 관여할 것으로 보고하였습니다.

또한 소리가 주는 진통 효과는 주변 소음에 비해 5데시벨 정도 높은 경우에만 효과적임을 발견했습니다. 즉 주변 소음을 다 상쇄할 만한 큰 소리가 아니라 주변 소음보다 조금 높으나 전반적으로는 낮은 소리가 청각 피질과 시상 사이의 신경학적 신호를 무디게 하여 시상에서의 통증 처리를 억제하는 것으로 보인다고 연구진은 설명합니다. 이는 일상 소음이 45데시벨이라 가정할 때, 50데시벨 정도 크기의 소리나 음악이 효과적이고, 이보다 큰 소리를 들려주는 것은 별 효과가 없다는 것입니다.

한 걸음 더 나아가, 미국 매사추세츠공과대학교(MIT)의 리후에이 차이Li-Huei Tsai 교수는 '40헤르츠 감마파'라고 불리는 특정한 진동수의 소리가 알츠하이머병 환자의 증세를 완화하는 데 결정적인 도움을 준다는 연구 결과를 발표했습니다. 1초에 40번 진동하는 이 소리 자극은 우리 뇌 속에서 기억을 담당하는 영역을 공명하게 하여, 치매의 원인 물질로 알려진 독성 단백질인 '베타 아밀로이드'를 줄이고 뉴런 사이의 연결을 강화하는 역할을 합니다. 놀랍게도 이 40헤르츠의 진동은 인지 기능 개선뿐만 아니라 신체적인 통증을 줄이는 데도 탁월한 효과를 보였습니다.

결국, 우리가 치과에서의 두려움을 이겨내고 뇌의 건강을 지키는 비결은 멀리 있는 것이 아닙니다. 주변 소음보다 아주 살짝 높은 세기로 들려오는 40허르츠의 규칙적인 리듬은 우리 뇌의 자정 작용을 돕고 고통의 신호를 잠재우는 가장 과학적인 '소리 처방전'이 될 수 있습니다. 이러한 스리 자극은 약물의 부작용 없이도 뇌의 노화를 늦추고 삶의 질을 높이는 훌륭한 도구가 됩니다.

제가 빗소리로 더위를 잊고 평안하게 잠들고 싶다면, 빗소리를 크게 틀어놓는 것보다는 주변 소음보다 5데시벨 정도만 크게 틀어 주는 것이 정답이겠네요. 감마파가 알츠하이머병 치매 원인 물질도 줄인다고 하니, 주변 소음보다 5데시벨 높으면서 감마파가 강조된 음악이나 소리를 만드는 기술을 개발하면 치매도 예방하고 통증도 줄이는 일거양득이겠죠?

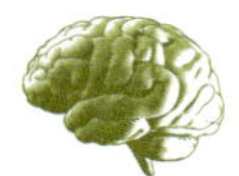

부모의 손길,
가장 강력한
안정제

• • • •

요즘처럼 24시간 응급실이 보편화되지 않았던 시절, 한밤중에 아이가 아프기라도 하면 부모는 아이를 업고 불 꺼진 병원 문을 두드리며 애를 태우고는 했습니다. 운 좋게 의사 선생님을 만나면 다행이지만, 그렇지 못한 밤이면 어머니들은 아파서 칭얼거리는 아이를 품에 안고 밤새 배와 등을 쓸어내리며 나직한 목소리로 주문을 외우셨습니다.

"엄마 손은 약손, 아가 배는 똥배…."

그런데 참으로 신기한 일입니다. 현대 의학적인 처방도, 진통제도 없었지만, 어머니가 따뜻한 손으로 계속해서 배와 등을 쓰다듬어 주면 아이는 어느새 고통이 잦아드는지 편안한 숨소리를 내며 잠이 들고는 했습니다. 우리는 그것이 심리적인 위안 덕분이라고 막연하게 생각했지만, 최근 뇌과학은 이 '엄마 손'에 숨겨진 놀라운 비밀을 밝혀내고 있습니다. 그것은 단순한 플라세보 효과가 아닌, 뇌의 고통

처리 회로를 직접적으로 진정시키는 강력한 '생물학적 치유' 과정이었습니다.

영국 유니버시티칼리지 런던(UCL)대학교의 로렌조 파브리지Lorenzo Fabrizi 박사와 캐나다 요크대학교의 레베카 리델Rebecca Riddell 박사 공동 연구진은 정말 엄마 손이 약손인지 알아보기 위해 신생아들이 발뒤꿈치 채혈을 할 때 느끼는 고통을 뇌파EEG로 정밀하게 관찰하는 흥미로운 연구를 했습니다.

연구진은 아기들을 두 그룹으로 나누었습니다. 한 그룹은 옷을 입은 채 엄마에게 안겨 있었고, 다른 한 그룹은 엄마와 살이 직접 닿는 '피부 대 피부skin-to-skin' 접촉 상태로 안겨 있었습니다. 바늘이 피부를 찌르는 순간, 두 그룹의 아기들 뇌에서는 모두 고통을 알리는 신호가 발생했습니다. 하지만 그 직후의 반응은 확연히 달랐습니다.

엄마와 맨살을 맞대고 있던 아기들의 뇌에서는 고통을 처리하는 신호가 현저히 약화하는 현상이 관찰되었습니다. 즉, 통증에 대한 초기 반응은 같았지만, 엄마의 따뜻한 살결을 느끼고 있는 아기들은 그 고통을 훨씬 덜 느끼고, 더 빠르게 안정을 되찾은 것입니다. 이는 엄마의 손길에 담긴 간절한 사랑이 피부를 통해 아이의 뇌로 전달되어, 마치 강력한 진통제처럼 뇌의 고통 회로를 진정시켰음을 의미합니다.

특히 어린 아이의 뇌는 '신경 가소성neuroplasticity'이 매우 활발하여 외부 자극과 경험에 따라 뇌의 구조와 기능이 유연하게 변화합니다. 이 시기에 부모와 나누는 충분한 스킨십과 상호작용은 아이가 고통과 스트레스를 조절하는 능력을 키우고, 정서적으로 안정된 행복한 뇌를 만드는 밑거름이 됩니다.

그렇다면 성인이 된 우리는 어떨까요? 다 자란 어른에게는 이런 손길의 마법이 통하지 않는 것일까요? 그렇지 않습니다. 우리는 여전히 누군가의 손길을 통해 위로받고, 고통을 덜어내는 존재입니다.

1988년 서울올림픽 개막식의 피날레를 장식했던 그룹 코리아나의 노래 〈손에 손잡고〉를 기억하나요? "손에 손잡고 벽을 넘어서"라는 가사처럼, 손을 잡는 행위는 사람과 사람 사이의 벽을 허물고 마음을 하나로 묶는 강력한 힘을 가지고 있습니다. 그리고 뇌과학은 이 노랫말이 단순한 은유가 아님을 증명했습니다.

미국 콜로라도대학교 심리학과의 파벨 골드스타인Pavel Goldstein 박사는 아내의 출산 과정에서 이 현상을 직접 목격했습니다. 분만의 고통으로 힘겨워하는 아내에게 백 마디 위로의 말을 건네는 것보다, 그저 손을 꼭 잡아주는 것이 통증을 줄여 준다는 사실을 깨달은 것입니다.

이를 검증하기 위해 그는 흥미로운 실험을 진행했습니다. 여성에게 약간의 고통을 주면서 연인이 손을 잡아주었을 때와 그렇지 않을 때의 뇌 반응을 비교한 것입니다. 결과는 놀라웠습니다. 연인이 손을 잡아주는 순간, 두 사람의 심장 박동과 호흡이 비슷해지는 것은 물론, 두 사람의 뇌파가 마치 춤을 추듯 동조synchronization되는 현상이 일어났습니다. 그리고 뇌파가 일치할수록 여성이 느끼는 고통의 강도는 현저히 줄어들었습니다.

하지만 이 실험에서 우리가 주목해야 할 결정적인 조건이 있습니다. 그것은 바로 '관계'입니다. 실험 결과, 낯선 사람이 손을 잡아주거나, 연인이라 할지라도 손을 잡지 않고 그저 바라만 보고 있을 때는 고통 감소 효과는 나타나지 않았습니다.

이는 단순히 피부가 닿는 물리적 접촉 자체가 진통제가 되는 것이 아님을 시사합니다. 서로를 아끼고 사랑하는 마음, 즉 '정서적 교감'과 '공감'이 전제될 때 비로소 우리의 뇌는 상대방과 연결되며 고통을 잊게 되는 것입니다. 사랑하는 사람의 손을 잡는 행위는 서로의 경계를 허물고, 뇌와 뇌가 연결되어 고통까지 분담하는 가장 적극적인 치유의 행위인 셈입니다.

힘든 직장 생활에 지친 배우자, 학업 스트레스로 어깨가 처진 자녀, 혹은 사회에 첫발을 내디디며 불안해하는 청년들…. 우리 주변에는 알게 모르게 고통을 겪고 있는 사람들이 많습니다. 그들에게 필요한 것은 어쩌면 거창한 조언이나 해결책이 아닐지도 모릅니다.

백 마디 말보다, 따뜻한 체온이 담긴 손길 한번이 뇌가 느끼는 고통의 무게를 덜어 줄 수 있습니다. 사랑하는 가족의 손을 가만히 잡거나 따뜻하게 안아 주세요. 맞잡은 손을 통해 전해지는 "괜찮아, 당신은 혼자가 아니야"라는 무언의 메시지야말로, 상대방의 뇌에는 가장 강력한 진통제이자, 행복을 전하는 치료제가 될 것입니다.

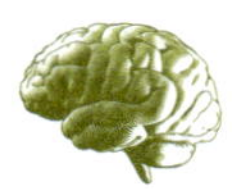

타인의 접촉,
불쾌한 자극이
되지 않으려면

• • •

차가운 바람이 불어오는 계절이 되면 우리 마음 한구석이 시리고, 허전해지고는 합니다. 이럴 때 길가에서 들려오는 정겨운 구세군 종소리와 타인을 위해 기꺼이 자신의 주머니를 비우는 행위는 우리 뇌의 보상 회로를 자극하여 마음을 따뜻하게 하고 행복감을 느끼게 합니다. 타인을 돕는 마음은 우리 자신을 먼저 행복하게 만들기도 합니다. 이러한 나눔의 풍경 속에 언젠가 '프리허그Free Hug'라는 활동이 유행했던 적이 있습니다. "따뜻하게 안아드립니다"라는 피켓을 들고 낯선 이들에게 먼저 팔을 벌리는 이 운동은, 2001년 제이슨 헌터라는 인물이 사별한 어머니의 사랑을 기리며 시작한 작은 실천에서 비롯되었습니다.

바쁜 현대 사회를 살아가며 마음이 황폐해진 사람들에게 아무런 대가 없이 따뜻한 포옹을 건네는 이 행위는, 소속감을 잃고 표류하는 영혼들에게 다시금 살아갈 용기와 평안을 되찾아주는 위대한 힘을 발휘했습니다. 우리가 정신적으로 한계에 다다랐을 때 누군가에 기대어 울고 싶어지는 것은 나약함의 증거가 아니라, 타인과의 신체 접촉을 통해 정서적 안정을 얻고 생존을 도모하려는 인간의 본능적인 욕구이자 뇌의 호소입니다.

이러한 사회적 접촉의 중요성은 비단 인간에게만 국한되지 않습니다. 영장류학자들의 연구를 살펴보면, 우리와 유전적으로 가까운 침팬지나 원숭이들은 서로의 털을 골라 주는 '그루밍grooming' 활동에 하루 일과의 상당 부분을 할애합니다. 이는 단순히 몸의 청결을 유지하기 위한 위생 활동을 넘어, 무리 내의 긴장을 완화하고 개체 간의 유대감을 공고히 하는 핵심적인 사회적 상호작용입니다.

뇌과학의 관점에서 보면, 피부는 우리 몸에서 가장 넓은 면적을 차지하는 감각 기관이자 뇌와 가장 직결된 통로입니다. 피부에는 'C-촉각 신경섬유C-tactile afferent'라고 불리는 특별한 감각 수용체가 존재하는데, 이들은 빠른 자극보다 부드럽고 느린 접촉에 반응하여 뇌의 정서 조절 중추인 뇌섬엽insula 피질로 신호를 보냅니다. 이때 우리 뇌에서는 '사랑의 호르몬'이라 불리는 옥시토신oxytocin이 분비됩니다. 옥시토신은 스트레스 호르몬인 코르티솔의 수치를 낮추고 혈압을 안정시키며, 상대방에 대한 신뢰감을 높여 줍니다. 결국, 누군가를 따뜻하게 안아 주는 행위는 단순히 살을 맞대는 것이 아니라 상대방의 뇌 속에 천연 안정제를 주입하는 것 같은 생물학적 효과를 지니고 있습니다.

하지만 아무리 좋은 약이라도 때와 장소, 상대에게 맞는 처방이 필요하듯, 신체 접촉에도 엄격한 '매너'와 '범위'가 존재합니다. 사람들은 서로 간의 친밀도에 따라 자기 몸을 어느 수준까지 허락할지에 대한 무의식적인 지도를 뇌 속에 그려두고 있기 때문입니다. 핀란드 투르크대학교 심리학과의 라우리 누멘마Lauri Nummenmaa 교수 연구진은 이에 대한 매우 흥미롭고 정교한 연구 결과를 발표하여 전 세계의 주목을 받았습니다. 유럽인 1,368명을 대상으로 진행된 이 대규모 연구는, 사회적 관계의 거리에 따라 자기 신체 부위별로 접촉을 허용하는 범위를 수치화하여 '사회적 접촉 지도Social Touch Map'를 만들었습니다. 이 지도는 우리가 사회생활을 하며 지켜야 할 예절의 과학적 근거를 제시해 줍니다.

연구 결과에 따르면, 예상대로 배우자나 연인 사이에는 신체의 거의 모든 부위에 대한 접촉이 허용되었습니다. 반면 친구나 가족 관계로 넘어가면 그 범위는 눈에 띄게 제한됩니다. 예를 들어, 어머니나 자매의 경우에는 머리와 어깨, 등을 어루만지는 것이 허용되지만 가슴이나 배와 같은 부위는 엄격히 금지됩니다. 특히 흥미로운 대목은 성별에 따른 차이입니다. 남성들은 동성 친구가 자기 몸을 만지는 것에 대해 매우 보수적인 태도를 보인 반면, 여성들은 상대적으로 조금 더 넓은 범위를 허용하는 경향을 보였습니다.

아버지에 대해서도 딸은 어머니와 마찬가지로 상체, 팔, 머리 등 아버지와의 접촉을 폭넓게 허용하는 경향이 있는 반면, 아들 특히 성인 남성의 경우 아버지와의 접촉은 일반적으로 손, 팔, 어깨 등으로 제한되어, 정서적 친밀감에도 불구하고 딸에 비해 접촉 패턴이 더 제한적인 경향을 보였습니다.

낯선 이와의 관계에서는 그 경계가 더욱 엄격해집니다. 대부분 사람은 생전 처음 보는 사람에게 오직 '손'만 허락하며, 악수를 제외한 그 어떤 접촉도 뇌에서 즉각적인 경계 신호를 보낸다는 사실이 확인되었습니다. 가슴이나 엉덩이, 얼굴 등을 만지는 행위는 친밀도와 상관없이 상대방에게 극심한 불쾌감과 위협을 줄 수 있는 금기 구역으로 분류되었습니다.

이러한 과학적 사실은 특히 손주나 자녀, 혹은 주변 이웃과 관계를 맺어가는 장·노년 세대에게 매우 중요한 시사점을 던져 줍니다. 우리는 흔히 아이들이나 손주가 너무 예쁜 나머지, 본인의 의사를 묻지 않고 엉덩이를 두드리거나 얼굴을 만지며 애정을 표현하고는 합니다. 하지만 아이들의 뇌 역시 성인과 마찬가지로 신체적 권리를 인지하고 있습니다. 아버지가 아무리 자녀를 사랑한다 해도, 자녀가 허락하지 않은 신체 부위를 만지는 것은 애정이 아닌 불쾌한 침해로 받아들여질 수 있습니다.

따라서 가족 간이라 할지라도 "할아버지가 한 번 안아 봐도 될까?" 혹은 "삼촌이 어깨 한 번 토닥여 줘도 되겠니?"라고 먼저 묻고 양해를 구하는 과정이 필요합니다. 이러한 '동의의 과정'은 상대방의 인격을 존중하는 성숙한 행동일 뿐만 아니라, 뇌과학적으로도 상대방이 접촉을 '위협'이 아닌 '보상'으로 받아들이게 만드는 필수적인 예우입니다. 그리고 그런 매너를 갖춘 어른일 때 존경과 사랑을 받는 것은 당연한 일이겠죠?

많은 고령층이 겪는 외로움과 고립감은 뇌의 노화를 촉진하고 인지 기능을 저하시키는 치명적인 요인이 됩니다. 연구에 따르면 정기적으로 따뜻한 신체 접촉을 나누는 사람들은 그렇지 않은 사람들에 비해 면역력이 높고 심혈관 질환의 위험이 낮으며, 치매 발생률 또한 현저히 줄어든다고 합니다. 누군가의 따스한 손을 잡거나 등을 토닥여 주는 짧은 순간에도 우리 뇌는 강력한 활력을 얻습니다. 그러나 이 모든 유익함은 오직 '상대방이 편안함을 느끼는 범위' 안에서만 유효하다는 점을 명심해야 합니다.

프리허그 운동을 하는 사람들이 낯선 이의 품에 안길 때 느끼는 정서적 만족도는 놀랍게도 어린 시절 어머니의 품에서 느꼈던 친밀도와 유사한 수준이라고 합니다. 이는 동서고금을 막론하고 인간이 가장 그리워하는 근원적인 안식처가 바로 어머니의 품이라는 사실을 말해 줍니다. 우리는 한 번쯤 어머니의 따뜻한 품으로 돌아가 아무런 걱정 없이 쉬고 싶다는 열망을 품고 살아갑니다. 굳이 길거리의 프리허그가 아니더라도, 일상에서 가족들과 '마음의 프리허그'를 나눌 수 있습니다. 사랑하는 배우자의 손을 지그시 잡아 주거나, 자녀의 어깨를 가볍게 토닥여 주는 지혜를 발휘해 봅시다. 그리고 건네는 진심 어린 따뜻한 말 한마디는 건강을 지키고 노화를 늦추는 기적을 선물하게 될 것입니다.

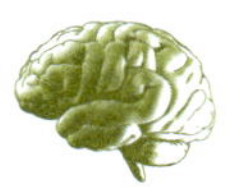

더 감각하기 위해
덜 감각한다

●●●

우리가 살아가는 인생이라는 긴 여정 속에는 유독 선명하게 각인된 풍경들이 있습니다. 한여름 밤의 시원한 공기와 함께 즈차장 벽면을 스크린 삼아 상영되던 야외 영화제나, 마을 광장에 므여 앉아 영사기가 돌아가는 소리를 배경 삼아 영화를 보던 풍경들은 그 자체로 우리 뇌의 기억 저장고 가장 깊은 곳에 자리 잡은 보물과도 같습니다. 제가 공부하던 미국 볼티모어의 '리틀 이태리'라는 동네에서도 매년 여름이면 이러한 낭만적인 풍경이 펼쳐지고는 했습니다. 이 영화제의 백미는 늘 주세페 토르나토레 감독의 명작 〈시네마 천국〉이 장식했는데, 이는 영화 손 마을 광장에서의 영화 상영 장면의 오마주이기도 했습니다.

영화의 마지막 장면에는 유명 감독이 된 주인공 토토가 고향으로 돌아와 자신에게 영화감독의 꿈을 키워 준 알프레도가 남긴 선물인 '삭제된 키스신만 모은 필름'을 감상하는 대목이 나옵니다. 이 대목은 언제 보아도 가슴 뭉클한 감동을 선사합니다. 이 장면에 흐르는 엔니오 모리코네의 서정적인 음악은 감독이 미처 영상에 담지 못한 그리움의 깊이를 채워 이 영화를 불멸의 명작으로 완성했다고 생각합니다. 만약 모리코네의 음악이 없었다면, 우리는 토토가 느꼈던 그 아련한 세월의 무게를 이토록 진하게 공유할 수 없었을 것입니다.

재미있는 점은 이 명작의 마지막 장면이 제가 진행하는 '감각신경생물학' 강의에서 아주 중요한 사례로 활용된다는 사실입니다. 영화 속 수많은 연인이 입맞춤을 나눌 때 모두 약속이라도 한 듯 눈을 지그시 감고 있는 모습을 보게 되는데, 여기에는 우리 뇌의 아주 정교한 신호 처리 방식이 숨겨져 있습니다. 우리는 흔히 여러 감각을 동시에 사용하면 정보가 더 풍성해질 것이라 생각하지만, 사실 우리 뇌는 한 번에 처리할 수 있는 정보의 양에 한계가 있는 '제한된 자원'을 가지고 있습니다. 이를 뇌과학에서는 '주의 부하Attentional Load' 이론으로 설명합니다. 즉, 눈을 감는 행위는 시각을 통해 밀려들어오는 방대한 정보를 차단함으로써 뇌의 부하를 줄이고, 그 에너지를 오로지 입술 끝에 닿는 촉감에만 집중하기 위한 본능적인 선택인 셈입니다.

이러한 현상은 실제 과학적인 실험을 통해 입증되었습니다. 영국 런던대학교 심리학과의 산드라 머피Sandra Murphy 교수 연구진은 피실험자들에게 시각적인 집중력을 요구하는 과제를 수행하게 하면서 동시에 손에 가해지는 진동 자극을 감지하게 하는 실험을 진행하였습니다. 우리가 예측하는 것처럼, 눈으로 수행하는 과제의 난도가 높아져 시각 정보처리에 뇌의 자원을 많이 끌어 쓸수록, 손으로 전달되는 촉각 자극을 인지하는 능력은 급격히 떨어졌습니다. 반대로 시각적인 자극을 줄이거나 눈을 감았을 때는 아주 미세한 촉각의 변화도 예민하게 감지했습니다. 이는 우리가 음악을 들을 때 눈을 감거나, 맛있는 음식을 음미할 때 지그시 시선을 내리는 이유를 명확하게 설명해 줍니다. 뇌가 오로지 하나의 감각에만 몰입할 수 있도록 다른 감각 통로를 잠시 닫아두는 것입니다.

이러한 감각의 위계와 본질에 대해 프랑스의 철학자 드니 디드로Denis Diderot는 통찰력 있는 분석을 남겼습니다. 그는 인간의 오감 중에서 시각은 화려하지만 대로는 가장 겉모습에 치중하는 '천박한 감각'일 수 있고, 청각은 위세를 떨치는 '오만한 감각'이며, 후각과 미각은 본능에 치우친 감각이라 평가했습니다. 반면에 촉각이야말로 가장 '심오하고 철학적인 감각'이라 주장했습니다. 디드로의 관점에서 볼 때, 눈으로 보는 것은 환상일 수 있지만 손으로 만져지는 것은 속일 수 없는 진실입니다. 사랑을 확인하는 마지막 순간에 우리가 눈을 감고 서로의 온기를 느끼는 촉각에 집중하는 것은, 결국 가장 철학적이고 진실한 방식으로 상대의 존재를 확인하려는 우리 뇌의 고귀한 의지라고 볼 수 있습니다.

우리는 흔히 나이가 들면 각각이 무뎌지는 것을 당연한 노화의 과정으로 받아들이고는 합니다. 하지만 뇌과학은 우리에게 다른 길을 제시합니다. 때로는 눈을 감고 좋아하는 가수의 노래 한 곡에 온 신경을 집중해 보십시오. 혹은 정성스럽게 차려진 식사 앞에서 잠시 시선을 멈추고 입안에서 느껴지는 맛의 결을 세밀하게 따라가 보십시오. 이러한 '감각의 몰입'은 우리 뇌의 신경 가소성을 자극하여 노화의 속도를 늦추는 비결이 됩니다.

뇌 건강을 위해 엔니오 모리코네가 작곡한 추억의 선율로 치유를 선사하는 감각의 지혜를 나누고자 합니다. 제가 추천하는 엔니오 모리코네의 음악은, 영화 〈시네마천국〉의 주제곡, 영화 〈미션Mission〉에 등장하는 〈가브리엘의 오보에Gabriele's oboe〉(우리에게는 〈넬라 판타지아〉로 더 유명하죠), 영화 〈옛날 옛적 서부에서Once upon a time in the west〉에 나오는 〈라라의 테마Lala's theme〉, 영화 〈원스 어폰 어 타임 인 아메리카Once upon a time in America〉의 〈아마폴라Amapola〉입니다. 복잡한 세상의 소음에서 잠시 벗어나 제가 추천하는 엔니오 모리코네의 음악에 집중해 보십시오. 당신의 뇌는 엔니오 모리코네가 그 곡들을 작곡한 시간만큼이나 더 젊어질 것이며, 당신의 인생은 영원히 잊히지 않는 '시네마 천국'으로 유지될 것입니다.

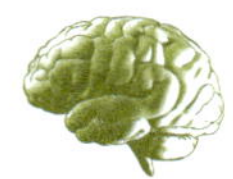

뇌의 **여러 부위**를
동시에 깨우는
공감각

　• • • •

　인생의 계절이 바뀌는 길목에 서면 우리는 누구나 지나간 시간의 아름다움을 되새기며 아쉬움과 설렘을 동시에 느낍니다. 찬란했던 봄날이 저물고 뜨거운 여름의 기운이 고개를 들 때면, "가야 할 때가 언제인가를 분명히 알고 가는 이의 뒷모습은 얼마나 아름다운가"로 시작하며 떠나는 뒷모습의 미학을 그린 시인 이병기 님의 시 〈낙화〉가 떠오릅니다. 제가 이 시에서 가장 좋아하는 부분은 "분분한 낙화"라는 표현입니다. 진하지 않지만 향을 흘리며 눈처럼 흩날리는 꽃잎을 상상하면 너무나 아쉽게 떠나가는 봄의 눈물이 보이는 듯합니다.

　혹시 이같이 눈처럼 흩날리는 꽃잎의 향기를 맡으면서, 마치 눈앞에 선명한 색채가 펼쳐지는 듯한 신기한 경험을 해본 적이 있나요? 혹은 누군가의 다정한 목소리를 들을 때 그 음색이 특정한 빛깔로 투영되거나, 맛있는 음식을 먹을 때 그 맛이 머릿속에서 입체적인 형상으로 그려지는 경험 말입니다.

하나의 감각이 다른 영역의 감각과 뒤섞여 나타나는 현상을 '공감각共感覺, synesthesia'이라 부릅니다. 이는 눈으로 보고 귀로 듣는 일반적인 인지 과정을 넘어, 청각이 시각이 되고 후각이 촉각이 되는 감각의 전이 현상을 의미합니다. 과거 큰 사랑을 받았던 드라마 〈대장금〉에서 스승 한 상궁이 주인공 장금에게 "너는 맛을 그리는 재주가 있구나"라고 말했던 장면은 바로 이러한 공감각의 정수를 보여줍니다. 장금이는 혀로 느낀 미각 정보를 단순히 맛으로만 간직하는 것이 아니라, 이를 시각적 형상으로 재구성하여 '그려내는' 능력을 갖추었던 것이죠. 만약 당신도 일상의 사소한 자극 속에서 이러한 복합적인 이미지를 떠올린다면, 현대 추상미술의 거장 바실리 칸딘스키처럼 세상을 남다른 시선으로 읽어내는 천재적인 감각의 소유자일지도 모릅니다.

사실 이러한 공감각은 예술가들만의 전유물은 아닙니다. 우리 같은 평범한 사람들도 일상에서 미세한 공감각을 경험하며 살아갑니다. 예를 들어 한여름 무더위 속에 시원한 푸른색으로 꾸며진 공간에 들어섰을 때, 붉은색 위주의 공간보다 물리적인 온도 이상으로 시원함을 느끼는 것은 시각과 촉각이 뇌 안에서 긴밀하게 소통하고 있다는 증거입니다. 과학계에서는 오랫동안, 이 신비로운 현상의 실체를 밝히기 위해 노력해 왔으며, 최근 뇌과학의 비약적인 발전은 그 비밀의 열쇠가 우리 뉴런 간의 '연결 방식'에 있음을 알려줍니다.

공감각을 지닌 사람들의 뇌를 기능적 자기공명영상fMRI으로 촬영해 보면, 일반적인 뇌와는 사뭇 다른 활성 패턴을 보입니다. 예를 들어 글자에서 색을 느끼는 공감각자의 경우, 흑백 글자를 볼 때 글자를 인지하는 영역뿐만 아니라 색채를 담당하는 '방추상회fusiform gyrus'의 색상 영역이 동시에 활성화됩니다. 이는 뇌의 각 영역이 철저히 분리되어 작동하는 것이 아니라, 서로의 경계를 허물고 정보를 주고받는 '교차 활성화cross-activation'가 일어나고 있음을 뜻합니다. 과학자들은 이러한 현상이 신경 세포 간의 '과잉 연결' 혹은 유아기에 일어났어야 할 신경망의 '가지치기pruning'가 불완전하게 이루어지면서 남겨진 흔적이라 설명하기도 합니다.

이러한 신경학적 현상을 유전학적 관점에서 풀어낸 연구가 있습니다. 네덜란드 막스플랑크연구소의 사이먼 피셔Simon Fisher 박사 연구진은 공감각이 흔히 나타나는 가문을 대상으로 유전자 전장 검사를 수행하였고, 연구진은 공감각 형성에 관여하는 것으로 추정되는 37개의 유전자를 찾아냈습니다. 이 유전자들은 주로 태아기 및 유아기에 신경세포가 올바른 방향으로 뻗어 나가고 시냅스를 형성하는 '축삭 유도Axon guidance' 과정에 깊이 관여하고 있었습니다. 특히 이 유전자 변이들은 시각 피질과 청각 피질 모두에서 공통으로 발현되며, 뇌가 발달하는 과정에서 서로 다른 감각 영역 간의 배선을 더욱 촘촘하게 연결하는 역할을 했습니다. 즉, 공감각은 뇌의 결함이 아니라 오히려 정보 통신망이 남들보다 더 복잡하고 풍성하게 닦여 있어 나타나는 '감각의 풍요로움'인 셈입니다.

나이가 들면서 우리의 감각 기관은 조금씩 그 기능이 무뎌지기 마련입니다. 눈은 침침해지고 귀는 어두워지며 맛과 냄새를 구별하는 감각도 예전 같지 않게 됩니다. 하지만 뇌는 놀라운 유연성을 가집니다. 한쪽 감각이 약해지면 다른 감각을 동원하여 이를 보완하고 증폭시키려는 성질이 있는데, 이것이 바로 우리가 연습을 통해 강화할 수 있는 '다감각 통합multisensory integration' 능력입니다.

방법은 간단합니다. 이제부터는 음식을 먹으며 단순히 '달다' '짜다'라는 미각에만 의존하지 말고, 장금이처럼 그 맛이 주는 '풍경'을 그리면 됩니다. 이 된장찌개의 구수한 맛은 고향집 뒷마당의 흙냄새 같은 갈색인지, 싱그러운 봄나물의 맛은 연두색의 생명력을 품고 있는지 마음의 눈으로 그려 보는 것입니다. 좋아하는 음악을 들을 때 그 선율이 어떤 질감의 천 같은지, 혹은 어떤 온도의 바람 같은지 상상해 봅시다. 이러한 의도적인 공감각적 훈련은 잠자고 있던 뇌의 신경망을 깨우고, 인지 기능 저하를 막는 든든한 방파제가 되어 줍니다. 여러 감각을 동시에 자극하는 행위는 뇌의 전체적인 혈류량을 늘리고 신경 세포 간의 소통을 원활하게 하여 치매 예방에도 탁월한 효과가 있음이 많은 연구를 통해 증명되고 있습니다.

최근 연구들에 따르면, 공감각적 성향을 보이는 사람이 그렇지 않은 사람에 비해 기억력이 더 오래 유지되고 창의적인 문제 해결 능력이 뛰어나다고 합니다. 뇌가 정보를 저장할 때 단일 통로가 아닌 시각, 청각, 촉각 등 복합적인 경로로 정보를 부호화하기 때문입니다. 마치 중요한 물건을 잃어버리지 않도록 여러 곳에 표시해 두는 것과 같습니다. 그러니 세상을 있는 그대로만 보지 말고, 감각의 선을 넘나들며 나만의 풍성한 색채로 일상을 채색해 보길 바랍니다.

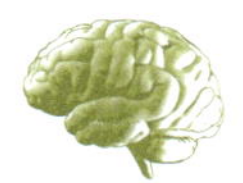

실제처럼 상상하면 실제가 된다

2021년 4월 26일, 제93회 미국 아카데미시상식에서 우리나라 배우 윤여정 씨가 여우조연상을 수상하였습니다. 미국으로 이민 간 딸의 정착을 돕는 어머니 그리고 손주들을 돌보는 할머니의 모습을, 윤여정 배우가 독창적인 해석으로 연기하여, "snobbish"(우월감에 젖은) 한 비평가들의 마음을 얻은 것입니다.

아카데미시상식을 보면서 느낀 점은 이전에 수상한 봉준호 감독이나 윤여정 배우 모두 긴장하지 않고 편안하게 즐기는 듯 보였다는 것입니다. 두 사람이 수상소감을 발표하는 모습은 이미 그 순간을 예상하고 준비한 것처럼 자연스러웠습니다. 연기를 업으로 하는 감독이나 배우이니 그런 큰 시상식이라도 긴장은 조금 하겠지만 자연스럽게 행동하지 않겠냐고 할 수도 있겠습니다. 그러나 2021년 남우조연상을 받은 다니엘 칼루야 배우가 시상식장에 함께한 어머니조차 불편해하는 수상소감으로 구설수에 오른 것을 보면, 그 자리는 분명 긴장되고 힘든 자리임이 틀림없습니다. 그렇다면 이 두 사람은 그런 부담스러운 자리에서 어떻게 여유로운 모습을 보일 수 있었을까요?

사람은 어떤 사건 또는 장면을 시각적으로 인식한 경험을 뇌에 저장하였다가 추후 관련된 사건이나 장면이 실제 존재하지 않아도 이를 다시 실제처럼 느끼는 경험이 가능합니다. 이런 현상을 심상心象(mental image 혹은 mental imagery)이라고 하는데, 심상은 상상한 경험을 대신하는 역할도 할 수 있습니다. 어떤 특별한 행동을 상상하는 것만으로도 우리 몸은 실제 현실에서 그 행동이 가져오는 인지, 생리, 행동 결과를 불러올 수 있습니다. 그래서 심상을 활용하면 어떤 일을 상상할 때 몸도 반응하는 더욱 실감이 나는 상상이 가능합니다. 예를 들어 포식하는 상상을 하면 우리 몸은 정말 배가 부르다고 여겨지고, 실제 현실에서 음식 섭취를 줄이기도 합니다.

심상은 시각적 경험에만 국한되지 않습니다. 청각이나 후각 경험도 가능한데, 작곡가 베토벤은 청력을 상실하기 이전에 이미 단련된 그의 청각적 심상 능력 덕분에 청력을 상실한 이후에도 많은 명곡을 작곡할 수 있었다고 합니다. 비록 베토벤은 귀로 들을 수 없었지만, 그의 뇌는 실제 듣는 것처럼 아름다운 음악을 떠올릴 수 있었기 때문이죠.

심상을 잘 활용하면 장애를 극복하는 데 도움이 되는 것은 물론 학습에도 크게 도움이 될 수 있습니다. 심상 경험이 학습의 정도에 얼마나 영향을 미치는지 연구한 한 논문에서, 피아노를 연주하는 상상만으로도 실제 피아노를 치면서 연습한 것과 유사한 결과를 가져 온다는 것을 관찰했습니다. 더욱 놀라운 것은, 물론 실제 피아노를 치면서 연습한 것에 비해서 그 효과는 약했지만, 실제 피아노 연습을 통해서 이루어지는 뇌 속 학습회로의 변화가 연습 상상만으로도 촉진됨을 발견하였습니다. 이런 효과는 운동선수들에게 많이 활용됩니다. 운동선수들은 경기 직전에 눈을 감고 실수 없이 자신의 기량을 다 펼쳐 내는 이미지 트레이닝을 하여, 아직 경험하지 않은 상황에 자기 몸이 대응하도록 준비시킵니다. 그러면 실전에서도 실수 없이 경기를 수행하는 데 도움이 되는 것입니다.

심상 경험은 동물 중에서 사람만이 유일하다고 합니다. 사람만이 미래를 걱정하는 유일한 동물이라 하니, 심상 경험을 통해 미래를 대비하는 능력이 사람에게만 국한되는 것이 당연하다고 생각되기도 합니다. 이렇게 인간의 특별한 능력인 심상 경험을 활용해 매일 우리가 꿈꾸는 시간과 장소에서의 자기 모습을 상상하며 준비된 우리의 모습을 만들어간다면, 정말 간절히 기다리고 꿈꾸던 일이 일어났을 때 당황하여 허둥대지 않고, 아카데미시상식의 윤여정 배우처럼 여유롭게 그 순간들을 즐길 수 있을 것입니다.

늘 좋은 일을 상상하고 그 시간 그 장소에 자신을 놓는 훈련을 하기 바랍니다. 그러면 상상의 힘으로 난관을 극복해 나가는 영화 〈월터의 상상은 현실이 된다〉 속 주인공처럼 우리도 영화 같은 인생을 즐기게 될 것입니다.

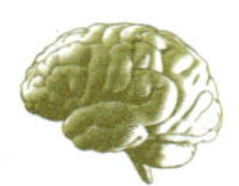

감정에 따라
왜곡되는
시각

• • • •

　동화 〈백설 공주〉에 나오는 왕비는 매일 거울에 다가가 이 세상에서 누가 가장 예쁜지 묻습니다. 그러고는 혹시라도 거울이 자신 아닌 다른 사람을 말할까 초조해하니 심장은 콩닥콩닥 뛰고 장도 별로 좋지 않습니다. 마침내 거울이 "왕비님이십니다"라는 답을 주면 그제야 긴장감에 꼬였던 장도 풀리고 심장 박동도 정상으로 돌아옵니다. 그러고 다시 거울을 보면 정말 자신이 이 세상에서 가장 아름다워 보입니다. 사람의 얼굴이 시시각각 변하는 것도 아닌데 왜 거울에 보이는 모습은 그때그때 달라 보일까요? 그건 바로 우리 몸속의 감각 기관 때문입니다.

　우리가 흔히 알고 있는 오감은 외수용감각exteroception입니다. 외수용감각은 눈, 귀, 코, 혀, 피부를 통해 우리 몸 밖의 정보를 인식합니다. 그런데 우리 몸에는 우리 몸속의 정보를 감지하는 감각도 있는데, 내부 장기로부터의 정보를 인식하는 내수용감각

interoception과 근육이나 힘줄들로부터의 정보를 인식하는 고유수용감각prorpioception입니다. 특히 내수용감각은 우리 뇌가 심장의 박동이나 소화 기관의 움직임 같은 신체 내부의 신호를 실시간으로 모니터링하는 능력을 제공하는데, 주로 무의식적으로 작동합니다. 우리가 불안해지면 심장이 심하게 뛰는 것을 느낄 수 있는데, 이처럼 내수용감각은 감정 상태와 매우 밀접한 연관이 있습니다. 이런 이유로 거울에 물어볼 때 원하는 답이 나오지 않을까 봐 〈백설 공주〉 속 왕비는 불안하여 속이 좋지 않고 심장도 빨리 뛰는 것을 느끼게 되는 것이죠.

영국 앵글리아러스킨대학교의 제인 애스펠Jane Aspell 교수 연구진은 실제 내수용감각이 자기 외모를 평가하는 데 중요한 역할을 한다는 사실을 발표하였습니다. 연구진은 실험 참가자들의 뇌파를 정밀 측정하여, 심장의 신호에 뇌가 반응하는 현상인 '심박 유발 전위Heartbeat-Evoked Potential(HEP)'와 장의 활동에 뇌가 반응하는 현상인 '위-알파 위상-진폭 결합Gastric-alpha PAC'을 분석했습니다. 그 결과, 뇌가 이러한 내부 신호를 감지하는 효율이 떨어질수록, 즉 뇌와 내부 장기 사이의 무의식적인 소통이 원활하지 않을수록 참가자들은 자기 신체에 대해 강한 수치심을 느끼거나 체중에 더 민감하게 집착하는 경향을 보였습니다. 다시 말하자면, 심장이나 장에서 보내는 내수용감각에 뇌가 둔감할수록 자기 몸에 대한 만족도가 떨어지고 체중에 대한 집착도 커진다는 것입니다.

이러한 현상이 나타나는 이유는 뇌가 자아를 인식하는 '균형' 때문입니다. 우리 뇌는 몸 안에서 전해지는 생생한 리듬과 밖에서 보이는 시각 정보를 통합하여 자신을 인식하는데, 내부의 신호가 약해지면 뇌는 상대적으로 거울에 비친 자기 모습(외수용감각)에만 전적으로 의존하게 됩니다.

문제는 시각 정보가 현재 감정이나 컨디션에 따라 쉽게 왜곡된다는 점입니다. 내면의 확실한 기준점이 없다 보니, 그날의 기분에 따라 나를 다르게 평가합니다. 이것이 바로 볼 때마다 달라 보이는 거울 속 내 모습의 마법인 것이죠. 결국 내 몸의 숨소리와 맥박에 귀를 기울이는 것은, 왜곡된 외모 집착에서 벗어나 건강한 자아를 지키는 가장 과학적인 방법이 됩니다.

이처럼 내수용감각은 우리가 건강하고 품격 있는 어른이 되는 과정에서 결코 소홀히 할 수 없는 매우 중요한 감각입니다. 평소 자신의 심장 박동(행복할 때의 심장 박동과 불안할 때의 심장 박동은 심박수는 물론 그 리듬도 다릅니다)과 장이 내게 보내는 소리(과식이나 과음, 너무 매운 것을 많이 먹으면 장은 힘들다고 말합니다)에 조금 더 귀를 기울인다면, 거울 속 자기 모습에 속아 섭식장애를 경험하거나 작은 심박 변화로도 쉽게 패닉상태에 빠지는 일로부터 자신을 지키고, 더 건강한 몸과 마음을 가져 갈 수 있을 것입니다.

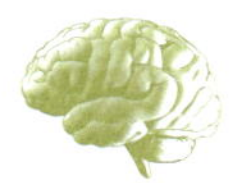

온도와 **빛, 촉각** 등
감각의 밸런스로 만드는
숙면

날씨가 추워지면 일찍 일어나 공원으로 나가 운동도 하면서 건강을 챙기고 싶지만, 따뜻한 이불 속에서 잠시라도 더 잠을 청하고 싶어지는 것은 어쩔 수가 없습니다. 잠은 뇌과학적으로 볼 때 단순한 휴식이 아니라 뇌와 신체가 재충전하고 노폐물을 청소하는 매우 중요한 활동입니다. 따라서 수면 장애는 치매와 같은 퇴행성 신경질환의 예측 인자로 알려져 있으며, 실제로 치매 환자들에게 흔하게 나타나는 증상 중 하나이기도 합니다.

치매 환자의 수면 장애는 수면 시작 시간이 빨라지고, 잠자리에 머무는 시간은 길어지며, 밤에 자주 깨고 낮잠을 오래 자는 등 다양한 형태로 나타납니다. 이러한 수면 장애는 환자의 증상 악화 및 질병 진행과 밀접한 관련이 있어, 무엇보다 수면의 질을 개선하는 것이 매우 중요합니다. 그렇다면 쌀쌀한 밤, 따뜻한 이불 속은 치매 환자의 수면 질을 높이는 데 도움이 될까요?

수면 전문가들은 따뜻한 이불 속 자체는 아직 연구 대상이겠지만, 따뜻하기만 한 침실 환경은 수면의 질을 높이는 데 아주 좋지는 않다고 말합니다. 영국 서리대학교의 앤 스켈턴Anne Skeldon 교수 연구진은 임페리얼칼리지대학교 연구진과 공동으로 치매 환자 70명을 대상으로 26,523일간의 방대한 데이터를 분석하고, 흥미로운 결과를 발표했습니다. 연구진은 환자들의 가정에 설치된 센서를 통해 실내 온도와 밝기 같은 환경 변수와 함께, 침대 밑에 설치된 비접촉 센서로 수면 시간, 수면 분절, 심박수, 호흡수 등의 생리적 변수를 장기간 기록했습니다.

분석 결과, 계절적 변화 외에도 침실 온도가 높을수록 환자들의 수면이 더 많이 방해받고, 수면 효율이 낮아지며, 호흡수가 증가하는 것으로 나타났습니다. 특히 밤에 침실 온도가 높은 환경에 습관적으로 노출된 환자들은 수면이 중간에 끊어지는 수면 분절 현상을 더 많이 보였습니다. 따뜻한 침실 온도는 수면의 질을 떨어뜨리는 요인이 될 수 있는 것이죠.

실내 밝기도 수면 건강에 영향을 미친다는 것을 밝혀냈습니다. 낮 동안 실내 밝기가 어두울수록 밤에 자주 깨는 경향이 더 많이 나타났습니다. 수면을 조절하는 생체 시계가 낮 동안의 빛에 동기화되는데, 생체 시계가 적절히 동기화되지 않았으면 밤에 숙면할 수 없습니다. 즉, 낮 동안 충분한 밝기에 노출되지 않으면 생체 시계의 균형이 깨져서, 숙면에 들기가 어려운 것입니다. 이 연구 결과는 치매 환자뿐만 아니라 일반 대중에게도 중요한 시사점을 제공합니다.

연구진은 밤에 침실 온도를 서늘하게 유지하고 낮 동안 밝은 환경을 충분히 접하면 수면의 질을 높일 수 있다고 밝혔습니다. 우리 뇌는 환경 변화에 민감하게 반응하는데, 그중에서도 빛과 온도는 수면과 각성에 큰 영향을 미칩니다. 특히 수면 중 자주 깨는 것은 기억력 저하, 행동 문제 등의 치매 증상과 관련이 깊으므로, 수면 질을 높이는 것은 뇌 건강을 지키는 중요한 첫걸음입니다.

현대 사회에서는 에어컨이나 난방기 사용 등으로 실내 온도를 매우 쉽게 조절할 수 있습니다. 쌀쌀한 계절이라도 실내 온도를 높여 따뜻하게만 지내기보다는 밤에 침실 온도를 조금은 서늘하게 유지해 봅시다. 쌀쌀한 날씨 탓에 실내에서 머무르고 싶겠지만, 낮에 바깥 활동을 할 수 없다면 적어도 집과 사무실 창문을 열어 자연광을 충분히 쬐거나 실내 조명을 충분히 밝게 하여 뇌에게 낮임을 분명히 알려 주어야 합니다.

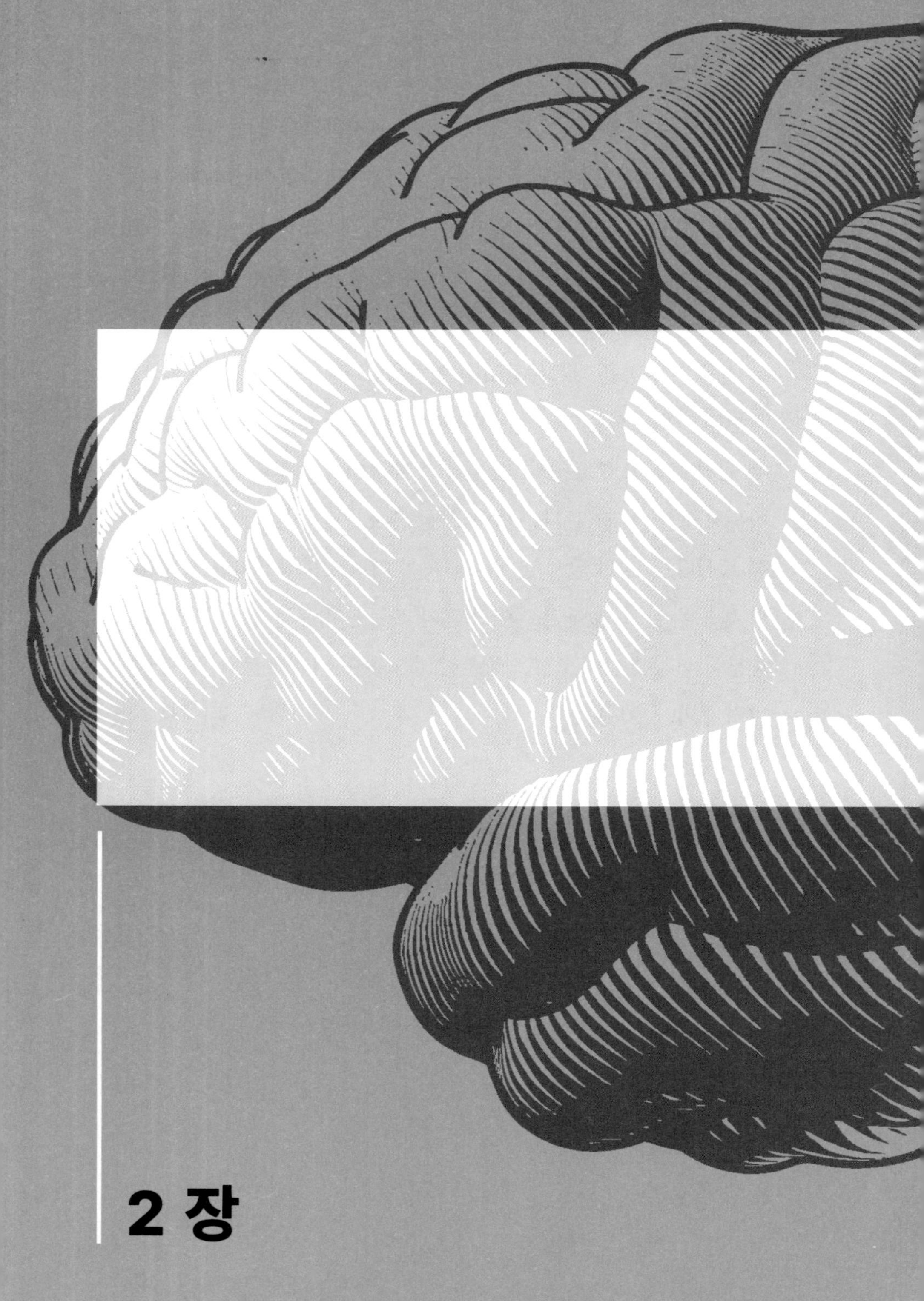

2 장

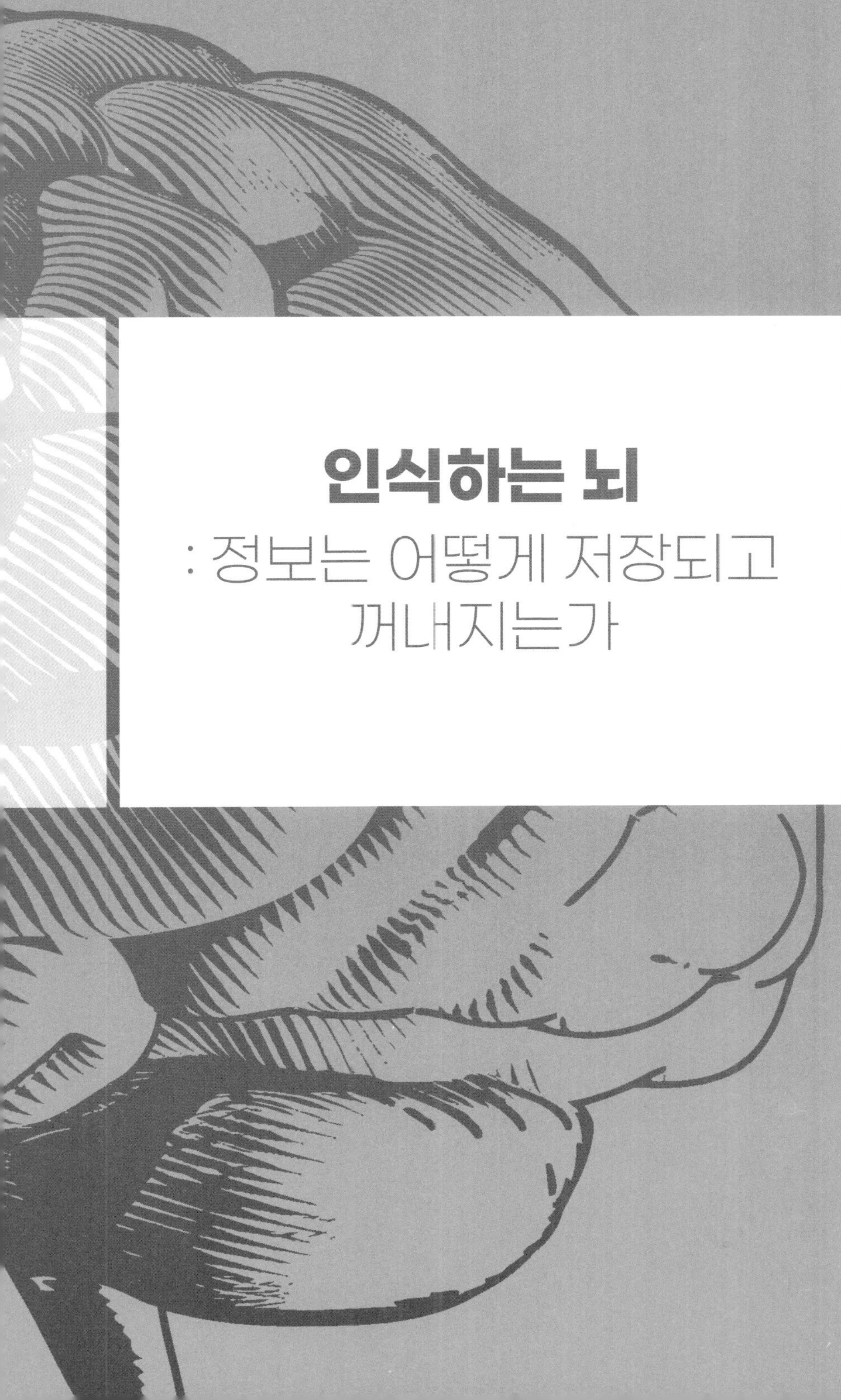

인식하는 뇌

: 정보는 어떻게 저장되고 꺼내지는가

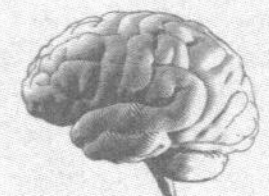

"나는 생각합니다, 고로 존재합니다."

프랑스의 철학자 데카르트의 이 유명한 명제는 인간의 존재 이유를 바로 '생각하는 힘'에서 찾았습니다. 1장에서는 우리 뇌가 눈, 코, 입, 귀, 피부라는 창문을 통해 외부 세상을 어떻게 받아들이는지 살펴보았습니다. 이제 〈2장. 인식하는 뇌〉에서는 그렇게 수집된 수많은 정보가 어떻게 '나의 생각'이 되고, '나의 기억'으로 저장되며, 나아가 삶을 관통하는 '나의 지혜'로 탈바꿈하는지 그 과정을 함께 들여다보고자 합니다.

우리는 흔히 무언가 깊이 고민할 때 머리를 감싸 쥐기도 하지만, 마음이 아플 때는 가슴을 부여잡기도 합니다. 그래서일까요? 고대 최고의 지성이라 불리는 아리스토텔레스조차 "생각과 마음은 심장에 있고, 뇌는 그저 뜨거워진 피를 식히는 냉각 장치일 뿐"이라고 믿었습니다. 하지만 '의학의 아버지' 히포크라테스는 일찌감치 "뇌야말로 지능과 감정을 관장하는 곳"이라며 뇌의 진정한 가치를 꿰뚫어 보았습니다.

현대 과학은 히포크라테스의 통찰이 옳았음을 증명해 주었습니다. 우리 머릿속에 자리 잡은 1.4kg 남짓한 이 부드러운 조직은 단순히 심장을 뛰게 하는 생명의 중추를 넘어, 우리가 울고 웃으며 지난날을 추억하고 더 나은 내일을 계획하게 만드는 진정한 '마음의 집'입니다.

뇌는 1,000억 개의 '뉴런'들이 촘촘하게 얽힌 거대한 네트워크입니다. 이 뉴런들은 서로 맞붙어 있는 것이 아니라, '시냅스'라는 아주 미세한 틈을 사이에 두고 끊임없이 신호를 주고받으며 소통합니다. 우리가 새로운 것을 배우고 소중한 순간을 기억한다는 것은, 바로 이 시냅스들이 더 튼튼하게 연결되어 새로운 '생각의 길'을 만들어가는 과정입니다.

흔히 나이가 들면 뉴런이 굳어 더는 변화하지 않는다고 생각하기 쉽습니다. 하지만 우리 뇌는 놀랍게도 살아있는 내내 경험에 따라 자신을 변화시키고 성장시키는 '가소성'을 지니고 있습니다. 새로운 악기를 배우거나 낯선 길을 걸을 때 뇌 속에서는 새로운 회로가 활기차게 불꽃을 피웁니다. 심지어 실패의 경험조차 뇌를 더 단단하게 만드는 양분이 됩니다. 이러한 뇌의 끊임없는 변화가 바로 우리가 지향하는 뇌 건강의 핵심입니다.

2장에서는 우리 뇌가 어떻게 기억을 저장하고 꺼내 쓰는지, 왜 때로는 기억이 실제와 다르게 재구성되는지, 그리고 평생에 걸친 학습이 우리 뇌를 어떻게 물리적으로 변화시키는지 살펴봅니다.

뇌는 매 순간 선택의 갈림길에 섭니다. 점심 메뉴를 고르는 즐거운 고민부터, 양심을 지키는 도덕적 판단에 이르기까지 뇌의 전두엽은 치열하게 정보를 처리하고 결정을 내립니다. 때로는 내게 유리한 쪽으로만 생각하는 '아전인수'의 뇌를 발견하기도 하고, '가지 않은 길'에 대한 아쉬움을 달래며 더 나은 선택을 고민하기도 합니다.

특히 이번 장에서는 일상 속의 작은 움직임이 뇌에 주는 선물에 주목했습니다. 청소기를 들고 집안일을 하거나, 스마트워치의 숫자를 보며 천천히 걷는 사소한 습관들이 어떻게 우리 뇌를 젊고 건강하게 지켜주는지, 그리고 음악과 춤이 어떻게 치매를 예방하는 처방전이 되는지 과학자의 시선으로 풀어 보았습니다.

'인식하는 뇌'가 그려내는 생각의 지도를 따라가면서, "나의 마음은 왜 이럴까?"라는 질문에 대한 답과 함께 더욱 풍요롭고 활기찬 삶을 위한 지혜를 찾을 수 있기를 기대합니다.

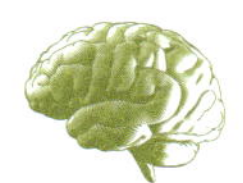

심장에도 **기억**과 **감정**이 담긴다

• • • •

우리 인간은 오래전부터 머릿속에 담긴 신비한 존재, '뇌'에 관심이 많았습니다. 인류의 지성사를 돌아보면 '몸'은 언제나 '영혼'이나 '정신'이 머무는 성스러운 집으로 간주하였습니다. 다만 그 영혼이 몸의 어느 방에 거처하느냐를 두고 고대인들은 치열한 논쟁을 벌였습니다. 서양 의학의 기틀을 세운 히포크라테스는 기원전 5세기에 이미 "뇌는 인간의 지능과 감정, 그리고 감각을 관장하는 가장 고귀한 기관"이라고 간파했습니다. 그는 그 당시 사람들이 신의 저주라고 믿었던 간질(뇌전증)을 관찰하며, 인간의 기쁨과 슬픔, 판단과 지혜가 모두 심장이 아닌 뇌에서 비롯된다는 통찰을 내놓았습니다.

반면, 당대 최고의 철학자인 아리스토텔레스는 전혀 다른 주장을 펼쳤습니다. 그는 "뜨거운 심장이 인간의 생각을 조절하는 중심이며, 뇌는 그저 심장에서 뿜어져 나온 뜨거운 피를 식혀 주는 냉각 장치일 뿐"이라고 단언했습니다. 무더운 여름날 열이 올라 머리가 멍해지는 경험을 해본 분들이라면, 뇌를 일종의 라디에이터로 보았던 그의 심정도 어느 정도 이해가 갑니다.

아리스토텔레스의 '냉각 장치' 설은 이후 약 400년 동안이나 서구 세계를 지배했습니다. 하지만 로마 시대의 의학자 클라우디오스 갈레노스에 의해 비로소 뇌의 지위가 복권되었습니다. 갈레노스는 투철한 실험 정신을 가진 의사였습니다. 그는 검투사들의 주치의로 일하며 수많은 외상 환자를 돌보았는데, 머리를 다친 이들이 성격이 변하거나 기억을 잃는 모습을 직접 목격하며 뇌가 정신 활동의 중추임을 확신하게 되었습니다. 그는 생체 해부와 신경계 실험을 통해 '뇌가 인간의 생각과 정서, 그리고 기억을 조절하는 사령탑'임을 입증해 냈습니다.

그 후 뇌과학자들은 철도 공사 현장에서 쇠막대기가 머리를 관통했던 게이지의 사례를 통해 우리 뇌의 '전두엽Frontal Lobe', 특히 안와전두피질이 인간의 사회적 행동과 인격, 충동 조절을 담당하는 핵심 부위임을 밝혀냈습니다. 전두엽은 인간과 다른 영장류를 구분 짓는 가장 발달한 부위로, '인간다움'을 결정짓는 장소였던 것입니다. 우리가 타인을 배려하고, 감정을 다스리며, 품격 있는 언행을 유지하는 힘은 모두 이 전두엽에서 나옵니다.

심장이 기억과 감정을 관장한다는 아리스토텔레스의 주장은 단순히 철학자의 오해에 불과했을까요? 일부 현대 과학자는 아리스토텔레스의 직관에 새로운 생명력을 불어넣고 있습니다. 애리조나 주립대학교의 게리 슈워츠Gary Schwartz 교수가 주장한 '세포 기억설Cellular Memory Theory'이 대표적인 예입니다. 슈워츠 교수는 심장이나 다른 장기를 이식받은 수혜자들이 기증자의 식성, 습관, 심지어는 예술적 재능이나 성격까지 닮아가는 사례들을 추적했습니다. 기증자의 살인범을 기억해 낸 어린아이의 사례나, 평생 싫어하던 음악을 이식 후 갑자기 좋아하게 된 환자들의 이야기는 여전히 과학계에서 뜨거운 논쟁거리입니다.

최근의 신경심장학 연구에 따르면 심장에는 약 4만 개 이상의 신경세포가 존재하며, 이는 '심장 뇌(Little brain in the heart)'라 불릴 만큼 독립적인 정보처리 능력을 갖추고 있다고 합니다. 심장은 단순히 피를 뿜어내는 펌프가 아니라, 뇌와 끊임없이 복잡한 신호를 주고받으며 우리의 감정 상태에 영향을 미치는 지능적인 기관일지도 모른다는 사실이 주장되고 있습니다. 어쩌면 2,500년 전의 아리스토텔레스는 우리 몸의 모든 세포가 저마다의 기억을 품고 있다는 거대한 생명 원리를 미리 내다보았던 것일지도 모르겠습니다.

결국, 두개골을 열지 않고도 뇌 속을 들여다보고 생각의 뇌 신호를 측정하는 온갖 첨단장비로 무장한 현대의 뇌 연구자들도 여전히 인류 최고의 지성 히포크라테스와 아리스토텔레스의 이론을 넘어서는 혁신적인 이론을 내놓지는 못하는 것 같습니다. 뇌가 뇌를 연구하는 뇌 연구자의 길, 결국 자아를 찾아가는 고대 철학자들의 길과 다르지 않다 생각됩니다.

인생을 더욱 빛나고 기품 있게 가꾸기 위해 뇌의 전두엽을 건강하게 유지하여 인품을 지키는 동시에, 내 몸의 장기들이 보내는 섬세한 신호에 귀를 기울이며 뇌와 심장의 조화를 이루어가 봅시다.

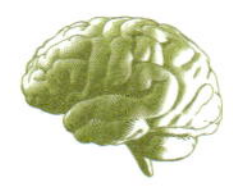

연결되어야 일하는 **시냅스**,
연결되어야 빛나는 **인간**

• • •

나이가 들어가면서 일상의 속도를 늦추고 주변을 둘러보면, 젊은 시절 미처 보지 못했던 세상의 깊이와 예술의 경이로움이 새롭게 다가오고는 합니다. 특히 시대를 초월하여 인류에게 영감을 주는 거장들의 명작은 단순한 감상의 대상을 넘어, 우리 뇌에 깊은 울림과 지적 자극을 선사하는 훌륭한 노화 방지제이기도 합니다.

그중에서도 이탈리아 바티칸 시국, 교황을 선출하는 의식인 '콘클라베conclave'가 열리는 장소로 유명한 시스티나 성당의 천장은 인류 예술사의 정점이라 불리는 미켈란젤로의 〈아담의 창조〉가 장엄하게 펼쳐진 곳입니다. 수많은 벽화 중에서도 신과 최초의 인간 아담이 만나는 〈아담의 창조〉는 그 웅장한 구도와 섬세한 묘사로 보는 이를 압도합니다. 그런데 이 위대한 예술 작품 속에 르네상스 시대의 천재 예술가가 숨겨놓은 뇌과학적 비밀이 담겨 있다는 사실을 알고 있나요?

미켈란젤로는 당대 최고의 화가이자 조각가였을 뿐만 아니라, 인체 구조에 대한 호기심을 바탕으로 직접 시신을 해부하며 인체의 신비를 탐구했던 탁월한 해부학자이기도 했습니다. 미국의 의학자인 프랭크 메슈버거Frank Meshberger 박사는 의학 학술지 《JAMA》를 통해 미켈란젤로의 〈아담의 창조〉 속에 인간 뇌의 해부도가 정교하게 숨겨져 있다는 가설을 발표하여 전 세계를 놀라게 했습니다. 〈클림트의 황금빛 비밀〉 전시회를 총괄 기획한 김민성 미술사학자 역시 자신의 저서와 강연을 통해 미켈란젤로가 해부학적 지식을 바탕으로, 작품에서 신의 형상을 감싸고 있는 붉은 망토와 그 주변 인물들을 배치하여 인간 뇌의 단면을 완벽하게 묘사했다고 설명합니다.

그림을 뇌과학자의 시선으로 꼼꼼히 뜯어 보면 정말 경이로운 장면이 보입니다. 신과 천사들을 둘러싼 거대한 붉은 망토는 인간의 뇌를 측면에서 바라본 형태와 일치합니다. 뇌의 가장 바깥쪽에서 고도의 지적 기능을 담당하는 전두엽, 신체 평형과 운동을 조절하는 소뇌, 생명 유지의 중추인 뇌간의 위치가 정확히 해부학적 구조와 맞아떨어집니다. 심지어 붉은 망토 아래로 길게 늘어진 녹색 스카프는 뇌로 혈액을 공급하는 척추동맥을 연상시키며, 신의 발 근처에 묘사된 천사의 모습은 호르몬 조절의 중추인 뇌하수체의 위치와 형태를 빼닮았습니다. 인간의 지성을 상징하는 대뇌피질뿐만 아니라, 그 안쪽에서 신경 세포들을 지원하고 보호하는 교세포glial cells들의 밀집된 모습까지도 미켈란젤로는 예술적 구도로 형상화해 놓은 것입니다.

더욱 흥미로운 점은 우리 코와 뇌를 연결하는 통로에 대한 묘사입니다. 후각신경은 코 상부의 후각상피에서 시작되어 '체판 Cribriform plate'이라는 아주 얇은 구멍이 뚫린 뼈 구조를 통과해 뇌로 전달됩니다. 미켈란젤로는 이 미세한 해부학적 특징조차 놓치지 않고 그림 속 인물들의 배치를 통해 중추신경계와 주변 조직을 분리하는 경계선으로 표현했습니다. 이는 미켈란젤로가 단순히 겉모습만 그린 것이 아니라, 인간이 세상을 감각하고 사고하는 물리적 토대인 '뇌'라는 장기에 대해 얼마나 깊은 통찰력을 가졌는지 보여 주는 증거입니다.

하지만 제가 이 그림에서 가장 감탄하는 부분은 신과 아담의 손가락 끝이 닿을 듯 말 듯 묘사된 바로 그 찰나의 순간입니다. 성경의 기록대로라면 신이 아담의 코에 생기를 불어넣는 장면으로 묘사할 수도 있었겠지만, 미켈란젤로는 굳이 두 존재의 손가락을 아주 미세한 간격을 두고 배치했습니다. 이 장면은 뇌과학적으로 볼 때 뉴런과 뉴런 사이의 소통 창구인 '시냅스'를 연상시킵니다. 우리 뇌 속의 수억 개의 뉴런은 서로 직접 맞닿아 있지 않습니다. 시냅스라는 아주 좁은 틈을 사이에 두고 신경전달물질이라는 화학적 전령을 주고받으며 정보를 전달합니다. 이 틈은 비어 있는 공간이 아니라, 활발한 소통의 현장입니다.

신경은 결코 혼자서 존재할 수 없습니다. 다른 신경과 끊임없이 신호를 주고받으며 연결될 때만 살아남고 기능할 수 있습니다. 기쁜 소식은 흥분성 신경전달물질을 통해 함께 나누고, 고통스러운 자극은 억제성 신경전달물질로 다독이며 균형을 맞추는 것이 우리 뇌의 작동 원리입니다. 미켈란젤로가 묘사한 신과 인간의 손가락 사이 틈은, 어쩌면 신이 인간에게 육체적 생명을 주는 것을 넘어 지성과 소통의 능력을 부여하는 순간을 표현한 것 아닐까요? 김민성 미술사학자의 해석처럼, 이는 신이 인간에게 육체뿐만 아니라 고도의 지성, 즉 '뇌'를 선물했다는 은밀하고도 위대한 메시지인 셈입니다.

물론 예술사적 고증에 따르면 이 손가락 부분에 대한 흥미로운 일화도 전해집니다. 원래 미켈란젤로가 그린 아담의 손가락 부분은 오랜 세월을 거치며 벽면의 균열로 인해 크게 손상되었고, 16세기 중반 그의 제자인 카르네발리가 이를 복원하는 과정에서 현재의 모습으로 다시 그렸다는 기록이 있습니다. 미켈란젤로가 처음부터 이 간격을 의도했는지, 혹은 제자의 복원 과정에서 탄생한 우연의 일치인지는 명확히 알 수 없지만, 이 '닿지 않은 간격'이 주는 긴장감과 소통의 상징성은 인류에게 시냅스라는 개념이 정립되기 훨씬 전부터 깊은 영감을 주었습니다.

실제 뇌과학 역사에서 뉴런이 개별적인 단위로 존재하며 시냅스를 통해 소통한다는 사실을 처음으로 밝혀낸 이는 스페인의 신경해부학자 산티아고 라몬 이 카할Santiago Ramón y Cajal 교수입니다. 그는 20세기 초, 열악한 현미경 아래서 수만 번의 관찰을 반복한 끝에 신경계가 하나의 그물망이 아니라 독립된 세포들의 정교한 연결망이라는 사실을 입증했습니다. 이 공로로 그는 1906년 뇌과학 분야에서 사실상 최초의 노벨 생리의학상을 거머쥐게 됩니다. 만약 미켈란젤로가 시대를 앞서 자신의 그림 속에 시냅스의 원리를 투영한 것이라면, 그는 예술가인 동시에 인류 최고의 뇌과학자라는 칭호를 받기에 부족함이 없을 것입니다.

우리 뇌의 노화를 늦추는 가장 확실한 방법은 바로 이 시냅스를 건강하게 유지하는 것입니다. 뉴런 사이의 소통이 활발할수록 우리 뇌는 노화로부터 멀어집니다. 그리고 뇌 속의 시냅스만큼이나 중요한 것이 바로 우리 삶의 '사회적 시냅스'입니다. 나이가 들수록 타인과의 대화가 줄어들고 소통의 문을 닫기 쉽지만, 미켈란젤로의 아담처럼 누군가를 향해 손을 뻗고 마음을 나누는 행위 자체가 우리 뇌를 깨우는 가장 강력한 자극이 됩니다.

새로운 것을 배우고, 예술 작품을 감상하며 지적인 호기심을 유지하는 것, 그리고 주변 이웃과 따뜻한 인사를 나누며 감정을 교류하는 모든 과정이 뇌 속에 새로운 시냅스를 만들고 기존의 연결을 단단하게 합니다. 뇌는 쓰면 쓸수록, 연결하면 할수록 더 오래도록 그 기능을 보존하는 신비로운 장기입니다. 미켈란젤로가 〈아담의 창조〉를 통해 보여 주려 했던 인간 지성의 위대함이 바로 지금 내 머릿속에서 빛나고 있음을 기억하기 바랍니다.

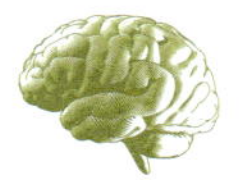

소통하는 뉴런,
독식하는 암세포

우리 사회는 건강한 뇌처럼 활기차게 소통하고 있을까요 아니면 자기만 커지려 다른 세포들을 억압하는 병든 종양처럼 변하가고 있을까요? 제가 과학 논문 속에서 발견한 놀라운 세포들의 이야기를 통해 이 질문에 대한 자신만의 답을 생각해 보기 바랍니다.

첫 번째는 1993년, 《네이처Nature》지에 실린 무밍 푸Mu-ming Poo 교수의 논문입니다. 이 연구는 뉴런의 생존과 성장에 중요하다고 알려진 신경영양인자 중 특히 'BDNF(뇌 유래 신경영양인자)'와 'NT-3(뉴로트로핀-3)'가 뉴런 간 시냅스Synapse 연결을 튼튼하게 만든다는 것을 밝혔습니다. 이 신경영양인자들은 뉴런이 분비되어 이웃 뉴런과의 연결을 강화하고 정보를 효율적으로 주고받도록 돕습니다. 서로의 성장을 돕는 '협력자'처럼요. 뉴런들이 이처럼 끊임없이 소통하고 연결될 때, 우리의 뇌는 학습하고, 기억하며, 문제를 해결하는 놀라운 능력을 발휘합니다. 즉 건강한 뇌는 활발한 소통이 만들어낸 결과인 것이죠.

두 번째 이야기는 1994년,《셀Cell》지에 발표된 시무스 오라일리 Seamus O'Reilly 교수의 종양 성장에 관한 논문입니다. 외과의사들 사이에는 이런 속설이 있었습니다. "크게 자란 종양을 제거하면, 숨어 있던 다른 암세포들이 깨어나 몸 곳곳에 퍼져 다발성 종양을 일으킨다." 이 관찰을 바탕으로 과학자들은 거대 종양이 어떤 물질을 분비해 다른 암세포 성장을 억제하고 자신에게만 영양분을 집중시킨다는 가설을 세웠습니다.

오라일리 교수의 논문은 이것이 사실임을 밝혀냈습니다. 거대 종양은 자신의 성장을 위해 '앤지오스태틴Angiostatin'이라는 물질을 분비합니다. 앤지오스태틴은 강력한 제어 장치처럼, 작은 암세포들이 새로운 혈관을 만들어 성장하려는 시도를 막아버립니다. 즉, 거대 종양은 자신에게만 에너지와 영양분을 집중시키며 다른 암세포들을 억누르는 '독재'를 행사하는 셈입니다. 이는 암세포의 영악한 생존 전략이지만, 결국 몸 전체는 병들고 생명을 잃게 됩니다.

이 두 세포 모습과 우리 사회도 좀 닮지 않았나요? 건강한 사회는 BDNF를 분비하며 시냅스를 강화하는 뇌와 같습니다. 구성원 간 소통을 강화하고 상생을 돕는 긍정적인 조언, 건설적인 비판은 사회의 '시냅스'를 튼튼하게 만드는 'BDNF'와 같습니다. 이런 소통은 다양한 목소리로 더 나은 아이디어를 만들고, 함께 성장하는 길을 열어 줍니다. 반대로, 병든 사회는 자신에게만 자원과 기회를 집중시키며 일방적으로 나아가는 거대 종양과 흡사합니다. 다른 이들의 목소리나 성장을 억누르는 독설이나 억압은 앤지오스태틴처럼 사회 전체로 퍼져 건강과 활력을 좀먹을 것입니다. 이런 방식은 단기적으로는 좋을지 몰라도, 결국 지속 가능한 사회 발전을 가로막습니다.

함께 사는 사회가 더 나아지려면, 우리는 상대를 제압하려는 '암세포의 전략'이 아니라, 서로의 성장을 돕는 '뉴런의 협력'을 선택해야 하겠죠. 소통이 강화되고 건강한 사회의 시냅스가 형성될 때, 다양한 목소리가 자유롭고 안전하게 오갈 수 있으니까요.

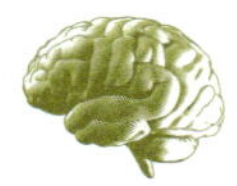

암세포의 생존 전략,
'맹모삼천지교'

• • •

'맹모삼천지교孟母三遷之教'라는 고사를 알 것입니다. 이 이야기의 핵심은 '환경이 얼마나 중요한가'입니다. 우리 자녀가 어떤 환경에서 자라느냐에 따라 배우고 성장하는 모습이 크게 달라진다는 깨달음을 줍니다. 좋은 환경에서는 긍정적인 영향을 받고 많은 것을 배우지만, 그렇지 않은 환경에서는 원치 않는 영향을 받을 수도 있죠. 그런데 놀랍게도 우리 몸속에서도 이와 비슷한, 아주 흥미로운 '환경의 힘'이 작용하고 있습니다.

암세포가 뉴런 주변에 살면 더 똑똑해지는지, 뉴런 주변에 존재하는 암세포는 생존 능력이 강해지고 다른 신체 부위로 퍼져 나가는 '전이'(암이 처음 발생한 곳으로부터 신체 다른 곳으로 퍼지는 현상) 능력까지도 훨씬 강해진다고 합니다. 다시 말해, 뉴런에게 특별한 힘을 전수받은 암세포는 치료하기에 더 까다로운 암으로 진행될 수 있다는 것입니다.

미국 사우스앨라배마대학교의 사이먼 그렐레Simon Grelle 박사와 텍사스대학교 휴스턴캠퍼스의 구스타보 아얄라Gustavo Ayala 박사 연구진은 암세포가 주변 환경, 특히 뉴런으로부터 에너지를 얻어 더욱 공격적으로 변할 수 있다는 사실을 발표했습니다. 연구진은 암 연구에 특화된 동물 모델과 뉴런-암세포를 함께 키우는 실험을 통해, 우리 몸의 '에너지 공장' 역할을 하는 미토콘드리아가 뉴런에서 암세포로 직접 전달됨으로써 암세포의 에너지 생산이 많이 늘어나 생존력이 크게 높아진다는 사실을 확인하였습니다. 그리고 암세포가 뉴런 근처에 있을 때 미토콘드리아를 더 많이 얻을 수 있음을 확인했는데, 이는 암이 몸속 신경 네트워크를 따라 퍼지는 현상을 설명할 수 있는 중요한 발견이기도 합니다.

암세포가 뉴런과 연결되지 못하게 막았을 때 암세포의 미토콘드리아가 줄어들고 암의 성장과 전이가 억제되는 것도 확인했습니다. 한편 암세포와 함께 배양된 뉴런은 대사 재프로그래밍을 거쳐 미토콘드리아 질량이 증가하고, 이어서 인접한 암세포로 미토큰드리아가 전달되기도 했습니다. 즉, 암세포랑 어울린 뉴런은 스스로 힘을 키워 암세포가 더 힘이 강해지도록 돕는 것이죠. 이 연구는 '맹모삼천지교'처럼, 우리 몸속에서도 어떤 환경에 어울리느냐에 따라 서로에게 큰 영향을 미칠 수 있다는 것을 보여 주는 셈입니다.

조금 더 과학적으로 들여다보면, 이 연구는 신경과학 연구와 암 연구 간의 연관성에 관한 오랜 궁금증을 해결한 매우 중요한 발견입니다. 신경계가 암의 발생과 진행에 중요한 역할을 한다는 것은 알려져 있었지만, 정확히 어떻게 뉴런이 암세포를 돕는지 그 '소통 방식'은 베일에 싸여 있었습니다. 이번 연구는 바로 그 소통 방식을 찾아낸 것입니다. 뉴런과 암세포 사이에 '터널링 나노튜브'라는 아주 미세한 통로가 만들어지고, 이 통로를 통해 뉴런의 미토콘드리아가 암세포로 직접 건너간다는 사실을 밝혔습니다. 미토콘드리아를 전달받은 암세포는 마치 '에너지 주사'를 맞은 것처럼 더욱 활성화되어, 생존력과 전이 능력이 폭발적으로 증가하게 되는 것으로 나타났습니다.

결국, 암세포 주변의 뉴런이 단순히 존재만 하는 것이 아니라, 암세포가 더 강해지도록 직접 에너지를 제공하는 '환경이자 조력자'임을 과학적으로 증명한 것입니다. 이 발견을 통해 앞으로는 암세포가 뉴런으로부터 에너지를 빼앗아 가지 못하도록 막거나, 이미 에너지를 얻어 강해진 암세포를 표적으로 삼는 새로운 암 치료법이 등장하게 될 것입니다.

이번 연구는 '환경이 중요하다'라는 맹모삼천지교의 지혜가 우리 몸속 세포들 사이에서도 통용된다는 것을 보여 주었습니다. 특히 흥미로운 점은, 뉴런이 암세포에 미토콘드리아를 전달하여, 암세포가 극한 상황에서도 살아남게 된다는 사실입니다. 생물학적으로 자녀의 미토콘드리아는 모두 엄마로부터 유래하고, 미토콘드리아 DNA(mtDNA)는 모계 혈통을 통해 대대로 이어집니다. 이 때문에 고고학이나 인류학에서는 미토콘드리아 DNA를 이용해 인류의 이동 경로를 추적하는 연구를 합니다. 맹자 어머니의 지혜로 맹자가 바른 길을 찾고 성공했고, 미토콘드리아 DNA를 통해 인류의 숨겨진 이동 경로가 밝혀지듯이, 이번 연구는 뉴런 미토콘드리아를 통해 암세포가 더 강해진다는 사실과 신경 네트워크를 따라 신체 멀리 퍼지는 암의 전이 경로를 밝혔습니다. 과연 이것은 역사를 이끌어간 어머니의 힘을 보여 주는 또 하나의 증거일까요, 단순한 우연일까요?

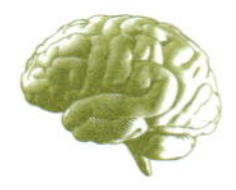

이기적인 뉴런을 이용한
자가포식 건강법

• • •

우리의 생명은 보이지 않는 작은 세포들의 끊임없는 헌신과 질서 속에서 유지되고 있습니다. 그중에서도 우리 몸이 자신을 정화하고 다시 세우는 과정인 '자가포식autophagy'은 자연이 우리에게 선물한 최고의 지혜라고 할 수 있습니다. 자가포식이라는 말은 그리스어에서 유래했는데, '자신'을 뜻하는 '오토auto'와 '먹는다'는 뜻의 '파지phagy'가 합쳐진 단어입니다. 직역하자면 '제 살 깎아 먹기'라는 조금은 기괴한 표현이 되지만, 그 속을 들여다보면 생존을 향한 세포의 처절한 노력이 담겨 있습니다.

자가포식은 세포가 외부로부터 영양분을 제대로 공급받지 못하거나 극심한 스트레스 상황에 부닥쳤을 때, 세포 내부에 쌓인 불필요한 단백질이나 수명이 다한 세포 소기관을 스스로 분해하여 에너지원으로 재활용하는 시스템을 말합니다. 즉, 쓰레기를 태워 연료로 쓰는 우리 몸 안의 아주 정교한 '자원 순환 발전소'인 셈입니다.

2016년 노벨상위원회는 일생을 바쳐 자가포식 연구를 수형한 일본 도쿄공업대학교 오스미 요시노리 명예교수의 공을 기리며 노벨 생리의학상을 수여했습니다. 남들이 주목하지 않은 분야에서 꾸준히 기초과학 지식을 축적한 공로를 인정한 것이죠.

과학자들은 오랫동안 세포가 죽는 방식에 관해 연구해 왔습니다. 외부의 충격으로 인해 갑작스럽게 세포가 파괴되는 '괴사necrosis'가 있고, 우리 몸 전체의 건강을 위해 세포가 스스로 죽음을 선택하는 '세포자살apoptcsis'이 있습니다. 세포자살은 마치 단풍이 들어 낙엽이 지듯, 자신의 유전 정보와 단백질을 잘게 쪼개 주변 세포들이 흡수하기 좋은 형태로 정리하고 조용히 사라지는 과정입니다. 이는 혹시라도 병든 세포가 암세포로 변해 몸 전체를 위험에 빠뜨리는 것을 막기 위한 살신성인의 모습이기도 합니다. 하지만 자가포식은 이와는 조금 결이 다릅니다. 죽음을 받아들이기보다는 어떻게든 살아남기 위해 내 몸의 낡은 부분을 떼어내어 생존의 불씨를 지피는 적극적인 생명 연장의 의지입니다.

특히 이러한 자가포식 활동은 우리의 뇌 건강을 유지하는 데 있어 결정적인 역할을 합니다. 우리 뇌 속의 뉴런은 다른 일반 세포들과 달리 한 번 죽으면 재생하지 못합니다. 우리가 태어날 때 가지고 나온 뉴런들을 평생 잘 관리하며 써야 하는 이유입니다. 만약 뉴런들이 쉽게 세포자살을 선택해 버린다면, 우리의 인지 기능은 순식간에 무너지고 알츠하이머병이나 파킨슨병과 같은 퇴행성 뇌 질환의 위협에 노출될 것입니다.

뉴런은 태생적으로 조금 이기적인 면모가 있습니다. 우리 몸의 전체 에너지 중 상당 부분을 홀로 차지하고, 산소 소비량도 엄청나지만, 이는 곧 우리가 인간다운 삶을 영위하기 위한 필수적인 대가이기도 합니다. 따라서 뉴런이 자가포식을 통해 자신의 노폐물을 청소하고 이를 재활용하여 에너지를 얻어 오래도록 살아남는 것은, 우리가 치매라는 두려움으로부터 자유로워지는 가장 강력한 방어 기제가 됩니다.

그렇다면 우리는 어떻게 일상에서 이 기특한 '자가포식' 본능을 깨워 뇌 건강을 지켜낼 수 있을까요? 과학적 연구들에 따르면 자가포식을 활성화하는 핵심은 역설적으로 우리 몸에 '적절한 부족함'과 '기분 좋은 스트레스'를 주는 데 있습니다. 이를 전문적인 용어로 '호르메시스Hormesis'라고 부르는데, 감당할 수 있을 정도의 가벼운 자극이 오히려 세포를 단단하게 만들고 자정 능력을 끌어올린다는 원리입니다.

가장 먼저 고려해야 할 생활 습관은 식단의 변화입니다. 자가포식은 우리 몸이 풍요로울 때보다는 조금 부족함을 느낄 때 더 활발하게 일어납니다. 세포가 외부에서 에너지가 들어오지 않는다는 것을 인지하면, 그제야 내부에 쌓아두었던 낡은 짐들을 꺼내 태우기 시작해서입니다. 이를 위해 최근 주목받는 방법이 바로 간헐적 단식이나 소식입니다. 하루 중 일정 시간 동안 공복 상태를 유지하면 우리 몸의 인슐린 수치가 낮아지고 반대로 글루카곤이라는 호르몬이 분비되는데, 이 과정이 자가포식 스위치를 켜는 역할을 합니다.

평소 섭취하는 열량을 조금씩 줄이는 습관도 이른바 장수 유전자로 불리는 '시르투인sirtuin'을 활성화하여 뉴런의 노화를 억제하고 정화 작용을 돕습니다. 탄수화물과 단백질 섭취를 조절하고 질 좋은 지방을 섭취하는 식단 역시 우리 몸을 단식과 유사한 상태로 만들어 세포 정화를 유도하는 데 효과적입니다.

음식의 종류도 중요합니다. 우리가 즐겨 마시는 커피 속의 폴리페놀 성분은 간과 근육뿐만 아니라 뇌에서도 자가포식을 촉진한다는 흥미로운 연구 결과들이 많습니다. 녹차의 떫은맛을 내는 카테킨 성분이나 카레의 노란빛을 만드는 커큐민 역시 세포 내의 발전소인 미토콘드리아가 병들었을 때 이를 선택적으로 제거하는 과정을 돕습니다. 특히 콩을 발효시킨 된장이나 낫토, 버섯, 통곡물 등에 풍부하게 들어 있는 '스퍼미딘spermidine'이라는 성분은 세포의 수명을 늘리고 자가포식을 강력하게 유도하는 영양소로 잘 알려져 있습니다. 계절에 따라 제철 채소를 챙겨 먹되, 브로콜리나 콜리플라워 같은 십자화과 채소를 충분히 섭취하는 것도 세포 안의 독소를 씻어내는 좋은 방법입니다.

식단만큼이나 중요한 것이 적절한 강도의 운동입니다. 근육을 움직이고 심장 박동을 높이는 활동은 세포 측면에서 보면 하나의 물리적인 스트레스입니다. 이 자극을 받은 세포는 자신을 회복하기 위해 자가포식 시스템을 온전히 가동합니다. 숨이 살짝 찰 정도의 유산소 운동이나, 짧은 시간 동안 강도를 높여 움직였다가 휴식하는 방식의 운동은 주요 장기의 노폐물을 씻어내고 뇌로 가는 혈류를 개선하여 신경세포의 정화 작용을 돕습니다. 규칙적인 운동은 단순한 체력 유지를 넘어, 우리 몸 구석구석의 세포들에게 청소 시간을 알리는 종소리와 같습니다.

우리는 잠을 자는 동안에도 뇌 건강을 위한 자가포식 활동을 이어갈 수 있습니다. 우리가 깊은 잠에 빠졌을 때 뇌 속에서는 '글림프 시스템glymphatic system'이라는 아주 특별한 세척 과정이 일어납니다. 낮 동안 뇌 활동으로 쌓인 베타 아밀로이드와 같은 독성 단백질을 뇌척수액이 씻어내는 과정인데, 이는 뉴런 차원의 자가포식과 밀접하게 연관되어 있습니다. 질 좋은 숙면은 단순히 피로를 푸는 시간이 아니라, 뇌를 맑게 헹구어 치매를 예방하는 소중한 시간입니다. 따라서 서늘한 침실 환경을 조성하고 규칙적인 수면 리듬을 유지하는 것은 건강하게 나이 드는 필수 조건입니다.

마지막으로 가끔은 사우나에서 땀을 내거나 찬물로 가볍게 샤워하는 등 온도 변화를 통해 몸에 자극을 주는 것도 도움이 됩니다. 열이나 추위에 노출되었을 때 세포는 '열 충격 단백질'을 만들어내어 손상된 단백질을 복구하거나 제거하는 자가포식 활동을 촉진합니다. 일상 속의 소소한 불편함과 자극들을 만들어 우리의 세포를 더욱 깨어 있게 만들고 건강하게 유지해 봅시다.

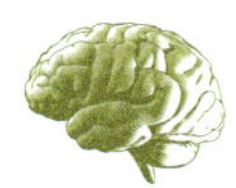

치매, 기억의 저장 오류 아닌 **출력 오류**

• • •

우리는 매일 오감을 통해 쏟아지는 수많은 정보를 받아들이고 이를 뇌에 차곡차곡 저장하며 살아갑니다. 눈부신 아침 햇살이 창가를 비추며 잠에서 깨어나는 순간부터, 포근하고 부드러운 이불의 감촉을 느끼며 몸을 일으키고, 잠을 깨우는 진한 커피 향과 함께 신문을 읽거나 라디오에서 흘러나오는 음악에 귀를 기울이는 모든 과정이 우리 뇌에는 모두 기록되어 저장됩니다. 때로는 라디오에서 들려오는 오래된 선율 하나가 우리를 수십 년 전의 과거로 데려갑니다. 해가 지는 줄도 모르고 학교 운동장에서 친구들과 오징어게임이나 고무줄놀이하던 풍경, 엄마에게 혼날까 봐 조마조마하며 집으로 향하던 길, 선생님 몰래 책상 밑에서 친구와 나누어 먹던 달콤한 단팥빵의 맛까지, 그 시절의 행복했던 추억들은 우리 인생을 지탱하는 커다란 힘이 됩니다.

그런데 어느 날 아침, 잠에서 깨어났을 때 이 모든 소중한 기억이 마치 안개처럼 사라져 버린다면 어떨까요? 어제 누구를 만났는지 모르겠고, 사랑하는 가족의 얼굴이 낯설고, 내가 평생을 바쳐 일궈 온 삶의 궤적이 무엇이었는지 전혀 떠오르지 않는 상황을 상상해 봅시다. 아마 잃어버린 기억의 조각을 찾기 위해 필사적으로 머리를 쥐어짤 것이고, 끝내 아무것도 떠오르지 않는다면 커다란 두려움과 혼란에 빠질 것입니다. 안타깝게도 이것은 가상의 시나리오가 아니라, 치매라는 질병과 싸우고 있는 수많은 환자와 그 가족들이 매일 마주하는 안타까운 현실입니다.

치매 초기 환자들은 흔히 "수십 년 전 초등학교 친구 이름은 생생한데, 어제 점심으로 무엇을 먹었는지, 방금 만난 사람의 이름이 무엇인지는 도무지 기억나지 않는다"라고 말합니다. 이러한 증상 때문에 오랫동안 의학계에서는 치매를 '뇌의 저장 용량이 다해 새로운 기억을 더는 입력하지 못하는 상태'로 이해해 왔습니다. 우리 뇌를 컴퓨터에 비유한다면, 매일 생성되는 정보를 저장하느라 하드디스크드라이브가 가득 차버려서 정작 중요한 최신 정보를 기록할 공간이 남지 않았다는 것이죠. 이렇게 기억을 만드는 '등록' 과정 자체가 고장났다는 가설이 지배적이었습니다.

하지만 미국 매사추세츠공과대학교(MIT)의 도네가와 스스무 교수 연구진은 이러한 기존의 통념을 다시 생각해 보게 만드는 연구 결과를 발표했습니다. 1987년 노벨 생리의학상 수상자인 도네가와 교수는 면역학 분야에서 쌓은 정교한 분석력을 뇌과학에 접목하여, 기억이 뇌의 어디에 어떻게 저장되는지를 추적했습니다. 연구진은 인간의 알츠하이머병과 유사한 증상을 보이도록 유전자를 조작한 생쥐를 대상으로 실험을 진행했습니다. 이 생쥐들은 특정 장소에서 가벼운 전기 자극을 받아 공포 기억을 형성하도록 학습되었음에도, 다음 날 같은 장소에 갔을 때 전혀 두려움을 느끼지 못했습니다. 겉으로 보기에는 어제의 일을 전혀 기억하지 못하는, 즉 새르운 기억을 만드는 데 실패한 것처럼 보였습니다.

그러나 연구진은 여기서 멈추지 않고 '광유전학optogenetics'이라는 최첨단 기술을 동원했습니다. 이는 특정 뉴런에 빛을 감지하는 단백질을 심어, 외부에서 쏘아 주는 빛으로 세포의 활동을 마음대로 껐다 켰다 할 수 있는 기술입니다. 연구진은 생쥐가 공포를 느낄 때 활성화되었던 뉴런 집단, 즉 '기억 흔적 세포engram cell'를 찾아내어 푸른 빛을 비추어 강제로 활성화했습니다. 그러자 어제의 기억을 전혀 떠올리지 못하고 평온하게 움직이던 생쥐가, 빛이 들어오는 순간 겁에 질려 몸이 굳어버리는 '프리징freezing' 반응을 보였습니다. 이는 생쥐의 뇌가 어제의 공포스러운 사건을 저장하지 못한 것이 아니라, 기억은 분명히 뇌 속 어딘가에 저장되어 있지만 단지 그것을 스스로 꺼내 쓰는 '인출' 과정에 문제가 생겼음을 의미합니다.

이 발견은 치매 연구에 있어 큰 전환점을 제공하였습니다. 치매 환자의 뇌가 더 이상 새로운 정보를 받아들일 수 없는 '닫힌 문'이 아니라, 정보는 들어 있지만 열쇠를 잃어버려 열지 못하는 '잠긴 문'과 같다는 사실을 시사하기 때문입니다. 우리 뇌의 기억 저장소인 하드디스크드라이브 용량이 초과된 것이 아니라, 저장된 정보가 위치한 주소를 알려주는 색인 시스템이나 그곳으로 가는 통로가 손상된 것입니다. 도네가와 교수의 연구는 기억이 완전히 사라진 것이 아니라 뇌 속 어딘가에 '침묵하는 기억 흔적Silent Engrams'으로 남아 있을 가능성을 과학적으로 입증해 주었습니다.

이러한 과학적 사실은 치매를 두려워하는 우리에게 희망의 메시지를 제공합니다. 만약 치매 환자의 뇌에 정보 자체가 저장되지 않는다면 우리가 할 수 있는 일은 거의 없겠지만, 정보가 존재하는데 단지 찾지 못하는 것이라면 이야기는 달라집니다. 잃어버린 열쇠를 대신할 정교한 기술을 개발하거나, 기억으로 향하는 새로운 우회로를 만들 수 있다면, 치매 환자들이 잃어버렸던 소중한 가족의 이름과 행복했던 추억들을 되찾아줄 수도 있기 때문입니다.

이에 따라 전 세계 선진국들은 인간 뇌의 복잡한 신경망을 지도로 그려내는 일에 천문학적인 자원을 쏟아붓고 있습니다. 과거 버락 오바마 미국 대통령이 선언했던 '브레인 이니셔티브BRAIN Initiative'가 대표적인 사례입니다. 수조 원의 예산이 투입된 이 거대한 프로젝트의 핵심 목표 중 하나는 바로 '인간 뇌지도 작성'입니다. 우리 뇌 속에 존재하는 수천억 개의 신경세포가 어떻게 연결되어 있고, 기억이 어떤 경로를 통해 흐르는지를 정확히 파악하려는 시도입니다. 지도가 완성되면 우리는 뇌 속에서 길을 잃고 헤매는 기억 조각들이 어디에 숨어 있는지 찾아내고, 끊어진 연결고리를 다시 이어주는 '기억의 가이드' 역할을 할 수 있게 될 것입니다.

물론 뇌과학이 풀어야 할 숙제는 여전히 많습니다. 때로는 너무 고통스러워 우리 몸이 스스로 봉인해 버린 기억들까지 강제로 깨워내는 것이 과연 우리에게 축복일지에 대한 철학적 고민도 뒤따릅니다. 하지만 지금 이 순간에도 자신을 잃어버린 채 어둠 속을 걷고 있는 치매 환자들과 그 곁을 지키는 가족들에게, '당신의 기억은 사라진 것이 아니라 잠시 길을 잃었을 뿐'이라는 발견은 무엇보다 큰 위로가 됩니다.

다시금 우리는 치매가 단순한 '상실'이 아닌 '소통의 단절'로 인한 병이라는 것을 알게 되었습니다. 뉴런 사이의 대화가 끊기고 기억의 주소가 흐릿해지는 과정을 막기 위해, 실제 현실에서 자주 다니는 곳이나 자주 거는 전화번호는 잊지 않는 것처럼, 우리는 평소에 뇌를 건강하게 자극하고 관리하는 습관을 길러야 합니다. 이는 복잡하거나 힘들지 않습니다. 새로운 것을 배우고, 사람들과 교감을 나누며, 활발하게 신체를 움직이는 모든 활동은 우리 뇌 속의 기억 지도를 더욱 선명하게 간드는 작업이 될 수 있습니다.

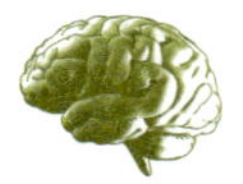

뇌는
선택의 어려움을 통해
강화된다

"오늘 점심은 무엇으로 할까요?" 이 간단한 질문에 우리는 햄릿 못지않은 고뇌에 빠지고는 합니다. 우리 일상은 선택의 연속이라고 해도 과언이 아닙니다. 짜장면과 짬뽕 사이에서 갈등하거나 양념치킨과 후라이드치킨 중 하나를 고르는 일은, 개인의 행복을 넘어 인류의 평화를 결정짓는 순간인 것처럼 대단히 어렵게 다가옵니다. 이러한 현대인들의 어려움을 배려하여 짬짜면이나 반반 치킨처럼 고민을 덜어 주는 재치 있는 메뉴들이 등장하기도 했고, 어떤 식당에서는 '아무거나'라는 이름의 정식을 내놓아 선택의 짐을 원천적으로 덜어 주기도 합니다. 사소해 보이는 일상의 선택들이 큰 무게로 다가오는 이유는 무엇일까요? 단순히 결단력이 부족해서일까요, 아니면 뇌 속에서 우리가 알지 못하는 복잡한 대화가 오가고 있기 때문일까요?

선택의 어려움은 비단 우리나라 사람들만의 고민은 아닙니다. 동서고금을 막론하고 인류는 늘 선택 앞에서 망설여 왔으며, 현대 과학은 이러한 현상을 '신경경제학Neuro-economics'이라는 흥미로운 분야를 통해 심도 있게 파헤치고 있습니다. 신경경제학은 인간이 최선의 이익을 얻기 위해 어떻게 정보를 처리하고 의사결정을 내리는지 그 뇌과학적 기전을 연구하는 학문입니다. 특히 우리가 인지 건강을 지키고자 할 때, 이 의사결정 과정이 뇌의 어떤 부위와 연결되어 있는지 이해하는 것은 매우 중요합니다.

스위스 취리히대학교의 신경경제학자 크리스티안 루프Christian Ruff 교수 연구진은 우리가 무언가를 선택할 때 뇌에서 일어나는 작용을 밝혀내어 학계의 주목을 받았습니다. 루프 교수는 사람들이 '객관적인 정보'를 바탕으로 선택할 때와 '주관적인 선호도'를 바탕으로 선택할 때 우리 뇌의 반응이 확연히 다르다는 점에 주목했습니다. 예를 들어, "멜론과 체리 중 어느 것이 더 큰가?"라는 두 개의 과일 크기를 비교하는 문제는 눈으로 들어오는 감각 정보만 비교하는 과정이기에 비교적 명쾌하고 빠르게 이루어집니다. 하지만 "멜론과 체리 중 무엇을 더 먹고 싶은가?"라는 질문처럼 개인의 취향과 선호를 묻는 선택은 훨씬 복잡한 과정을 거치게 됩니다.

루프 교수 연구진은 뇌의 두 부위, 즉 전전두엽Prefrontal Cortex과 두정엽Parietal Lobe이 이 과정에서 긴밀하게 소통한다는 사실을 발견했습니다. 전전두엽은 전두엽 앞부분을 덮고 있는, 우리 이마 바로 뒤편에 위치한 곳으로, 뇌의 '최고경영자CEO'와 같은 임무를 수행합니다. 논리적인 사고를 하고 계획을 세우며, 복잡한 문제를 해결하고 최종적인 의사결정을 내리는 고등 인지 활동의 본부입니다. 반면, 머리 정수리 쪽에 위치한 두정엽은 외부에서 들어오는 다양한 감각 정보를 통합하고 공간을 인식하는 역할을 합니다.

흥미로운 사실은 우리가 음식을 선택할 때 전전두엽이 독단적으로 결정하는 것이 아니라, 두정엽으로부터 전달받은 정보와 끊임없이 의견을 주고받으며 협상한다는 점입니다. 연구진이 자기 자극술을 통해 이 두 부위 간의 신호 교류를 인위적으로 방해하자, 실험 대상자들은 아주 간단한 음식 선택조차 제대로 내리지 못했습니다. 즉, 뇌의 각 부위가 얼마나 원활하게 소통하느냐가 건강한 의사결정의 핵심이라는 것입니다.

우리 뇌는 좌뇌와 우뇌의 소통을 통해서도 균형 잡힌 선택을 내립니다. 과거 뇌전증 치료 등을 목적으로 좌뇌와 우뇌를 연결하는 두꺼운 신경 다발인 뇌량corpus callosum을 절제한 환자들의 사례를

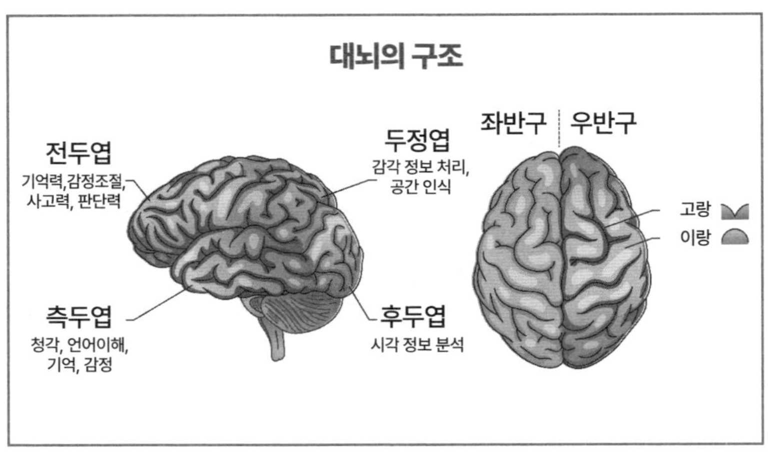

보면 소통의 중요성이 극명하게 드러납니다. 소통 통로가 끊어진 환자들은 때로 황당한 행동을 보였습니다. 예를 들어 백화점에서 붉은색 재킷과 흰색 재킷 사이에서 고민하던 환자가, 두 가지를 모두 사고 싶다는 좌뇌와 우뇌의 욕구를 조율하지 못해 결국 두 벌을 한꺼번에 껴입으려는 행동을 보였습니다. 이처럼 우리 뇌의 좌측과 우측, 그리고 앞쪽과 뒤쪽이 서로 긴밀하게 대화하지 못하면 우리는 삶의 방향을 잃거나 비합리적인 행동을 하게 됩니다.

이러한 과학적 사실들은 매우 중요한 시사점을 줍니다. 흔히 나이가 들수록 선택하는 과정 자체가 귀찮게 느껴지고 "아무거나 해달라"며 수동적으로 변하기 쉽습니다. 하지만 뇌과학의 관점에서 보면, 무언가를 스스로 고민하고 선택하는 행위 그 자체가 뇌의 연결망을 강화하는 훌륭한 운동입니다. 특히 전전두엽과 두정엽 사이의 신경 고속도로를 활발히 이용하는 것이 중요합니다. 사소한 저녁 메뉴를 정하는 것부터 오늘 어떤 옷을 입을지, 어떤 길로 산책할지를 스스로 결정하는 과정은 뉴런 사이의 대화를 촉진하는 중요한 일입니다.

우리가 현대 사회에서 느끼는 선택의 어려움은 어쩌면 뇌 내부의 소통뿐만 아니라 타인과의 소통이 줄어든 데서 기인한 것일지도 모릅니다. 인간은 본래 사회적인 동물이며, 우리의 뇌 역시 다른 사람과의 교류를 통해 더 넓고 깊은 정보를 처리하도록 설계되어 있습니다. 혼자만의 세계에 갇혀 고민할 때는 좁은 시야에 머물기 쉽지만, 누군가와 대화를 나누고 의견을 묻는 과정에서 우리 뇌의 다양한 부위는 훨씬 역동적으로 활성화됩니다. 타인의 취향을 고려하고 내 생각을 설명하는 과정은 전전두엽의 고도화된 연산 능력을 필요로 하기 때문입니다.

오늘 점심은 혼자보다 친구나 가족, 동료들과 마주 앉아 보는 것은 어떨까요? "자, 오늘은 우리 무엇을 먹으면 좋을까요?"라고 다정하게 묻는 순간, 뇌 속에서는 전전두엽과 두정엽이 즐겁게 대화를 시작하고 좌뇌와 우뇌가 조화롭게 어우러지기 시작할 것입니다. 뇌의 각 부위가 서로 막힘없이 소통하고, 나아가 주변 사람들과 따뜻한 관계를 유지하며 끊임없이 세상과 교감하는 것, 그것이 바로 우리 뇌를 젊고 활기차게 유지하는 최고의 방법입니다. 다시 강조하지만, 소통하는 뇌는 늙지 않습니다.

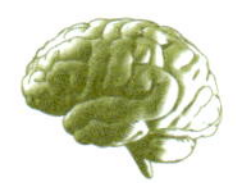

인간은 **정직**하게
살도록 만들어졌다,
양심 프로세스

• • • •

　은행의 자동 현금인출기 앞에 섰을 때 가장 먼저 마주하게 되는 것은, 혹시 보이스피싱에 속아 소중한 돈을 송금하려는 것은 아닌지 묻는 경고 문구입니다. 우리 사회의 어두운 단면을 보여 주는 것 같아 씁쓸하기도 하지만, 한편으로는 금융 사기로부터 시민들을 보호하려는 우리 공동체의 고마운 배려이기도 합니다.

　이러한 사기 범죄는 현대의 통신 기술을 이용한 세련된 방식이 아니더라도 우리 인류의 역사와 궤를 같이해 왔습니다. 제가 어린 시절을 보낼 때만 해도 동네 어귀에는 양은 컵 세 개와 작은 콩 하나를 가지고 사람들의 눈을 속여 주머니를 털어가던 야바위꾼들이 심심치 않게 보였습니다. 타인의 양심을 이용하거나 속여서 부당한 이득을 취하는 일은 성경 속 아담과 하와가 금지된 열매를 먹고도 숨기려 했던 최초의 거짓말에서부터 시작되었는지도 모르겠습니다.

　사기란 결국 자신의 양심을 속여 부당한 이익을 얻으려는 행위입니다. 그런데 뇌과학적인 관점에서 보면, 양심을 속이는 행위는 우리 뇌의 자연스러운 활동 흐름에 정면으로 역행하는 일입니다. 정직하게 사실을 말할 때보다 거짓을 꾸며낼 때 우리의 뇌는 훨씬 더 많은 에너지를 소모하며 복잡한 계산을 수행해야 합니다. 이른바 '잔머리'를 굴리는 과정에서 우리 뇌는 엄청난 과부하를 겪게 되는 것이지요. 이러한 현상을 밝혀내기 위해 경제학, 경영학, 심리학 학자들이 힘을 합쳐 뇌 속 양심의 위치를 찾는 융합 연구를 진행해 왔습니다.

스위스 취리히대학교의 신경경제학자 크리스티안 루프Christian Ruff 교수와 미셸 마레샬Michel André Maréchal 교수, 미국 시카고대

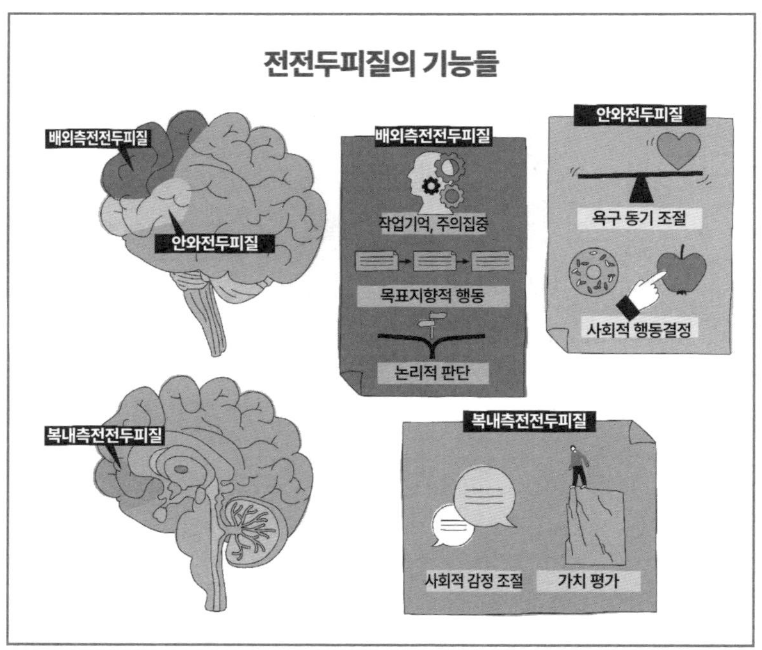

학교의 알랭 콘Alain Cohn 교수와 하버드대학교 연구진들이 공동으로 발표한 연구 결과는 우리에게 흥미로운 사실을 알려줍니다. 연구진은 우리 뇌의 가장 앞부분인 전전두엽 중에서도 특히 '배외측 전전두엽dorsolateral prefrontal cortex(dlPFC)'이라는 부위가 우리가 정직한 결정을 내릴 때 핵심적인 역할을 한다는 것을 밝혀냈습니다. 전전두엽은 흔히 우리 뇌의 'CEO'라고 불리며 의사결정, 충동 조절, 논리적 사고를 담당하는 고도의 인지 센터인데, 그중에서도 특정 부위가 우리의 도덕적 잣대를 관리해 온 것입니다.

연구진은 이 가설을 증명하기 위해 매우 정교한 '주사위 보상 실험'을 설계했습니다. 실험 방식은 겉보기에는 아주 단순했습니다. 참가자들은 아무도 지켜보는 사람이 없는 밀폐된 방에서 혼자 주사위를 열 번 던집니다. 주사위 눈이 홀수가 나오면 1만 원 상당의 보상을 받고, 짝수가 나오면 아무런 보상도 받지 못하는 조건이었습니다. 중요한 점은 실험 결과에 대한 보고를 오직 참가자 본인의 양심에 맡겼다는 사실입니다. 감독관도, 카메라도 없는 상황에서 참가자가 거짓으로 "홀수가 많이 나왔다"라고 보고하면 더 많은 돈을 챙길 수 있는 구조였습니다. 연구진은 이 과정에서 뇌에 미세한 전류를 흘려주는 '경두개 직류자극술tDCS'이라는 장치를 활용했습니다.

흥미롭게도, 뇌 자극 장치를 통해 양심을 담당하는 부위인 배외측 전전두엽의 활성도를 높였더니, 자극을 주지 않거나 오히려 해당 부위를 억제했을 때보다 거짓말하는 비율이 현저하게 낮아졌습니다. 특히 주목할 만한 점은, 뇌 자극을 받은 참가자들이 자신의 속임수가 도덕적으로 정당하지 못하다는 사실에 대해 훨씬 더 깊은 내적 갈등을 느꼈다는 점입니다. 이는 우리 뇌 속에 부당한 이득을 취하려는 욕망을 억제하고, 정직한 행동으로 이끄는 특별한 '양심 프로세스'가 실재함을 과학적으로 증명한 사례입니다. 즉, 양심은 단순히 교육에 의한 관념이 아니라 우리 뇌가 지닌 고유한 기능 중 하나라는 것입니다.

이 연구 결과를 접하며 저는 오래전 우리 사회를 따뜻하게 만들었던 예능 프로그램 〈양심냉장고〉를 떠올렸습니다. 이 프로그램은 아무도 보지 않는 곳에서 정지선을 지키는 운전자처럼 양심을 지킨 시민들에게 냉장고를 선물하며 전 국민적인 감동을 주었습니다. 그 당시 방송인 이경규와 김용만이 깊은 밤 건널목 앞에서 정지선을 지키는 차를 하염없이 기다리던 장면은 지금도 많은 사람의 기억 속에 생생할 것입니다. 특히 장애인 부부가 운전하던 작은 차량이 아무도 없는 새벽 2시의 한적한 도로에서 정지선을 완벽하게 지켜 1호 양심냉장고의 주인공이 되었던 순간은, 양심이란 누가 보든 보지 않든 스스로와의 약속을 지키는 숭고한 힘임을 깨닫게 해주었습니다.

과학자들이 연구에 사용한 뇌 자극 장치는 어쩌면 현대판 '하이테크 양심냉장고'라 부를 수 있겠네요. 하지만 기계적인 자극보다 더 중요한 것은 우리가 일상에서 어떻게 양심의 근육을 단련하느냐입니다. 정직하고 도덕적인 삶을 유지하는 것은 단순한 윤리적 실천을 넘어 뇌의 건강을 지키는 훌륭한 방법이 됩니다. 전전두엽의 기능을 활발하게 유지하는 것은 인지 저하를 막는 핵심적인 열쇠이기 때문입니다. 꼭 기억하기 바랍니다. 타인을 속이거나 부당한 이득을 취하려는 부정적인 생각은 뇌에 불필요한 독성 스트레스를 유발하고, 정직한 삶에서 오는 심리적 안정감과 자존감은 뉴런의 연결성을 강화하여 뇌를 건강하게 만든다는 사실을요.

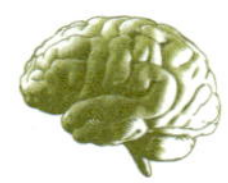

확신과 **의심** 사이,
필터링하는 뇌

• • •

　우리는 세상을 살아가며 수없이 많은 사람을 만나고 그 과정에서 필연적으로 다양한 갈등을 마주합니다. 사람의 생김새가 제각각이듯 갈등 상황에 대처하는 유형도 다양합니다. 어떤 이는 조곤조곤 자신의 의견을 논리적으로 설명하며 상대를 설득하려 애쓰지만, 어떤 이는 무조건 목청부터 높여 기세로 상대를 제압하려 들기도 합니다. 하지만 우리를 가장 힘들게 하는 부류는 아마도 모든 상황을 자기에게만 유리하게 해석하고 가당치 않은 논리로 자신을 합리화하는 유형일 것입니다. 우리는 흔히 이런 태도를 가리켜 '아전인수我田引水'라 부릅니다. 자기 논에만 물을 끌어다 대는 욕심쟁이 농부의 모습에서 유래한 이 말은, 이치를 공정하게 살피지 않고 자신의 주장이나 조건에만 억지로 꿰맞추려는 '견강부회牽强附會'와도 맥을 같이합니다.

　성숙한 인격과 지혜가 필요한 장년과 노년의 시기에 이러한 아전

148

인수 격인 태도는 자칫 주변 사람들과의 관계를 단절시키고 자신을 고립시키는 결과를 초래할 수 있습니다. 그런데 흥미로운 점은, 이러한 비합리적인 행동이 단순히 성격의 결함 때문이 아니라 우리 뇌가 정보를 처리하는 아주 독특한 방식에서 비롯된다는 사실입니다.

현대 뇌과학은 이를 '확증 편향confirmation bias'이라는 개념으로 설명합니다. 확증 편향이란 자신이 이미 가지고 있는 신념이나 가설을 확인해 주는 정보에는 민감하게 반응하고 이를 적극적으로 받아들이지만, 자기 생각에 반하거나 모순되는 정보는 무시하거나 저평가하는 심리적 경향을 말합니다. 즉, 우리 뇌가 보고 싶은 것만 보고 믿고 싶은 것만 믿으려는 속성을 지닌 셈입니다.

그동안 확증 편향이 인간의 판단을 흐리게 한다는 사실은 널리 알려져 있었으나, 그 구체적인 신경학적 메커니즘이 무엇인지는 오랫동안 베일에 싸여 있었습니다. 그러던 중 영국 유니버시티칼리지 런던(UCL)대학교의 막스 롤비게Max Rollwage 교수 연구진은 이 현상의 비밀을 밝힐 연구 결과를 발표합니다. 연구진은 실험 참가자들에게 화면 속 점들의 이동 방향을 판단하게 하는 과제를 주었습니다. 그리고 자신의 첫 번째 선택에 대한 '확신'의 정도가 이후 새롭게 주어지는 정보를 처리하는 방식에 어떤 영향을 미치는지 정밀하게 관찰했습니다.

자신의 초기 판단에 강한 확신을 가진 사람들의 뇌는, 이후 자신의 선택과 일치하는 정보가 들어올 때만 뉴런들이 활발하게 반응했습니다. 반면 자신의 판단이 틀렸음을 시사하는 반대 증거가 나타났을 때는 뇌의 정보 처리 시스템이 마치 문을 닫아버린 것처럼 침묵했습니다. 특히 우리 뇌에서 의사결정과 인지 조절을 담당하는 전전두엽Prefrontal Cortex과 시각 정보를 통합하는 후두정엽Posterior Parietal Cortex 부위가 이러한 '필터링' 작업에 깊이 관여한다는 사실이 확인되었습니다. 강한 확신이 뇌의 문지기가 되어, 입맛에 맞는 정보만 통과시키고 불편한 진실은 차단해 버린 것입니다. 이것이 바로 뇌가 만드는 '아전인수'의 실체입니다.

반대로 자신의 판단이 틀릴 수도 있다고 생각하며 확신의 정도를 낮춘 참가자들은 전혀 다른 모습을 보였습니다. 이들의 뇌는 새롭게 들어오는 모든 정보에 대해 열려 있었으며, 자신의 이전 판단과 일치하든 그렇지 않든 공정하게 정보를 수용하고 이를 바탕으로 결론을 수정해 나갔습니다. 이는 우리가 자신의 불완전함을 인정하고 겸손한 마음을 가질 때, 비로소 우리 뇌의 인지 시스템이 정상적으로 작동하며 새로운 배움과 성장이 일어난다는 것을 과학적으로 입증한 것입니다.

이러한 뇌과학적 발견은 수천 년 전 공자가 《논어》에서 경계했던 인간상과 묘하게 맞닿아 있습니다. 공자는 타인을 힘들게 하고 자신을 그르치는 여러 유형의 사람을 언급했는데, 그 면면을 들여다보면 오늘날 우리가 말하는 확증 편향의 노예가 된 사람들의 특징이 고스란히 담겨 있습니다. 예를 들어 '자신의 편견을 내세우며 자신을 지혜롭다고 여기는 사람'이나 '혹독한 말로 남을 공격하면서 스스로 곧다고 여기는 사람'은, 뇌과학적으로 보면 전전두엽의 유연성을 잃고 오직 자신의 믿음만을 강화하는 정보에만 매몰된 전형적인 '아전 인수'형 뇌를 가진 사람들이라고 할 수 있습니다. 또한 '타인의 단점만 들추거나 윗사람을 비방하는 사람' 역시, 상대의 긍정적인 면은 무시하고 부정적인 정보만 선택적으로 수집하는 확증 편향의 변주에 빠진 경우라 하겠습니다.

우리는 어떻게 해야 이러한 뇌의 함정에서 벗어날 수 있을까요? 우리는 그동안 쌓아온 수많은 경험과 지식 덕분에 자칫 자신의 판단이 항상 옳다는 확신에 빠지기 쉽습니다. 하지만 뇌의 관점에서 볼 때, 강한 확신은 뇌 가소성을 떨어뜨리고 새로운 정보 유입을 차단하여 인지적 노화를 가속하는 지름길이 됩니다. 유연하지 못한 사고는 뉴런 사이의 새로운 연결을 방해하고, 결국 인지 기능의 저하로 이어질 수 있습니다.

따라서 건강한 뇌를 유지하기 위해서는 무엇보다 '인지적 유연성 cognitive flexibility'을 길러야 합니다. 이는 자기 생각이 틀릴 수도 있다는 가능성을 열어두는 열린 마음에서 시작됩니다. '내가 틀릴 수 있다' 혹은 '내가 모르는 부분이 있을 것이다'라고 스스로 되뇌는 습관은, 뇌의 전전두엽이 외부 정보를 더 정밀하고 객관적으로 분석하도록 유도하는 훌륭한 자극제가 됩니다. 사람의 기억은 생각하는 것과 달리 그렇게 정확하지 않습니다. 그러니 누군가와 대화할 때 나의 주장만을 고집하기보다 "그렇게 생각할 수도 있겠다"라며 상대의 관점을 수용하려 노력하는 과정은, 뇌 속의 신경 회로를 더욱 촘촘하면서도 유연하게 엮어 주는 좋은 뇌 운동입니다.

무례하지 않으면서 용감하고, 융통성을 잃지 않으면서 과감하며, 타인의 단점보다는 장점을 먼저 보려는 노력은 우리 뇌의 도덕적 감수성과 고등 인지 기능을 동시에 향상합니다. 이러한 태도는 품격 있는 어른으로 거듭나게 할 뿐 아니라, 뇌의 퇴행을 막고 정신적인 건강을 유지하는 데 결정적인 역할을 합니다. 지혜로운 어른은 내 논에만 물을 대는 '아전인수'의 삶이 아니라, 겸손이라는 물길을 열어 세상의 다양한 지혜를 내 뇌로 끌어들이는 '아전인지식我田引知識'의 삶을 살아갑니다.

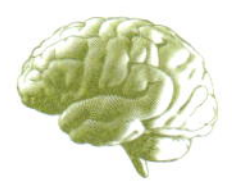

자책과 반성 사이,
반사실적 사고

••••

　미국 시인 로버트 프로스트가 쓴 〈가지 않은 길〉이란 시를 들어본 적이 있나요? "단풍 든 숲속에 두 갈래 길이 있었습니다"라고 시작하는 이 시는 우리 인생 앞에 놓인 수없이 많은 선택, 그리고 그때마다 우리가 느끼는 갈등과 또 자신이 선택하지 않은 것에 대한 미련과 회환 등을 담담하게 묘사한 명작입니다.

　이처럼 가끔 그때 다른 선택을 했더라면 과연 어땠을지, 하는 상상을 하고는 합니다. 이런 상상을 하는 동안, 우리 뇌는 만약 다른 선택을 하였다면 일어날 수도 있었을 일을 분석합니다. 이를 '반사실적 사고counterfactual thinking'라 하는데, 지금은 가능하지 않지만 미래에는 있을 수도 있는 가능성을 함께 고려하는 우리 뇌 의사결정의 한 방식입니다. 반사실적 사고를 하게 되면 우리 뇌는 실패를 경험으로 축적하며 성장할 수도 있습니다. 실패를 받아들이는 우리 사고방식에 따라 반사실적 사고는 '가산식' 반사실적 사고와 '감산식'

반사실적 사고로 나눌 수 있습니다.

실패를 경험한 사람은 대체로 두 가지로 반응합니다. 예를 들면, 중요한 시험을 망친 학생이 '아, 내가 어제 책을 좀 더 보고 잤더라면 시험을 망치지 않았을 텐데'라고 자책하는 경우입니다. 즉 자기가 하지 않았으나 할 수 있었던 것을 상상하며 자책하는 경우, 우리 뇌가 하는 것이 '가산식 반사실적 사고'입니다. 반대로 중요한 시험을 망친 학생이 '아, 내가 어제 밤새 게임만 하지 않았더라면 시험을 망치지 않았을 텐데'라고 자책하는 경우, 즉 일단 자신이 했지만 하지 않을 수도 있었던 것을 상상할 때 우리 뇌는 '감산식 반사실적 사고'를 하는 것입니다.

이 두 가지 형태의 반사고적 사고 모두 우리 뇌가 성장하는 데 도움이 됩니다. 가산적 반사실적 사고를 하면 자신의 실수를 곱씹어보며 그 실수를 반복하지 않을 방법을 생각하므로, 다음에 비슷한 상황이 오면 개선된 방안을 제시하거나 창의적인 해결책을 생각해 낼 수 있습니다. 반대로 감산적 반사실적 사고를 하면 자신의 실수를 곱씹어보며 그 실수의 원인을 분석하므로 다음에 같은 실수를 반복하지 않도록 처리하는 자신만의 원칙을 세우는 데 도움을 줍니다.

이런 반사실적 사고를 담당하는 뇌의 영역에 관한 연구는 오래 진행되었지만 정확하게 알려지지는 않았는데, 영국 프리머츠대학교의 엘사 포라그난Elsa Fouragnan 박사 연구진이 전대상피질Anterior Cingulate Cortex이 반사실적 사고를 관리하는 곳이라는 것을 밝혔습니다. 전대상피질은 집중력, 보상 심리, 의사결정, 윤리 및 도덕성, 충동 조절, 감정에 관여하는 뇌의 영역으로 알려져 있는데, 이런 뇌의 영역이 반사실적 사고를 조절한다는 사실은 이 영역이 의사결정에서 더 나은 대안을 제시하는 데 중요한 역할을 한다는 의미입니다.

"두 갈래 길이 숲속으로 나 있었습니다, 나는 사람이 덜 밟은 길을 택했고, 그것이 내 운명을 바꾸어 놓았습니다"

시 〈가지 않은 길〉은 이렇게 끝맺습니다. 다른 길이 더 나은 대안이었을지 몰라도 프로스트는 남이 가지 않은 길을 선택하였습니다. 중요한 것은 프로스트의 선택은 가지 '못한' 길이 아니라 가지 '않은' 길이란 것입니다. 자신의 의지로 선택한 운명이기에 프로스트는 가지 않은 길을 돌아보기는 하여도 현재 자신의 길 위에서 행복했으리라 생각합니다.

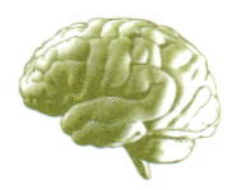

실패에서 연단으로,
회복하는 뇌

• • •

인간의 삶은 흔히 멈추지 않고 흐르는 강물 혹은 끝없이 펼쳐진 망망대해를 항해하는 여정에 비유되고는 합니다. 그 여정 속에서 우리는 때때로 성공의 기쁨을 맛보지만, 때로는 실패와 좌절이라는 거센 파도를 마주하기도 합니다. 독일의 철학자 프리드리히 니체는 일찍이 "나를 죽이지 못하는 고통은 나를 더 강하게 만든다"라는 명언을 남겼습니다. 이 짧은 문장 속에는 단순히 역경을 견뎌내라는 위로를 넘어, 우리 인간의 정신과 뇌가 어떻게 고통을 성장의 자양분으로 삼는지에 대한 깊은 철학적, 과학적 통찰이 담겨 있습니다.

우리는 스포츠 경기에서 승자와 패자가 극명하게 갈리는 모습을 보며 크게 감동하고는 합니다. 제가 거주하는 대구의 연고지 팀인 삼성 라이온즈가 과거 한국시리즈 5연패라는 대기록에 도전했다가 안타깝게 실패했던 해가 있었습니다. 경기가 패배로 확정되던 그 순간, 화면을 가득 채운 이승엽 선수의 모습이 지금도 기억에 생생합

니다. 촉촉하게 젖은 눈가로 멍하니 앞을 응시하던 그 처연한 눈빛
은, 마치 월드컵 예선 마지막 경기에서 패하고 뜨거운 눈물을 쏟아
내던 손흥민 선수의 모습과 묘하게 겹쳐 보였습니다. 과거 우리에
게 익숙했던 패배의 장면은, 객관적인 실력 차가 큰 상대를 만나 초
인적인 정신력으로 온몸을 던져 뛰다가 경기가 끝나면 탈진해 쓰러
지는 모습이었습니다. 중계석에서는 그들의 선전을 위로하며 안타
까운 소식을 전하고는 했지요. 하지만 이제 우리 선수들은 세계적인
수준으로 성장했고, 패배를 단순히 받아들이기보다는 그 고통을 온
몸으로 껴안으며 다음을 기약하는 강인함을 보여 줍니다.

이들이 흘리는 눈물은 결코 약함의 상징이 아닙니다. 오히려 우리
뇌가 더욱 높은 단계로 도약하기 위해 거치는 필수적인 '연마'의 과
정입니다. 영남대학교 박혜주 교수팀이 수행한 경기 승패에 따른 정
서 경험 연구에 따르면, 스포츠 팬들과 선수들의 뇌는 자신이 응원
하는 팀이 승리할 때보다 패배할 때 더 광범위하고 복잡한 활성 반
응을 보입니다.

승리의 순간에는 도파민이 분비되며 강렬한 쾌감과 기쁨을 느끼
는 것으로 뇌 활동이 집중되지만, 패배의 순간에는 뇌의 인지 활동
이 비약적으로 활발해집니다. 특히 패배를 인지하는 순간, 뇌는 과
거의 기억을 샅샅이 뒤져보고 현재 상황을 종합하여 패배의 원인을
분석하고 이를 곱씹는 과정을 시작합니다. 뇌의 '자기 참조적 처리
self-referential processing'를 담당하는 부위들이 활성화되면서, 타인
과 기쁨을 나누는 외부 지향적 상태에서 벗어나 오직 자신에게 집중

하며 내면을 돌아보는 시간을 갖게 되는 것입니다.

과학적으로 더 깊이 들여다보면, 이러한 과정은 뇌의 전전두엽과 대상회Cingulate Cortex에서 일어나는 정교한 작용입니다. 우리는 실패했을 때 이른바 '오류 관련 부정파Error-Related Negativity(ERN)'라는 뇌 신호를 발생시킵니다. 이는 우리 뇌가 '무언가 잘못되었다'라는 것을 즉각적으로 감지하고, 이를 바로잡기 위해 학습 시스템을 가동하는 신호입니다. 즉, 성공했을 때는 기존의 방식을 유지하려 하지만, 실패했을 때는 뇌가 새로운 정보를 받아들이고 신경망을 재구성하는 '가소성'이 극대화됩니다. 이승엽 선수나 손흥민 선수가 패배의 순간에 보여 준 그 젖은 눈망울은, 그들의 뇌가 실패의 고통을 딛고 '강철 멘탈'로 탈바꿈하며 미래를 준비하고 있음을 말해 줍니다. 노력하는 천재들에게 고통은 자신의 한계를 넘어서게 하는 가장 강력한 추진력이 되는 셈입니다.

이러한 원리는 비단 운동선수들에게만 국한되지 않습니다. 우리에게도 시련을 대하는 태도는 건강한 뇌를 결정짓는 핵심적인 요소입니다. 흔히 "신은 인간에게 감당할 만큼의 시련을 내린다"라고 말합니다. 이는 종교적인 위안을 넘어, 인간에게 어떤 역경 속에서도 다시 일어설 수 있는 '회복탄력성Resilience'이라는 놀라운 잠재력이 있음을 의미합니다.

나이가 든다는 것은 신체적인 기능이 예전 같지 않음을 받아들이고, 때로는 사회적 역할이나 소중한 인연과 이별하는 등 크고 작은 상실을 마주하는 과정이기도 합니다. 이러한 세월의 시련들을 어떻게 해석하느냐에 따라 우리의 뇌는 급격히 노화될 수도, 혹은 더욱 깊고 풍성한 지혜를 갖춘 상태로 성숙할 수도 있습니다.

우리가 실패나 상실의 고통에 매몰되어 너무 오래 슬픔에 잠기면, 우리 뇌는 만성적인 스트레스 호르몬인 코르티솔에 노출되어 해마가 위축되고 우울증이나 인지 기능 저하에 빠질 위험이 있습니다. 고통을 성장의 기회로 재정의하는 '인지적 재평가cognitive reappraisal'를 실천한다면 상황은 달라집니다. 고통스러운 순간에 흘리는 눈물은 우리 몸의 스트레스를 배출하고 심리적 균형을 되찾아주는 정화 작용(카타르시스, catharsis)을 합니다. 눈물을 흘리며 자신을 돌아보는 시간을 갖는 것은 뇌가 상처를 치유하고 새로운 삶의 전략을 세우는 지극히 건강한 반응입니다. 고통을 회피하지 않고 직시할 때, 우리 뇌는 니체가 말한 대로 이전보다 훨씬 더 단단하고 지혜로운 존재로 거듭나게 됩니다.

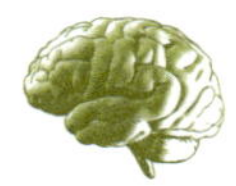

뇌는
정신 사나운 환경에서
더 집중한다

• • •

우리는 흔히 깊은 생각에 잠기거나 무언가에 집중해야 할 때, 모든 소음이 차단된 고요한 공간을 찾고는 합니다. 삭막할 정도로 정돈된 서재나 독서실의 좁은 칸막이 안에서 최상의 효율이 나온다고 믿어 왔기 때문입니다. 과장된 설정이겠지만, 예전 드라마 〈스카이 캐슬〉에서는 전교 1등을 놓치지 않는 학생이 건식 사우나처럼 사방이 막힌 좁고 조용한 공간에서 공부하는 모습이 그려지기도 했습니다. 하지만 뇌를 지나치게 고요한 환경에만 가두어 두는 것이 정답은 아닐 수도 있습니다.

지혜로운 민족으로 알려진 유대인들의 전통적인 공부법인 '하브루타'를 들여다보면 오히려 정반대의 풍경을 마주하게 됩니다. 그들의 도서관은 우리가 아는 정숙한 공간이 아니라, 서로의 의견을 목청 높여 주장하고 토론하는 소음으로 가득 차 있습니다. 최근 젊은 세대들이 도서관 대신 적당한 소음이 있는 카페에서 공부하는 '카

‘공’ 문화를 즐기는 것도, 어쩌면 우리 뇌가 본능적으로 원하는 환경이 무엇인지 보여 주는 단면일지도 모릅니다. 도대체 우리 뇌 속에서는 어떤 일이 일어나기에 이토록 ‘정신 사나운’ 환경이 때로는 긍정적인 영향을 미치는 것일까요?

이에 대한 해답을 찾기 위해 독일 막스플랑크 인간발달연구소의 더글러스 개릿Douglas Garrett 박사 연구진은 뇌의 ‘신경 가변성neural variability’이라는 개념에 주목했습니다. 우리가 뇌 활동을 측정할 때 관찰되는 뉴런 신호들은 잔잔한 호수처럼 일정한 것이 아니라, 순간순간 불규칙하게 요동치는 불협화음 같은 모습을 보입니다. 과거의 과학자들은 이 불규칙한 요동을 단순히 측정 오류나 무의미한 ‘소음’으로 간주하고 분석 대상에서 제외해 왔습니다. 하지만 개릿 박사팀은 이 소음이야말로 뇌의 건강과 인지 능력을 좌우짓는 핵심 지표라는 사실을 밝혀 냈습니다.

연구진이 다양한 연령대의 사람들을 대상으로 인지 테스트를 수행하며 뇌를 관찰한 결과, 놀랍게도 인지 성능이 뛰어난 사람일수록 뇌의 신경 가변성이 높게 나타났습니다. 즉, 뇌가 한순간에서 다음 순간으로 넘어갈 때 신호의 변화 폭이 크고 역동적인 사람들이 새로운 정보를 더 잘 처리하고 빠르게 반응한다는 것입니다. 이를 우리 일상에 비유하자면, 우리 뇌가 정해진 궤도만 달리는 기차보다는 어디든 갈 수 있는 오프로드 차량에 가까울 때 더 똑똑하게 작동한다는 의미입니다.

특히 이러한 신경 가변성은 우리에게 매우 중요한 시사점을 줍니다. 나이가 들수록 우리의 뇌는 점차 가변성을 잃고 신호가 단조로워지는 경향이 있습니다. 뇌가 '딱딱해지는' 것이지요. 하지만 개릿 박사의 연구에 따르면, 고령층 중에서도 신경 가변성을 높게 유지하는 사람들은 청년 못지않은 기억력과 인지 조절 능력을 보여 주었습니다. 뇌 속의 '정신 사나운 요동'은 뇌가 외부 자극에 언제든 대응할 수 있도록 깨어 있는 '준비 상태'를 의미하기 때문입니다.

과학계에서는 이를 '확률적 공명stochastic resonance'이라는 원리로 설명하기도 합니다. 적당한 수준의 배경 소음이 오히려 미세한 신호를 감지하는 능력을 높인다는 이론입니다. 예를 들어, 우리가 아주 작은 소리를 들으려 할 때 완전한 적막보다는 아주 미세한 백색 소음이 있을 때 그 소리를 더 잘 잡아내는 것과 같습니다. 카페의 웅성거림이나 바람에 흔들리는 나뭇잎 소리 같은 환경적 소음이 우리 뇌 속의 신경 가변성을 자극하여, 오히려 우리가 집중하고자 하는 대상에 더 민감하게 반응하도록 돕는 촉매제 역할을 하는 것입니다. 천재 작곡가 모차르트가 차분히 앉아 작곡하기보다 당구대 주위를 서성이거나 어수선한 환경에서 영감을 얻었다는 일화도, 자신의 뇌 속 신경 가변성을 극대화하기 위한 본능적인 선택이었을 가능성이 큽니다.

우리는 일상에서 어떻게 이 '정신 사나운 뇌'의 이점을 활용할 수 있을까요? 가장 좋은 방법은 지나치게 단조롭고 고요한 생활 패턴에서 벗어나 적절한 '감각적 자극'이 있는 환경에 나를 노출하는 것입니다. 종일 아무 소리도 들리지 않는 집 안에만 머물기보다, 때로는 사람들로 북적이는 시장을 걷거나 아이들의 웃음소리가 들리는 공원 벤치에 앉아 책 읽기를 권합니다. 타인과 대화를 나누며 서로 다른 의견을 주고받는 사회적 소통은 우리 뇌의 신경망을 역동적으로 요동치게 만드는 최고의 자극제입니다.

다만 여기서 주의할 점이 있습니다. 뇌 내부의 신호가 가변적이고 역동적인 것은 좋지만, 우리가 업무를 보거나 실험하는 물리적인 환경까지 어지러워도 좋다는 뜻은 아닙니다. 개릿 박사의 연구가 말하는 핵심은 '뇌의 정보처리 능력'에 관한 것이지, 무질서한 환경 그 자체가 목적은 아닙니다. 제가 전공하는 뇌과학 실험실에서도 정돈되지 않은 실험대는 치명적인 결과를 초래하고는 합니다. 특히 잘 부서지는 유전 물질인 RNA를 다룰 때는 주변의 작은 오염만으로도 수개월의 연구가 물거품이 됩니다.

따라서 뇌가 최적의 성능을 발휘하기 위해서는 주변을 깨끗이 정리 정돈하여 불필요한 에너지 낭비를 줄이되, 동시에 뇌가 유연함을 잃지 않도록 적절한 외부 자극과 소통을 받아들이는 균형이 필요합니다. 책상이나 집 안은 정갈하게 치우되, 그 위에서 하는 고민은 자유롭고 역동적이어야 한다는 것이지요.

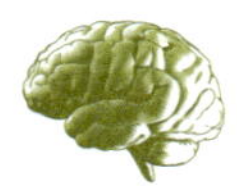

실패가 쌓여
만들어지는
'그릿'

우리는 어린 시절부터 훌륭한 위인들을 키워 낸 어머니들의 이야기를 들으며 자라왔습니다. 그중에서도 가장 강한 인상을 남긴 장면의 하나는 한석봉의 어머니가 보여 준 어둠 속에서의 떡 썰기 일화일 것입니다. 10년이라는 긴 세월 동안 타지에서 글공부에 정진하던 아들이 어머니가 그리워 집을 찾아왔을 때, 어머니는 반가움에 앞서 호된 가르침을 내립니다. 불을 끈 어둠 속에서 아들은 글을 쓰고 어머니는 떡을 써는 대결을 벌인 것이지요. 결과는 우리가 잘 아는 대로였습니다. 아들의 글씨는 삐뚤빼뚤 엉망이었지만, 어머니가 썬 가래떡은 마치 자로 잰 듯이 일정하고 가지런했습니다.

우리는 흔히 이 이야기를 어머니의 신들린 듯한 기술이나 엄격한 훈육의 관점에서 바라보고는 합니다. 하지만 뇌과학자의 시선으로 이 장면을 들여다보면, 그 안에는 인간의 뇌가 어떻게 학습하고 동기를 부여받는지에 대한 심오한 통찰이 담겨 있습니다. 저는 그날 그 방에서 한석봉의 어머니가 단순히 '나는 이만큼 잘한다'라는 실력을 뽐낸 것이 아니라, '무언가를 완벽하게 해내는 것이 얼마나 어렵고 숭고한 노력의 산물인가'를 온몸으로 보여 주었으리라 생각합니다. 우리 뇌는 본래 영악하고 효율성을 잘 따지는 기관이라서, 남이 쉽게 성취하는 것을 보면 도리어 흥미를 잃거나 '저 정도는 나도 금방 할 수 있어'라는 자만심에 빠지기 쉽습니다. 반대로 타인이 고통을 인내하며 힘들게 목표를 달성하는 과정을 목격할 때, 우리 뇌의 도전 욕구는 강하게 자극받습니다. 한두 번의 실패에 좌절하기보다 '나도 저 고귀한 성취의 과정에 동참하고 싶다'라는 끈기가 샘솟는 것이지요.

이러한 인간 뇌의 특성을 설명해 주는 흥미로운 연구 결과가 있습니다. 미국 매사추세츠공과대학교(MIT) 뇌·인지과학과의 로라 슐츠 Laura Schulz 박사 연구진이 발표한 연구 결과에 따르면, 다주 어린 아이들조차 어른들이 무언가를 성취하기 위해 기울이는 '노력의 양'을 민감하게 관찰하고 자기 행동에 반영한다고 합니다. 연구진은 생후 15개월 된 영아들을 두 그룹으로 나누어 실험을 진행했습니다. 첫 번째 그룹의 아이들에게는 보모가 꼭 닫힌 상자 안에서 장난감을 꺼내기 위해 여러 차례 끙끙대며 고군분투하는 모습을 보여 주었습니다. 보모는 땀을 흘리며 포기하지 않고 도전한 끝에 마침내 상자를 열어 장난감을 꺼내는 '어려운 성공'의 과정을 시연했습니다. 반면, 두 번째 그룹의 아이들에게는 보모가 상자를 아주 손쉽게 단번에 열어 버리는 모습을 보여 주었습니다.

그다음 연구진은 아이들에게 새로운 과제를 주었습니다. 버튼을 누르면 음악이 나오는 복잡한 장난감을 나누어 주었죠. 사실 이 장난감에는 아이들이 아무리 눌러도 음악이 나오지 않도록 장치가 되어 있었습니다. 즉, 장난감이 제대로 작동하지 않는 '어려운 상황'에서 아이들이 얼마나 오래 끈기를 가지고 시도하는지 관찰한 것입니다.

놀랍게도, 어른이 힘들게 노력해서 성공하는 장면을 목격했던 첫 번째 그룹의 아이들은, 장난감이 잘 작동하지 않음에도 포기하지 않고 훨씬 더 많은 횟수의 버튼을 누르며 끝까지 매달렸습니다. 하지만 어른이 너무나 쉽게 성공하는 모습만 보았던 두 번째 그룹의 아이들은 장난감을 몇 번 만져 보다가 이내 흥미를 잃고 포기해 버렸습니다.

이 실험이 우리에게 주는 교훈은, 우리 뇌는 타인의 성취 결과보다는 그 결과에 이르기까지의 '과정'과 '노력'을 학습한다는 것입니다. 뇌과학적으로 볼 때, 타인의 노력을 관찰하는 과정에서 우리 뇌의 '거울 뉴런mirror neuron'이 활성화되며 그 끈기의 에너지를 고스란히 흡수하게 됩니다. 아이들은 어른의 뒷모습을 보며 '세상의 가치 있는 일은 쉽게 이루어지지 않으며, 수많은 시련을 견뎌냈을 때 비로소 달콤한 결실을 얻을 수 있다'라는 인생의 가장 중요한 뇌 기반 학습을 마친 셈입니다. 그러므로 아이들을 교육할 때 "이건 아주 쉬운 거야, 누구나 다 하는 거야"라는 말은 도리어 그들의 도전 의지를 꺾는 독이 될 수 있습니다. 대신 "이 일은 참 어렵고 힘들지만, 끝까지 노력하면 너만의 멋진 결과를 얻을 수 있어"라고 말하며, 어른인 우리가 먼저 그 과정에 진지하게 임하는 모습을 보여야 합니다.

오늘날 많은 교육학자는 아이들의 미래 성취를 결정짓는 핵심 요인이 단순한 지능지수IQ가 아니라, 이른바 '그릿Grit'이라 불리는 끈기와 열정, 자기 통제력에 있다고 강조합니다. 15개월 영아를 대상으로 한 매사추세츠공과대학교(MIT)의 연구는 이러한 끈기가 타고나는 것이 아니라, 주변 어른들의 태도를 보고 뇌가 학습하는 결과물임을 증명해 줍니다. 우리가 위인전을 읽으며 감동하는 이유도 그들이 누리는 영광 때문이 아니라, 그 영광 뒤에 숨겨진 고통과 역경의 시간 때문입니다. 그 고난의 이야기를 접할 때 우리 뇌의 전전두엽은 강하게 자극받으며, 나도 나의 한계를 넘어서겠다는 의지를 다지게 됩니다.

우리 사회에서 회자되는 '금수저' 담론에 대한 대중의 거부감 역시, 뇌과학적인 관점에서 보면 노력 없이 얻어지는 성과에 대한 우리 뇌의 본능적인 경계심일지도 모릅니다. 우리 뇌는 땀방울이 섞이지 않은 성취에는 진정한 보상 회로를 가동하지 않기 때문입니다. 이런 면에서 볼 때 한석봉의 어머니는 현대 뇌과학을 공부하지 않았지만, 자식의 뇌 속에 '성취의 기쁨'과 '노력의 가치'라는 가장 강력한 신경 회로를 심어 준 최고의 교육자였습니다. 그녀가 썰어놓은 가지런한 떡은 아들에게 '이 손길 하나하나에는 너의 붓글씨 한 획만큼이나 깊은 고뇌와 정성이 담겨 있다'라는 무언의 가르침을 전달했던 것입니다.

　100세 시대를 살아가는 우리에게 교육은 이제 아이들만의 문제가 아닙니다. 우리 뇌가 가장 경계해야 할 것은 '익숙함'과 '편안함'에 안주하려는 태도입니다. 뉴런 사이의 시냅스는 새로운 자극과 도전을 멈추는 순간 그 연결이 느슨해지고 퇴화하기 시작합니다. 건강한 뇌를 유지하기 위해서는 끊임없이 낯선 환경에 자신을 던지고, 서툴더라도 새로운 지식을 습득하려는 노력이 필수입니다.

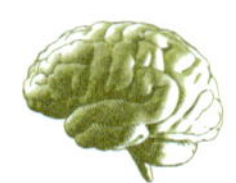

성인의 뇌는
너무 많이 알아서
못 배운다

우리가 살아가는 인생이라는 긴 여정 속에서 새로운 무언가에 도전한다는 것은 그 자체로 삶에 커다란 활력을 불어넣는 일입니다. 특히 장년과 노년의 시기에 새로운 악기를 배우기 시작하는 분들을 만나면, 멈추지 않는 탐구열과 생의 의지에 깊은 존경심을 느끼게 됩니다. 주변을 둘러보면 색소폰 교습을 받기 시작했다는 원로 교수님도 계시고, 젊은 시절의 열정을 되찾기 위해 악기 상점을 기웃거리는 분들도 적지 않습니다. 저 역시 한때는 마음속 깊이 간직해 온 버킷 리스트 중 하나인 드럼을 배우기 위해 의욕적으로 스틱을 잡았던 적이 있습니다. 상상 속의 저의 모습은 학창 시절 우상이었던 밴드 'Kiss'의 드럼연주자 피터 크리스처럼 혀를 쭈욱 내밀고 "I was made for loving you"를 부르는 모습이었는데, 현실 속의 저는 자꾸만 스틱을 떨어뜨리고 엇박자를 내며 혀를 쭈욱 내밀고 지쳐버린 '박자치'의 모습 그 자체였습니다.

나이가 들어 새로운 악기를 배우는 것은 왜 이토록 힘들게 느껴질까요? 아이들이 피아노나 바이올린을 배우는 모습을 보면, 별다른 고민 없이 스펀지가 물을 흡수하듯 빠르게 익히는 것 같아 부러운 마음이 들기도 합니다. 혹시 아이들의 뇌가 어른보다 더 뛰어나기 때문일까요? 뇌과학 연구들이 밝혀낸 사실은 우리의 짐작과는 사뭇 다른 흥미로운 결론을 제시합니다.

악기를 배우는 학습 과정에서 우리 뇌는 크게 두 가지 정보 처리 경로를 사용합니다. 바로 '자동적 처리 과정automatic processing'과 '의식적 처리 과정conscious processing'입니다. 자동적 처리는 우리가 걷거나 숨을 쉬는 것처럼 특별히 신경 쓰지 않아도 몸이 알아서 움직이는 과정을 말하며, 반대로 의식적 처리는 뇌의 인지 자원을 집중하여 주의를 기울여야만 수행할 수 있는 고도의 작업을 의미합니다.

이 두 과정이 뇌 속에서 충돌할 때 일어나는 현상을 잘 보여 주는 사례가 바로 '스트루프 효과Stroop Effect'입니다. 1930년대 존 리들리 스트루프John Ridley Stroop 박사가 발견한 이 효과는, 색상과 단어의 의미가 일치하지 않을 때 우리 뇌가 혼란을 겪는 현상을 말합니다. 예를 들어 빨간색 잉크로 쓰인 '빨강'이라는 글자를 읽기는 매우 쉽고 빠릅니다. 글자를 읽는 자동적 처리와 색상을 보는 감각이 일치하기 때문입니다. 하지만 노란색 잉크로 쓰인 '빨강'이라는 단어를 보고 그 색상이 무엇인지 말해야 한다면 상황은 달라집니다. 단어를 읽으려는 뇌의 자동적인 습관과 실제 눈에 보이는 색상을 판단하려는 의식적인 노력이 충돌하면서 반응 속도가 느려지고 실수하게 되는 것이지요.

우리가 악기를 배울 때 겪는 어려움도 이와 흡사합니다. 악기 연주가 능숙해지려면 손가락의 움직임이 자동적 처리 과정으로 넘어가야 합니다. 생각하기도 전에 손이 먼저 반응해야 비로소 아름다운 선율이 흘러나오는 법이지요. 그런데 인생의 경험이 풍부한 성인의 뇌는 악기를 배우는 그 순간에도 쉼 없이 작동합니다. '이 리듬이 맞나?' '손가락 모양이 교본이랑 조금 다른 것 같은데 괜찮나?' '아까 그 부분은 왜 자꾸 틀릴까?' 하는 식의 끊임없는 의사결정과 분석, 의미 부여가 의식적 처리 과정을 장악해 버립니다. 즉, 우리 뇌의 '사장님' 격인 전두엽이 너무 부지런히 간섭하는 바람에, 정작 실무를 담당해야 할 근육 기억과 자동화 시스템이 제자리를 잡지 못하는 것입니다.

우리 뇌에서 이러한 의식적 감시와 통제를 담당하는 핵심 부위는 바로 '전대상피질Anterior Cingulate Cortex'입니다. 이 부위는 오류를 감지하고 갈등을 조정하는 뇌의 모니터링 센터 역할을 합니다. 흥미롭게도 전대상피질을 포함한 전전두엽 부위는 우리 인간의 발달 과정에서 가장 늦게 완성되는 곳입니다. 어린아이들이 악기를 쉽게 배우는 이유는 역설적으로 이 감시 센터가 아직 덜 발달했기 때문입니다. 아이들은 자신의 연주가 틀릴까 봐 걱정하거나 이론적으로 분석하기보다는, 들리는 소리와 느껴지는 감각에 온전히 몸을 맡깁니다. 의식적 처리가 간섭하지 않으니 자동적 처리가 주도권을 잡고 훨씬 빠르게 신경 회로를 형성하는 것입니다.

이러한 가설은 미국 캘리포니아대학교 산타바바라(UCSB)의 스콧 그래프턴Scott Grafton 교수와 펜실베이니아대학교의 대니얼 바셋 Danielle Bassett 교수 연구진이 발표한 연구를 통해 과학적으로 입증 되었습니다. 연구진은 실험 참가자들이 새로운 과제를 배우는 동안 뇌의 활동 양상을 관찰했는데, 학습 능력이 뛰어난 사람들의 결정적 인 특징은 바로 전대상피질과 전전두엽의 활성도가 낮았다는 점입 니다. 즉, 새로운 기술을 익힐 때 뇌의 특정 부위를 과도하게 사용하 며 '생각이 많은' 사람들은 오히려 학습 속도가 현저히 느렸습니다. 뇌의 불필요한 간섭이 오히려 정보의 흐름을 방해하고 에너지를 낭 비하게 만든 셈입니다. 뇌과학적으로 볼 때, 진정한 고수는 뇌를 많 이 쓰는 사람이 아니라 필요한 부분만 효율적으로 사용하고 나머지 는 쉬게 할 줄 아는 사람입니다.

그렇다면 우리는 새로운 악기나 기술을 배울 때 어떤 마음가짐을 가져야 할까요? 가장 먼저 실천해야 할 것은 바로 '완벽주의의 함정' 에서 벗어나는 것입니다. 우리는 흔히 무언가를 배울 때 '원리를 정 확하게 이해해야 한다'라거나 '틀리면 안 된다'라는 강박에 시달리 고는 합니다. 하지만 이러한 태도는 뇌의 전대상피질을 과도하게 자 극하여 학습을 방해할 뿐입니다. 악기를 배우는 과정 자체를 즐기 며, 실수하더라도 "허허, 그럴 수 있지" 하고 웃어넘기는 여유가 필 요합니다. 뇌가 스스로 길을 찾을 수 있도록 의식적인 통제의 끈을 조금 늦추는 것이야말로 가장 빠른 학습 비결입니다.

악기 연주는 단순한 취미를 넘어 치매와 같은 퇴행성 질환을 예방하는 강력한 방패가 됩니다. 악기를 연주하는 행위는 시각, 청각, 촉각을 동시에 자극하며 좌우뇌의 소통을 원활하게 만듭니다. 나이가 들수록 우리 뇌는 '가소성', 즉 스스로 신경 회로를 재구성하는 능력을 잃지 않기 위해 새로운 도전을 갈망합니다. 이때 너무 복잡하게 머리를 쓰기보다는 몸의 감각에 집중해 보세요. 메트로놈의 소리에 맞춰 손을 움직이는 단순한 반복 속에서, 뇌는 불필요한 소음을 끄고 가장 효율적인 연결을 만들어냅니다. 논리적으로 분석하려는 마음을 내려놓고 소리의 결을 느끼는 데 집중할 때, 우리 뇌는 비로소 아이의 뇌처럼 유연해지고 활기를 되찾게 됩니다.

생각이 많으면 오히려 길을 잃기 쉽습니다. 새로운 것을 태우기가 두렵거나 더디게 느껴진다면 뇌가 그만큼 깊고 신중해졌다는 증거이기도 합니다. 하지만 그 신중함을 잠시 내려놓고, 세상에 대한 호기심으로 가득 찼던 어린 시절의 뇌로 돌아가 보세요. "잘해야겠다"라는 다짐보다는 "저미있겠다"라는 설렘을 앞세울 때, 우리 뇌는 어린 시절 뇌처럼 말랑말랑해질 것입니다.

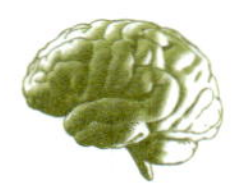

왜 **이성**보다
감성이 강력할까?
충동 구매의 뇌과학

• • •

연말 세일 기간이 지나고 나서 돌아보면, 때로 스스로도 이해할 수 없는 행동을 했던 순간들을 마주하게 됩니다. 그중 가장 대표적인 것이 아마도 '충동적인 구매'가 아닐까 싶습니다. 누구나 한 번쯤은 특별한 계획 없이 들른 상점에서 무언가에 홀린 듯 물건을 집어 들고, 집으로 돌아오는 길에서야 "내가 이걸 왜 샀지?" 하며 자책해 본 경험이 있을 것입니다. 흔히들 이를 두고 '지름신이 강림했다'라고 농담처럼 이야기하고는 합니다. 아프리카 사람에게 전기담요를 팔고, 에스키모에게 냉장고를 사고 싶게 만드는 이 강렬한 유혹의 정체는 무엇일까요? 단순히 의지가 부족해서일까요, 아니면 뇌 속에서 우리가 미처 깨닫지 못한 복잡한 활동이 일어나고 있기 때문일까요? 단순한 심리학적 분석을 넘어, 뇌과학이라는 렌즈를 통해 우리 마음속 '지름신'의 정체를 파헤쳐 봅니다.

무언가를 간절히 갖고 싶다는 욕구를 느낄 때, 우리 뇌에서 가장 원초적인 부위가 활발하게 움직이기 시작합니다. 특히 뇌의 깊숙한 곳에 있는 '측좌핵nucleus accumbens'은 보상과 쾌감의 핵심 중추입니다. 우리가 매력적인 상품을 보거나 매력적인 제안을 받았을 때, 신경전달물질인 도파민이 측좌핵으로 맹렬히 쏟아져 들어옵니다. 도파민은 우리에게 '저걸 가지면 정말 행복해질 거야'라는 신호를 보내며 보상 회로를 가동하죠.

흥미로운 점은 우리가 물건을 실제로 손에 넣었을 때보다, 그것을 가질 것이라고 기대하는 순간에 도파민 분비가 더욱 왕성해진다는 사실입니다. 즉, 구매하기 직전, 우리 뇌는 이미 상상만으로도 최고의 쾌락을 맛보고 있어 이성이 개입할 여지가 줄어든 것이죠.

우리 뇌의 가장 바깥쪽을 둘러싼 뇌의 층을 대뇌피질이라고 합니다. 대뇌는 다시 전두엽, 두정엽, 측두엽, 후두엽의 4개 엽으로 나뉘며, 4개 엽 모두 대부분 6층 구조의 신피질로 덮여 있지단, 내측의

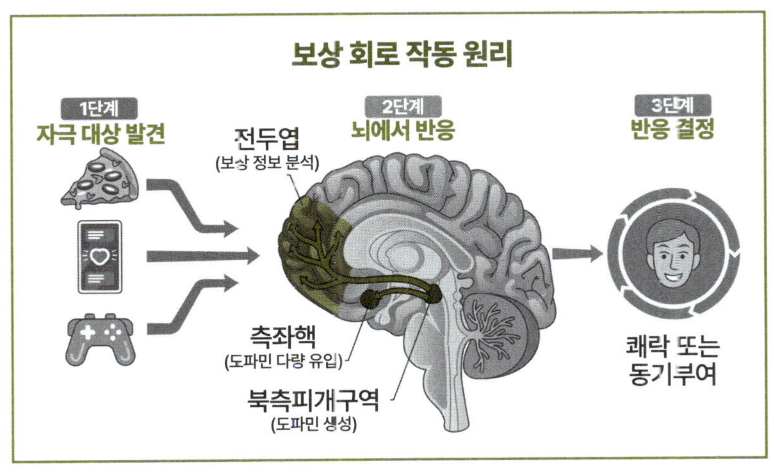

해마나 후각 계통처럼 더 오래된 피질 구조도 포함하고 있습니다. 신피질, 그중에서도 특히 전두엽의 전전두피질은 고도의 이성적 판단과 실행 제어를 담당합니다. 또 전두엽은 '이 물건이 정말 내게 필요한가?' '가격은 합리적인가?' '유행이 지나면 무용지물이 되지 않을까?'와 같은 논리적인 질문을 던지며 충동에 브레이크를 밟으려 노력합니다.

하지만 이성의 목소리는 감성의 외침보다 늘 한발 늦기 마련입니다. 신피질이 복잡한 계산기를 두드리는 동안, 이미 측좌핵의 도파민은 우리의 지갑을 열게 만듭니다. 결국 충동 구매과의 사투는 우리 뇌 속에서 벌어지는 측좌핵의 본능과 신피질의 이성 사이의 치열한 주도권 싸움인 셈입니다.

최근 이러한 뇌의 메커니즘을 마케팅에 접목한 '뉴로 마케팅neuro-marketing'이 주목받고 있습니다. 이는 뇌를 뜻하는 '뉴로neuro'와 '마케팅marketing'의 합성어로, 소비자의 뇌 활동을 직접 측정하여 그들의 진심을 파악하려는 시도입니다. 과거에는 설문조사를 통해 소비자의 선호도를 파악했지만, 사실 사람들은 자신이 왜 특정 제품을 좋아하는지 자신도 잘 모르거나 사회적 체면 때문에 거짓 답변을 하기도 합니다. 하지만 최신 뇌 영상 장비인 기능적 자기공명영상fMRI 앞에서는 거짓말이 통하지 않습니다. 이 장비를 이용해 소비자의 뇌가 특정 광고나 제품 디자인에 어떻게 반응하는지를 실시간으로 들여다봄으로써, 기업들은 소비자의 무의식 속에 숨겨진 욕망을 정확히 읽어 내게 되었습니다.

구체적인 사례로 독일 울름대학교와 유명 자동차 회사가 진행한 실험을 살펴볼 필요가 있습니다. 연구진은 남성 피실험자들에게 수십 대의 자동차 사진을 보여 주며 뇌 반응을 관찰했습니다. 그 결과, 투박한 세단보다는 날렵한 스포츠카를 보았을 때 뇌의 보상 영역과 사회적 지위를 인식하는 부위가 훨씬 강하게 활성화되었습니다. 이는 남성들이 스포츠카를 단순한 이동 수단이 아니라 자신의 성공과 사회적 권위를 증명하는 도구로 인식한다는 과학적 근거가 되었습니다. 이후 자동차 회사들은 광고에서 성능 수치를 나열하기보다, 성공한 기업인의 여유로운 모습과 스포츠카를 결합하여 소비자의 보상 회로를 자극하는 전략을 세우게 되었습니다.

스탠퍼드대학교의 브라이언 넛슨Brian Knutson 교수의 연구는 구매 충동의 정체를 더욱 경확히 보여 줍니다. 그는 피실험자들에게 물건을 보여 주고 구매를 결정하게 하는 동안 기능적 자기공명영상fMRI으로 뇌를 촬영했습니다. 연구 결과, 물건을 보고 측좌핵이 활성화되면 구매 확률이 높아졌지만, 동시에 '뇌섬엽insula'이라는 부위가 활성화되면 구매를 포기하는 경향이 나타났습니다.

뇌섬엽은 우리가 신체적 통증을 느끼거나 불쾌한 상황에 부닥쳤을 때 활성화되는 곳입니다. 즉, 우리 뇌는 물건 가격이 너구 비싸다고 느낄 때 이를 마치 신체적 '통증'처럼 받아들인다는 것입니다. 신용카드가 무서운 이유는 바로 이 지점에 있습니다. 현금을 직접 낼 때는 돈이 나가는 통증이 즉각적으로 느껴지지만, 카드를 긁을 때는 통증의 신호가 무뎌지기 때문에 구매 충동이 훨씬 쉽게 우리를 장악하게 됩니다.

뉴로 마케팅은 공간의 구성과 향기마저도 전략적으로 활용합니다. 대형 마트의 카트 크기가 점점 커지는 것은 사람들이 빈 곳을 채우고 싶어 하는 심리를 이용한 것이며, 백화점 1층에 화장품과 향수 매장을 배치하는 것은 후각을 통해 소비자의 경계심을 완화하고 기분을 고양시키기 위함입니다. 향기를 담당하는 후각 감각 회로는 뇌의 감정 센터인 편도체와 직접 연결되어 있어, 기분 좋은 향기는 논리적 판단을 흐리게 하고 즉각적인 호감을 불러일으킵니다. 이러한 환경 속에서 우리의 신피질은 무력해지기 쉽습니다.

하지만 뉴로 마케팅을 단순히 소비자를 현혹하는 기술로만 보아서는 안 됩니다. 우리가 자신의 뇌가 어떻게 작동하는지 이해한다면, 이를 역으로 이용해 보다 지혜로운 삶을 영위할 수 있기 때문입니다. 충동적인 소비는 뇌에 일시적인 도파민 분출을 선사하지만, 이는 곧 허무함으로 이어져 뇌의 보상 체계를 지치게 할 수 있습니다. 반면, 이성적인 판단을 통해 필요한 것을 선택하는 과정은 신피질을 훈련하고 뇌의 균형을 유지하는 훌륭한 '뇌 운동'이 됩니다.

이제 우리는 판매자와 소비자가 뉴로 마케팅의 지식을 공유하는 시대로 나아가야 합니다. 소비자가 자신의 무의식적 선호를 이해하게 되면, 도리어 불필요한 낭비를 줄이고 자신에게 진정으로 가치 있는 것에 집중할 수 있게 됩니다. 온라인 구매를 할 때에도 구매 버튼을 누르기 전에 계산기를 두드리며 구체적인 결제 금액을 확인하거나, 하루 정도 장바구니에 담아 두세요. 그리고 '지금 사지 않으면 손해'라는 측좌핵의 다급한 외침과 '같은 물건이 이미 장롱에 있잖아!'라는 신피질의 토론에 귀 기울여 보세요. 이런 뇌 속 토론이 이성 회로를 강화해 합리적인 쇼핑과 뇌 운동을 동시에 해냅니다.

홈쇼핑을 볼 때 스마트폰을 멀리 두거나 은행 잔고를 한 번 더 확인하는 번거로운 과정은 뇌의 '통증 신호'를 의도적으로 일깨워 충동적인 결정을 막아 줍니다. '내 뇌가 지금 도파민의 유혹에 빠졌구나'라는 자각과 함께 충동 구매를 이겨내게 할 것입니다.

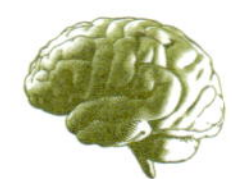

뭉치면 죽고
흩어져야 사는
치매 치료

• • •

　치매는 이 세상에서 가장 슬픈 병이라고 말합니다. 사랑하는 사람은 물론 자신의 정체성도 상실한 채 생존만 이어가는 모습으로 생을 마무리하기 때문입니다. 그래서 많은 사람이 뇌의 장애 중 치매를 가장 두려워합니다. 치매는 아직 현대 의학으로 완치할 기술을 개발하지 못한 상태이며, 일단 발병하면 평균 기대 수명은 10년 정도인 매우 위험한 병입니다. 치매는 유발 요인에 따라 다양한 종류가 알려져 있는데, 그중 가장 대표적인 것은 전체 치매 환자의 70% 정도를 차지하는 알츠하이머성 치매입니다.

　알츠하이머병은 20세기 초 독일 정신과 의사이자 신경병리학자였던 알로이스 알츠하이머Aloysius Alzheimer 박사에 의해 처음 보고되었습니다. 알츠하이머 박사는 독일 프랑크푸르트의 한 요양시설에서 만난 아우구스테 데테르Auguste Deter라는 여성 환자가 51세라는 그다지 많지 않은 나이임에도 단기 기억력이 급격히 떨어지는 등 이상 인지행동을 보이는 것에 주목했습니다. 이 환자의 남편은 비싼 요양비 때문에 아내를 비용이 저렴한 요양원으로 옮기려 했는데, 이때 알츠하이머 박사는 요양비를 본인이 부담하는 대신 사후 환자의 뇌를 기증받기로 합니다. 5년이 지나 결국 이 환자가 사망한 후, 알츠하이머 박사는 이 환자의 뇌를 검사하게 됩니다.

알츠하이머 박사는 이 환자의 뇌에서 '아밀로이드'(이후 베타 아밀로이드로 밝혀짐)라는 단백질이 특이하게 침착되어 있는 것을 발견합니다. 처음에는 이 환자의 병명을 '초로기 치매presenile dementia'라고 명명했으나, 나중에 이 병을 처음 보고한 알츠하이머 박사의 공로를 인정하여 '알츠하이머병'이라 부르게 되었습니다. 이후 1991년부터 베타 아밀로이드 단백질의 응집이 알츠하이머병을 유발한다는 이론이 광범위하게 제창되자, 많은 연구자는 치매 치료제로 베타 아밀로이드 단백질의 생성 혹은 응집을 막는 신약을 개발하는 데 전력을 다하고 있습니다. 그러니 이들 신약 개발 연구자들에게 아밀로이드는 뭉치면 우리가 죽고 흩어지면 우리가 사는 그런 단백질이죠.

그러나 베타 아밀로이드 응집을 억제하는 전략으로 추진되던 치매 치료제 시장에 잇달아 슬픈 소식이 전해졌습니다. 미국의 제약사 일라이릴리사가 개발하던 치매 치료제가 임상시험에서 효과를 보이지 못해 실패했고, 미국의 제약사 MSD가 개발하던 치매 치료제도 임상시험 중단을 선언한 것입니다. 여전히 많은 연구자가 다양한 방식의 치매 치료제를 개발하고자 전력을 다하고 있어, 언젠가는 우리가 치매로부터 자유로워지는 날은 분명히 올 것이라 기대합니다.

다행스럽게도 현재의 의학으로도 치매의 급속한 진행을 조절하면서 인지 기능 저하를 지연시킬 수 있는 치료는 가능합니다. 따라서 빠른 시기에 치매를 알아낼 수만 있다면, 치매의 진행을 조절하면서 삶의 질을 유지하는 것은 충분히 가능합니다. 이 때문에 많은 연구자는 치매 치료제 개발과 더불어 치매의 조기진단에도 큰 관심을 보입니다. 국내외 연구자들에 의해 뇌척수액이나 혈액에서 베타 아밀로이드 단백질을 탐지하는 조기 진단법이 개발되었습니다. 필자도 치매 환자들이 발병 초기에 냄새를 잘못 맡게 된다는 것에 착안하여 콧물에서 베타 아밀로이드 단백질을 탐지해서 치매를 조기 진단하는 연구를 하고 있습니다.

흥미롭게도 치매 환자들이 사람들과 함께 생활하면서 관리받으면 요양시설에서 지낼 때보다 더 오랜 기대 수명을 누린다는 것이 알려졌습니다. 즉 치매 환자들은 기억을 잃어가지만, 세상과 격리되어 잊히고 싶지는 않은 것 같습니다. 그렇다면 우리는 이제 베타 아밀로이드는 뭉치지 못하게 하고, 치매로 힘들어하는 분들과는 똘똘 뭉쳐 살면서 그분들을 치유해 보는 것은 어떨까요?

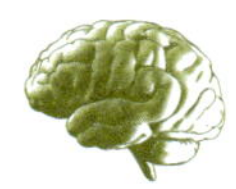

일상이 주어지면
치매도
감당할 만해진다

• • •

일본 NHK에서 방영된 특집 방송의 내용을 인용한 보도를 접하며, 우리나라 역시 마주할 머지않은 미래에 대해 걱정이 되었습니다. 일본은 세계에서 가장 먼저 국민 다섯 명 중 한 명이 65세 이상인 '초고령화 사회'에 진입했고, 국민 열 명 중 한 명 이상이 치매를 앓거나 치매 위험군에 속하는 이른바 '치매 사회'에 돌입했습니다. 일본의 인구 구조 변화를 약 20년 정도의 시차를 두고 뒤따라가는 우리나라는 어떨까요? 통계적 예측에 따르면 우리나라도 결국 2045년경이면 '치매 사회' 진입을 피하지 못할 것으로 보입니다.

만약 그때까지도 지금처럼 치매 환자를 사회로부터 격리하고 요양시설에서 보호하는 방식만을 고집한다면, 그 막대한 사회적 비용과 국가적 부담은 우리가 감당하기 어려운 수준에 이를 것입니다. 단순히 경제적 비용의 문제를 넘어, 현재의 요양 중심 시스템이 과연 환자의 인지 기능 개선과 삶의 질 측면에서 최선인가 하는 본질적인 질문을 던지지 않을 수 없습니다.

　실제로 뇌과학 분야의 수많은 연구는 치매 환자를 일방적으로 격리하고 과도하게 보호하는 것이 도리어 뇌 건강에 치명적일 수 있음을 경고합니다. 환자의 자율성을 제한하고 모든 것을 대신해 주는 환경은 환자의 의지를 꺾고 뇌에 필요한 자극을 차단하는 결과를 초래합니다. 우리 뇌는 '쓰지 않으면 사라진다Use it or lose it'라는 철저한 원칙에 따라 작동하기 때문입니다.

　사람들은 흔히 치매에 걸리면 모든 기억이 사라지고 정상적인 사고가 불가능한 사람으로 치부해 버리고는 하지만, 이는 커다란 오해입니다. 인지 기능의 일부가 훼손되었을지라도 치매 환자들은 여전히 감정을 느끼고 고통을 인지하며, 인간으로서의 존엄과 행복을 누릴 권리가 있는 우리 사회의 소중한 일원입니다. 그들에게 필요한 것은 차가운 격리벽이 아니라, 남아 있는 '생활 인지' 기능을 최대한 활용하며 인간다운 삶을 이어갈 수 있는 따뜻한 환경입니다.

　이러한 문제의식 속에서 최근 전 세계적으로 주목받는 새로운 패러다임이 있습니다. 바로 치매 초기 환자들이 가족 및 지역 사회와 단절되지 않고 일상을 영위하며 삶의 보람을 찾도록 돕는 치료법입니다. 이를 가장 극적이고 성공적으로 구현해 낸 곳이 바로 네덜란드의 '호그벡Hogeweyk 마을'입니다. 이 마을은 요양원에서 생활하는 아버지를 지켜보던 간호사 이본느 아메롱겐Yvonne van Amerongen의 깊은 성찰에서 시작되었습니다. 그녀는 "치매 환자라고 해서 왜 남은 인생을 재미없고 무의미하게 보내야 하는가?"라는 질문을 던졌고, 환자들이 평생 익숙했던 삶의 양식을 유지하며 살 수 있는 마을형 요양시설을 기획했습니다. 호그벡은 담장 너머의 차가운 병원이 아니라 쇼핑센터, 극장, 대형 마트, 레스토랑, 문화센터가 갖춰진 평범하고 활기찬 마을의 모습을 하고 있습니다.

이 마을의 가장 독특한 점은 150여 명의 거주자가 250여 명의 전문 의료진과 함께 생활하되, 의료진들이 의사 가운 대신 우체부, 경비원, 마트 직원 등으로 변장하여 환자들의 일상에 녹아들어 있다는 점입니다. 이는 마치 영화 〈트루먼 쇼〉의 설정을 연상시키기도 하지만, 주인공을 속이기 위한 것이 아니라 환자의 안전을 지키면서도 그들의 주체성을 훼손하지 않기 위한 장치입니다. 이곳의 환자들은 스스로 장을 보고 요리하며 이웃과 대화를 나눕니다.

이러한 자율적인 활동은 뇌의 전두엽을 끊임없이 자극하여 인지 기능의 저하 속도를 늦추고 스트레스를 획기적으로 줄입니다. 실제로 호그벡 마을의 환자들은 일반 시설 거주자들과 비교하면 약물 복용량이 줄어들고 생존율이 높아졌으며, 무엇보다 표정이 훨씬 밝아졌다는 연구 결과가 보고되고 있습니다.

이러한 호그벡 마을의 성공 비결을 뇌과학적으로 분석해 보면 '환경 풍요화environmental enrichment'와 '뇌 가소성neuroplasticity'이라는 원리가 숨어 있습니다. 뇌는 새로운 자극과 사회적 상호작용이 풍부한 환경에서 뉴런 사이의 연결을 더 튼튼하게 유지하거나 새로운 경로를 만들어냅니다. 반면, 단조롭고 수동적인 병실 환경은 뇌의 퇴화를 가속합니다. 스티븐 킹의 소설 〈랭골리어The Langoliers〉

의 비유를 기억하나요? 우리 뇌 속의 면역 세포인 마이크로글리아는 사용하지 않는 기억과 연결된 시냅스를 마치 소설 속 랭골리어처럼 먹어 치워 버립니다. 치매 환자들을 아무런 자극 없는 곳에 가두는 것은 뇌 속의 랭골리어들에게 소중한 삶의 기억들까지 마음껏 먹어 치우라고 내버려두는 것과 다름없습니다. 하지만 호그벡 마을처럼 자극이 풍부한 일상 환경은 뇌 속에 아직 남아 있는 시냅스들에 '보호 딱지'를 붙여 랭골리어들의 공격으로부터 소중한 기억과 인지 기능을 지켜내는 역할을 합니다.

미국 샌디에이고 인근의 '조지 글레너 알츠하이머 가족센터' 역시 같은 맥락에서 효과를 거두고 있습니다. 이곳은 환자들이 가장 생생하고 행복한 기억을 간직하고 있는 청년기 시절인 1950년대 미국 소도시의 풍경을 그대로 재현해 놓았습니다. 이를 통해 환자들은 '회상 요법Reminiscence Therapy'의 혜택을 누립니다. 익숙한 인테리어의 식당에서 밀크셰이크를 마시고 옛날 영화를 관람하는 활동은 뇌의 깊은 곳에 잠들어 있던 감정과 기억을 일깨웁니다. 이는 단순히 과거로의 도피가 아니라, 가장 견고하게 저장된 과거의 신경망을 자극하여 현재의 정서적 안정을 찾고 자아 존중감을 회복하는 고도의 뇌 훈련입니다. 랭골리어들이 아직 다 먹어 치우지 못한, 가장 단단하고 아름다웠던 생의 한 조각을 다시 단단하게 복원하는 과정인 셈입니다.

우리가 추구해야 할 미래는 이런 모습이 아닐지 생각합니다. 치매 환자를 관리의 대상으로 보지 않고, 그들이 가진 남은 인지 능력을 존중하며 사회 안에서 함께 살아가는 '스마트 치매 안심 사회'를 구축하는 것입니다. 이를 위해 사물인터넷IoT과 인공지능AI을 적극 활용한다면 이러한 꿈을 충분히 현실로 만들 수 있습니다. 막대한 비용을 들여 물리적인 마을을 짓지 않더라도, 사물인터넷과 인공지능으로 환자의 생활 패턴을 실시간으로 모니터링하고 위험을 감지하며 개인별 맞춤형 인지 자극을 제공받으면, 각자의 집과 지역 사회가 곧 '스마트 호그벡 마을'이나 '조지 글레너 알츠하이머 가족센터'가 될 수 있습니다. 이는 환자에게는 익숙한 환경에서의 자유를, 가족에게는 돌봄의 부담 경감을 선사할 것입니다.

우리는 흔히 치매를 '기억을 잃어버리는, 세상에서 가장 슬픈 병'이라고만 생각하지만, 사회가 그 짐을 나누어서 지고 환자의 주체성을 존중할 때 치매는 '조금 불편하지만, 여전히 아름다운 삶의 한 과정'이 될 수 있습니다. 이런 형태를 '예쁜 치매'라고 부르기도 합니다. 자신의 이름은 잊었을지라도 꽃향기에 행복해하고, 노래 리듬에 맞춰 어깨를 들썩이며, 언제든 가족과 이웃의 손을 잡을 수 있는 배려가 있는 사회, 그것이 우리가 2045년에 맞을 '치매 사회'에 대비하며 준비해야 할 모습입니다.

인디언들의 오랜 격언 중에는 "빨리 가려면 혼자 가고, 멀리 가려면 함께 가라"라는 말이 있습니다. 치매라는 거대한 파도는 어느 한 개인이나 가족의 힘만으로는 결코 넘어설 수 없습니다. 우리가 환자의 주체성을 존중하고 뇌과학과 뇌공학의 지혜를 모아 함께 노력한다면 우리는 치매라는 어두운 터널 속에서도 '인간다움'이라는 등불을 잃지 않고 마지막까지 존엄한 삶을 사는 것이 가능할 것입니다.

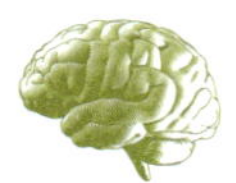

기억은
사실이 아니라
만들어지는 것?

우리는 가끔 과거 어떤 일에 대해 가족이나 친구들과 기억이 엇갈려 다투는 일이 있습니다. 이런 일을 당하면 무척 황당하지만, 사실 사람이 어떤 일을 기억한다는 것은 자신이 경험한 일과 이전의 경험들과 그때의 감정들을 연계하여 재구성한 뒤 저장해 자신의 필요에 따라 인출하는 것이라 매우 주관적입니다.

이런 경우를 가장 잘 묘사한 영화는 1950년 일본 구로사와 아키라 감독이 연출한 〈라쇼몽〉이라 생각합니다. 이 영화는 숲속에서 벌어진 어느 사무라이의 죽음을 두고, 살인 용의자인 강도와 죽은 이의 아내, 무당의 입을 빌린 사무라이의 영혼, 그리고 이를 지켜본 나무꾼까지 네 명의 목격자가 관청에 가서 모두 다르게 사건을 증언하는 내용을 보여 줍니다. 흥미로운 점은 이들이 단순히 거짓말을 하는 것이 아니라, 각자의 명예를 지키거나 자신의 치부를 가리기 위해 기억을 자신에게 유리한 방향으로 재구성한다는 것입니다. 이에 어떤 한 사건에 관련된 개인들이 각각 상반된 기억 혹은 해석을 내리는 현상을 '라쇼몽 효과'라 부르기도 합니다.

결국 이 효과는, 한 가지 사실이라도 그 사실을 받아들이는 개인의 동기나 주관적인 해석으로 인해 우리가 기억하는 사실이 객관적이지 못함을 설명합니다. 우리 뇌는 세상을 있는 그대로 기록하는 비디오카메라가 아니라, 자신의 가치관과 경험이라는 필터를 통해 정보를 걸러내고 편집하는 일종의 이야기꾼과 같습니다. 뇌과학적으로 보면, 기억을 담당하는 해마와 이를 해석하는 전두엽이 상호작용하는 과정에서 '나'라는 존재를 보호하려는 본능이 개입하게 됩니다. 즉, 우리는 보고 싶은 것만 보고 기억하고 싶은 대로 기억하는 존재인 셈입니다.

그럼에도 우리는 자신의 기억에 전적으로 의존하며 생활합니다. 그래서 전에 비해 갑자기 기억력이 떨어지면 무척 불안하고 힘든 마음이 들 수밖에 없습니다. 많은 사람이 저에게 뇌과학자들이 기억력을 향상시키는 장비나 기억을 되돌려주는 장치를 개발할 수 있는지 묻고는 합니다. 미국 보스턴대학교 심리학 및 뇌과학과의 로버트 라인하트Robert Reinhart 교수 연구진은 이러한 장비 개발의 가능성을 보여 주는 흥미로운 연구 결과를 발표하였습니다.

이 연구진은 그간 노년층의 인지 능력을 유지하거나 향상시키는 기술을 연구해 왔는데, '경두개 교류전기자극tACS'이라는 비침습적인 방법을 머리에 장치하여 뇌를 자극하면 노인성 건망증 증상이 완화된다는 것을 발견하였습니다. 뇌 속 뉴런은 서로 연결되어 복잡한 회로를 형성하며, 특정 신경 활동 패턴이 동기화되면서 기억이 만들어집니다. 노화가 진행되면 기억에 필요한 이 전기 신호들의 박자가 어긋나거나 왜곡이 발생하게 되는데, 마치 오케스트라의 연주가 불협화음을 내는 것과 같습니다. 연구진이 외부에서 미세한 전기 자극을 주어 이 신호들을 정상적인 박자로 맞춰 주니, 작업 기억과 장기 기억 능력이 눈에 띄게 개선되었다는 보고였습니다.

이 연구 결과 덕분에 향후 노화로 인해 진행될 수 있는 인지 장애를 줄일 수 있는 기술 개발에 전기가 마련되었습니다. 그런데 이 결과는 단순히 기억력을 강화하는 것을 넘어, 활동 패턴을 인위적으로 만들어낼 수 있다면 경험하지 않은 기억도 만들어낼 수 있음을 의미하기도 합니다. 실제로 캐나다 토론토대학교의 폴 프랭크랜드Paul Frankland 교수 연구진은 빛으로 뉴런을 조절하는 광유전학 기술을 이용해, 후각 정보를 처리하는 뇌 부위에 특정 활동 패턴을 인위적으로 주입하여 없던 기억을 만드는 연구 결과를 발표하였습니다. 이 연구에서 실험 동물은 실제 냄새 자극이 없었음에도 마치 이전에 경험했던 특정한 향기를 맡은 것처럼 행동하였습니다.

우리 뇌에서 기억 회로의 활동 패턴을 완벽히 복사하여 재현할 수 있다면, 실제 감각 자극이 없어도 생생한 경험을 할 수 있다는 뜻입니다. 이는 앞으로 매우 실감 나는 가상현실 기술의 발전을 가능하게 하며, 테슬라의 일론 머스크가 세운 '뉴럴링크'사처럼 인간의 뇌와 컴퓨터를 연결하여 기억을 업로드하거나 다운로드하려는 시도가 결코 〈매트릭스〉 같은 영화 속 이야기만은 아님을 말해 줍니다.

물론 가까운 미래에 타인의 기억을 해킹하거나 임의로 조작하는 무서운 일이 일어날지도 모른다는 우려도 있습니다. 하지만 그런 걱정보다는, 타인의 기억과 감정을 똑같이 경험해 봄으로써 서로의 입장을 깊이 있게 이해하고 공감할 수 있는 따뜻한 세상이 열리기를 기대해 봅니다.

나이가 들수록 우리는 자기 경험이 정답이라고 믿기 쉽지만, 사실 우리의 기억은 얼마든지 주관적이고 편집될 수 있음을 인정해야 합니다. 가족이나 친구와 과거의 일을 두고 의견이 엇갈릴 때, 상대방이 틀린 것이 아니라 '서로의 뇌가 각기 다른 이야기를 쓰고 있구나'라고 생각해 보세요. 이러한 유연한 마음가짐은 불필요한 갈등과 스트레스를 줄일 뿐 아니라, 뇌의 정서적인 안정을 찾는 데 도움을 줍니다.

"그대는 내가 아니다, 추억은 다르게 적힌다."

가수 이소라 님의 노래 〈바람이 분다〉의 한 구절입니다. 두 사람이 만들어간 하나의 사랑도 이별 뒤에는 각각 다른 이야기로 기억된다는 통찰은 우리에게 많은 깨달음을 줍니다. 진실은 하나일지 몰라도 그것을 품는 마음은 여럿일 수 있다는 사실을 겸허히 받아들이는 것, 그것이야말로 진정한 '어른의 품격'이 아닐까요?

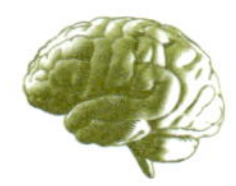

집안일이
인지 능력을 높이는
뇌과학적 원리

우리가 매일 마주하는 사소한 일상에 뇌를 젊고 활기차게 만드는 비밀이 숨겨져 있다면 믿겠습니까? 많은 사람이 뇌 건강을 지키기 위해 값비싼 영양제를 찾거나 복잡한 외국어를 배우고, 때로는 어려운 퀴즈를 푸는 데 힘을 쏟기도 합니다. 물론 이러한 활동들도 뇌에 긍정적인 자극을 주지만, 뇌과학의 관점에서 볼 때 가장 효과적이고도 실천하기 쉬운 뇌 훈련법은 바로 우리 머리맡과 발밑에 늘 존재합니다. 바로 매일 반복되는 '집안일'입니다.

그동안 우리는 자녀들에게 "나머지는 엄마가 다 알아서 할 테니 너는 책상 앞에만 앉아 있으라"라고 말하며 배려해 왔고, 은퇴한 가장들에게는 "평생 밖에서 고생했으니 이제 집에서는 편히 쉬라"라며 가사 노동으로부터 거리를 두게 하는 것을 미덕으로 여겨 왔습니다. 하지만 최근 발표된 흥미로운 연구들은 이러한 헌신적인 배려가 도리어 사랑하는 이들의 뇌 성장을 저해하거나 인지 기능을 약화하는 결과를 초래할 수 있다고 경고합니다.

호주 라트로브대학교의 심리학자 디애나 테퍼Deanna Tepper 교수 연구진은 집안일이 선물하는 '뇌 단련 효과'를 과학적으로 증명해 냈습니다. 연구진은 5세에서 13세 사이의 어린이 207명을 대상으로 평소 집안일에 참여하는 정도와 인지 능력 사이의 상관관계를 면밀히 분석했습니다. 그 결과, 스스로 식사 준비를 돕거나 가족을 위해 요리에 참여하고, 정원을 가꾸는 등의 집안일을 규칙적으로 수행하는 아이들이 그렇지 않은 아이들에 비해 학업 성취도가 높을 뿐만 아니라 복잡한 상황에서의 문제 해결 능력 또한 월등히 뛰어나다는 사실을 발견했습니다. 연구진은 이 과정에서 '실행 기능executive function'이라는 핵심적인 인지 능력에 주목했습니다.

여기서 말하는 '실행 기능'이란 우리 뇌의 전두엽, 특히 앞부분에 있는 전전두엽에서 담당하는 고차원적인 통제 능력을 일컫습니다. 비유하자면 오케스트라의 지휘자나 거대 기업의 CEO와 같은 역할입니다. 실행 기능은 크게 세 가지 핵심 요소로 나뉩니다. 첫째는 작업 기억working memory으로, 어떤 목표를 달성하는 데 필요한 정보를 뇌 속에 잠시 담아두고 조작하는 능력입니다. 둘째는 인지적 유연성cognitive flexibility으로, 상황이 바뀌었을 때 기존의 생각을 수정하여 빠르게 대처하는 능력입니다. 마지막 셋째는 억제 제어inhibitory control로, 목표와 상관없는 충동이나 유혹을 뿌리치고 주의를 집중하는 능력입니다. 집안일은 바로 이 세 가지 능력을 동시에 훈련할 수 있는 완벽한 실습장입니다.

예를 들어, 된장찌개 하나를 끓이더라도 우리는 무엇을 먼저 넣어야 할지 순서를 기억해야 하고(작업 기억), 두부가 없으면 애호박을 더 넣는 식으로 대안을 찾아야 하며(인지적 유연성), 요리하는 도중에 핸드폰에 한눈을 팔지 않도록 자신을 다스려야 합니다(억제 제어). 이러한 일련의 과정이 아이들의 뇌를 독해나 수학 문제를 풀 때 필요한 기초 체력을 튼튼하게 만들어 줍니다.

중요한 점은 이러한 '집안일의 마법'이 성장기 어린아이들뿐 아니라, 인생의 황혼기를 지나는 시니어에게도 동일하게, 어쩌면 더욱 강력하게 적용된다는 사실입니다. 나이가 들면 신체적인 노화와 함께 기력이 떨어지면서 자연스럽게 외부 활동량이 줄어들기 쉽습니다. 특히 평생을 밖에서 일하며 가부장적인 시대 분위기 속에서 집안일은 오롯이 배우자의 몫으로만 여겨 왔던 남성의 경우, 은퇴 후 집 안에 머무는 시간이 늘어나도 선뜻 빗자루를 들거나 앞치마를 두르는 것이 낯설고 어색하게 느껴진다고 말합니다. 하지만 뇌과학적으로 볼 때, 은퇴 후의 단조로운 일상은 뇌 건강에 가장 큰 적입니다. 자극이 없는 뇌는 빠르게 퇴화하기 때문입니다.

시니어들에게 집안일은 뇌의 노화를 늦추고 인지 기능을 보호하는 가장 저렴하고도 효과적인 비침습적 치료법입니다. 우리가 흔히 '생활의 지혜'라고 부르는 것들은 사실 고도의 실행 기능이 집약된 결과물입니다. 빨래를 색깔별, 소재별로 분류하여 세탁기를 돌리고, 건조된 옷을 정해진 위치에 차곡차곡 정리하는 과정은 뇌의 분류 능력과 공간 지각 능력을 자극합니다. 집 안 구석구석의 먼지를 확인하고 청소 동선을 효율적으로 짜는 행위는 전두엽의 기획 능력을 활성화합니다. 특히 요리는 미세 운동 능력과 시각, 후각, 미각 등의 다감각적 자극을 동시에 제공하여 뇌의 신경망을 촘촘하게 유지해 줍니다. 실제로 여러 연구에 따르면, 일상적인 가사 활동에 적극적으로 참여하는 노인들이 그렇지 않은 이들에 비해 인지 기능 저하 속도가 현저히 느리며, 치매 발병 위험 또한 낮아진다는 보고가 잇따르고 있습니다.

집안일을 '가족을 위한 희생'이나 '고된 노동'으로만 여기지 말고, 뇌를 젊게 유지하는 '최첨단 뇌 훈련 프로그램'이라고 바꿔 보면 어떨까요? 처음에는 식사 후 그릇을 싱크대로 옮기는 작은 일부터 시작해도 좋습니다. 익숙해지면 간단한 나물 무치기나 자기 주변의 물건들을 정리하는 식으로 범위를 넓혀 가는 것입니다. 낯선 가전제품의 사용법을 익히고, 새로운 요리법에 도전하는 그 모든 과정에서 우리 뇌는 '이게 뭐지?' 하고 깨어나며 새로운 신경 연결망을 만들어 냅니다. 이것이 바로 우리가 추구하는 늙지 않는 뇌를 만드는 실천적인 모습입니다.

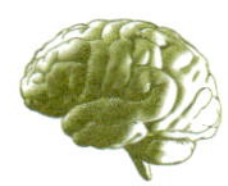

고강도 운동은 공간 기억력,
저강도 운동은 일화 기억력

· · · ·

얼마 전, 저의 친구가 손목을 들어 보이며 스마트워치를 자랑했습니다. 자신이 오늘 몇 보를 걸었고, 어젯밤에는 몇 시간을 잤는데 그중 2시간은 아주 깊게 잤다는 사실, 방금 나를 만나기 위해 급하게 오느라 숨이 좀 찰 정도로 유산소 운동을 했다는 사실을 이런저런 버튼을 눌러 화면을 바꿔가며 설명해 주었습니다. 이처럼 요즘은 손목 위의 작은 시계 하나가 우리의 일거수일투족을 기록하는 시대입니다. 시간 확인이나 전화 통화를 넘어, 나의 심장 박동과 걸음 수, 수면의 질까지 실시간으로 확인하는 세상이 된 것이죠. 뇌과학자 관점에서 볼 때, 온종일 개인의 건강 정보를 모니터링할 수 있게 된 것은 의학 연구에 있어 '혁명'과도 같은 변화입니다.

과거의 연구들이 병원이라는 제한된 공간에서 짧은 시간 동안 측정한 단편적인 정보에 의존했다면, 스마트워치는 마치 24시간 돌아가는 CCTV처럼 우리 몸의 데이터를 끊임없이 수집합니다. 이는 복잡한 미제 사건을 사진 몇 장으로 추리하느라 애쓰던 형사들에게, 사건의 전모가 담긴 CCTV 영상이 제보된 것과 같은 기적입니다. 덕분에 우리는 그동안 풀지 못했던 뇌와 건강에 관한 수수께끼들에 다시 도전할 수 있게 되었습니다.

이 기술 혁신이 밝혀낸 아주 흥미로운 사실이 하나 있습니다. 바로 "나이 든 뇌를 위해서는 어떤 운동이 가장 좋을까?"라는 질문에 대한 답입니다. 미국 다트머스대학교 심리학과의 제레미 매닝Jeremy Manning 교수 연구진은 스마트워치를 착용한 113명의 데이터를 무려 1년 동안 추적 관찰했습니다. 연구진은 이들의 방대한 활동 데이터와 기억력, 정신건강 설문조사를 분석하여 운동의 강도가 뇌에 미치는 영향을 파악했습니다. 우리는 흔히 '땀을 뻘뻘 흘리며 숨이 턱 끝까지 차오르는 고강도 운동'을 해야만 건강허지고 머리도 좋아진다고 생각합니다. 하지만 연구 결과는 우리의 예상과 다른 답을 내놓았습니다.

격렬한 운동을 한 사람들은 주차장에 차를 어디에 두었는지 기억하는 것과 같은 '공간 기억력'이 좋아졌습니다. 동시에 그들은 높은 스트레스 수치를 보였죠. 반면, 산책이나 가벼운 스트레칭처럼 낮은 강도로 규칙적인 운동을 한 사람들은 '일화 기억Episodic Memory 능력이 눈에 띄게 좋아졌습니다. 일화 기억이란 "지난 주말에 친구들과 무엇을 먹었지?", "손주가 언제 처음 걸음마를 했더라?"와 같이 일상의 사건과 이야기를 재구성해 내는 능력입니다. 더욱 고무적인 사실은 저강도 운동을 한 그룹에서 불안과 우울감을 느끼는 비율이 현저히 낮았다는 점입니다. 즉, 가볍게 몸을 움직이는 것만으로도 마음의 불안을 잠재우고 우울한 기분을 털어내는 데 탁월한 효과가 있다는 것이 과학적으로 증명된 셈입니다.

많은 사람이 '운동해야 한다'는 말을 숙제처럼 무겁게 느낍니다. 헬스장에 가서 무거운 기구를 들어야 할 것 같고, 숨이 차도록 달려야 운동이 될 것 같다는 생각에 엄두조차 내지 못하고 포기해 버리기 쉽죠. 스마트워치가 우리에게 알려준 정답은 '즐겁고 가벼운 움직임'입니다. 굳이 비싼 운동복을 입고 땀 흘리며 달리지 않아도 됩니다. 편한 신발을 신고 동네를 천천히 산책하거나, 좋아하는 음악을 틀어놓고 가볍게 몸을 흔드는 것만으로도 충분합니다.

이러한 '저강도 운동'은 우리 뇌가 지난 삶의 아름다운 추억들을 생생하게 기억해 내도록 돕고(일화 기억 향상), 뇌의 노화를 촉진하는 불안과 우울을 쫓아냅니다. 이제 운동은 의무가 아니라 스스로에게 주는 선물입니다.

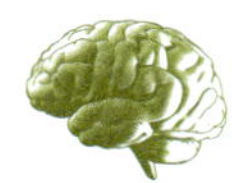

눈치가 빠르면
언어도 잘 배운다

• • •

  현대 사회에서 영어를 모국어로 쓰지 않는 나라의 학생들은 대부분 영어를 배웁니다. 우리나라 학생들은 영어는 물론 제2외국어까지 공부하는 경우도 많습니다. 첫 영어 수업, 저는 영어를 알아듣기보다는 선생님의 표정을 보고 눈치로 알아챘던 것 같습니다. 선생님 질문에 답변했을 때 선생님의 표정만 봐도 정답을 말했는지 봉창을 두드렸는지 쉽게 알 수 있었으니까요. 그래서 어릴 때 시작한 영어 공부가 외국어 능력은 몰라도 눈치를 키우는 데는 확실히 큰 도움을 주었다고 생각합니다. 이러한 저의 경험은 과학적으로 근거가 있는 것일까요?

  영국 앵글리아 러스킨대학교의 딘 디소자Dean D'Souza 교수 연구진이 발표한 연구 결과에 따르면, 이중언어를 구사하는 가정에서 자란 아이들이 성인이 되어 새로 외국어를 배운 사람들보다 눈썰미가 좋다고 합니다. 즉 이중언어를 구사하는 가정에서 성장하면 예상치 못한 인지적 이점, 즉 '눈치 백단'이 된다는 것이죠. 디소자 교수 연구진은 127명의 성인을 대상으로 시각적 변화에 대한 감지 능력을 테스트하는 실험을 수행하였습니다. 실험은 화면에 나타난 사진을 주시하는 것이었는데, 사진 하나는 점차 바뀌고 다른 사진은 그대로 남도록 하였습니다. 이중언어를 구사하는 가정에서 자란 사람들은 성인이 되어 새로 외국어를 배운 사람들보다 훨씬 더 빨리 사진이 바뀌고 있다는 것을 알아챘습니다.

또한 이중언어 가정에서 자란 사람들은 바뀌는 그림으로 시선을 훨씬 더 빨리 옮기고 집중하였습니다. 이는 이들이 더 빠르고 더 자주 주의를 전환함으로써 복잡한 언어 환경에 쉽게 적응할 수 있었음을 말해 줍니다. 쉽게 말하자면 이중언어를 사용하는 가정에서 자란 아이는 눈치가 빨라 다른 사람 입의 움직임, 표정, 미묘한 움직임과 같은 다양한 시각 정보를 이용하여 언어를 배우는 능력이 좋다는 것입니다.

이번 연구가 성인을 대상으로 한 연구임을 고려한다면, 이러한 특별한 언어 학습 능력은 성인이 되어도 잘 유지된다는 것을 암시합니다. 그러니 어릴 때부터 이런 외국어 학습 능력을 키운다면 아마도 나중에 다른 언어를 배우는 데도 큰 도움이 되겠죠? 이런 이유로 이중언어를 완벽하게 하는 사람들이 모국어만 사용하는 사람들보다 몇 개국 언어를 더 쉽게 배우는지도 모르겠습니다.

방학에 외국어 공부를 열심히 하는 우리 자녀들은, 나중에 출중한 외국어 능력을 뽐내는 것은 물론 다른 사람의 표정 변화도 잘 인지하여 상대방을 배려하는 훌륭한 사회인으로 성장하게 될 것입니다. 뇌는 나이가 들면 속도는 느려질지 모르지만, 신경 가소성 덕분에 쓰면 쓸수록 성능은 좋아집니다. 그러니 늦었다고 생각 말고 지금이라도 외국어 하나 정도 더 배워 해외여행에서 유용하게 사용해 보기를 권합니다.

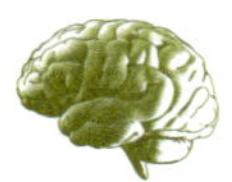

공부는 '오래'보다
'간격'이다

• • •

　우리가 흔히 가지는 고정관념 중 하나는 '무언가에 오래 매달려 있을수록 성과가 비례해서 나타날 것'이라는 믿음입니다. 자녀를 둔 부모라면 아이가 책상 앞에 오래 앉아 있으면 마음이 놓이거나, 반대로 앉은 지 얼마 되지 않아 자리를 뜨면 속상해한 경험이 있을 것입니다. 하지만 우리 자신의 과거를 한번 돌이켜볼까요? 시험 전날 밤을 하얗게 새우며 외웠던 그 수많은 지식 중, 지금 머릿속에 남은 것은 과연 얼마나 되나요? 아마도 대다수는 시험지를 제출함과 동시에 안개처럼 사라져 버렸을 것입니다.

　이는 우리의 의지력이 부족해서가 아니라, 우리 뇌가 정보를 받아들이고 저장하는 방식이 본래 그렇게 설계되지 않았기 때문입니다. 뇌는 단시간에 방대한 정보를 쏟아붓는 방식보다는, 적절한 휴식을 사이에 두고 정보를 반복적으로 접할 때 훨씬 더 강력하고 오래 그 기억을 유지합니다.

이러한 현상을 뇌과학에서는 '간격 효과spacing effect'라고 부릅니다. 이 개념은 사실 19세기 독일의 심리학자 헤르만 에빙하우스Hermann Ebbinghaus가 자신의 '망각 곡선' 연구를 통해 처음 발견한 아주 유서 깊은 원리입니다. 에빙하우스는 정보를 한꺼번에 몰아서 학습하는 '집중 학습'보다 시간 간격을 두고 여러 번 나누어 학습하는 '분산 학습'이 장기 기억 형성에 훨씬 유리하다는 사실을 밝혀냈습니다. 하지만 최근까지도 우리 뇌 속의 뉴런들이 구체적으로 어떤 과정을 거쳐 이러한 차이를 만들어내는지는 베일에 싸여 있었습니다. 그러다 2021년, 독일 막스플랑크 신경생물학연구소의 피터 골트슈타인Pieter Goltstein 박사팀이 생쥐 실험을 통해 이 수수께끼를 풀 수 있는 결정적인 단서를 제공하며 전 세계 뇌과학계의 주목을 받았습니다.

연구진은 생쥐에게 미로 속의 특정 위치를 기억하게 하는 학습 과제를 주면서, 학습과 학습 사이의 시간 간격을 달리했을 때 뇌 속에서 어떤 일이 벌어지는지를 '이광자 현미경two photon microscope'이라는 특수 광학 장비로 실시간 관찰했습니다. 흥미롭게도, 우리가 흔히 '벼락치기'를 하듯 짧은 시간 동안 반복해서 학습하면, 생쥐의 뇌는 매번 서로 다른 뉴런들을 활성화했습니다. 마치 새로운 정보를 받을 때마다 뇌의 다른 구역을 사용하는 것처럼 보였습니다. 반면, 충분한 휴식 시간을 두고 간격을 넓혀 학습을 진행했을 때는 처음에 활성화되었던 바로 그 '동일한 뉴런'들이 다시금 깨어나 활동하는 것이 관찰되었습니다.

이 '동일한 뉴런의 재활성화'가 바로 기억 강화의 핵심 열쇠입니다. 뇌과학에서 기억이란 뉴런과 뉴런 사이의 연결 통로인 '시냅스'가 강화되는 과정을 의미합니다. 간격을 두고 학습하여 같은 뉴런이 반복해서 자극받으면, 뇌는 이 정보를 '아주 중요하고 반복해서 나타나는 필수 정보'라고 판단합니다. 이에 따라 뉴런들 사이의 연결고리는 더욱 단단해지고, 정보를 전달하는 효율도 비약적으로 높아지게 됩니다. 이것이 바로 우리가 쉬엄쉬엄 공부할 때 기억이 더 오래가는 과학적인 이유입니다. 벼락치기처럼 몰아서 공부하면 뇌는 정보를 일회용 소모품처럼 취급하여 임시 저장소에 잠시 두었다가 지워버리지만, 간격을 두면 장기 보관소로 옮겨 영구히 저장하는 것입니다.

더욱 놀라운 사실은 이 연구에서 발견된 '휴식의 황금비율'입니다. 연구팀은 휴식 시간이 너무 짧아도 문제지만, 그렇다고 무작정 길기만 해서도 안 된다는 점을 발견했습니다. 기억의 강화 효과는 특정 지점에서 정점을 찍고 그보다 더 길어지면 오히려 줄어드는 경향을 보였습니다. 즉, 뇌가 앞서 배운 정보를 잊어버리기 직전에 다시 그 정보를 접하게 하는 '절묘한 타이밍'이 존재한다는 것입니다(1시간, 1일, 일주일, 한 달 등). 이는 우리가 일상에서 무언가를 배우거나 익힐 때, 무조건 오래 앉아 있거나 혹은 너무 오랫동안 손을 놓아버리는 양극단의 방식이 모두 비효율적임을 시사합니다.

나이가 들면서 "자꾸 깜빡깜빡한다"며 걱정하는 사람이 많지만, 이는 뇌의 능력이 완전히 사라진 것이 아니라 정보를 저장하고 인출하는 전략이 조금 더 세심해져야 한다는 신호일 뿐입니다. 이제부터는 뇌를 혹사하는 방식이 아니라, 뇌가 즐겁게 일할 수 있도록 '간격 효과'를 일상에 적용해 보기를 바랍니다.

새로운 취미나 지식을 익힐 때 '조금씩, 자주'의 원칙을 세워 보세요. 예를 들어 새로운 스마트폰 기능을 배우거나 좋아하는 시 한 편을 외우고 싶다면 한 시간 내내 붙잡고 씨름하지 말고, 시간을 나누어 접근하는 것입니다. 아침에 15분 정도 집중해서 살펴본 뒤, 점심 식사 후에 다시 15분, 그리고 잠들기 전에 15분을 투자하는 식입니다.

이때 중요한 것은 중간의 '휴식'입니다. 쉬는 동안 우리 뇌는 가만히 있는 것이 아니라, 방금 들어온 정보를 정리하고 시냅스를 강화하는 '공고화consolidation' 작업을 수행합니다. 차 한 잔을 마시거나 가볍게 창밖을 내다보는 그 짧은 시간이 사실은 뇌가 기억을 단단하게 다지는 가장 바쁜 시간인 셈입니다.

운동에서도 이 원리는 빛을 발합니다. 걷기 운동을 할 때 한 번에 두 시간씩 무리해서 걷기보다, 오전과 오후로 나누어 적절한 휴식과 함께 실시하는 것이 신체 기능 유지와 뇌 혈류량 개선에 더 효과적입니다. 우리 몸과 뇌는 적절한 자극 뒤에 찾아오는 휴식을 통해 비로소 성장하고 회복합니다. 진정한 건강은 세월의 흐름에 저항하며 힘겹게 싸워서 얻는 것이 아니라, 우리 뇌의 자연스러운 리듬을 이해하고 그 흐름에 몸을 맡길 때 이루어집니다.

과거 우리는 쉼 없이 달리는 것을 미덕으로 여겨 왔습니다. 하지만 뇌과학은 우리에게 '잠시 멈춤'이 결코 낭비가 아니라고 위로합니다. 적절한 간격을 두고 취하는 휴식은 다음 단계로 나아가기 위한 뇌의 준비 과정이자, 기억을 완성하는 필수적인 활동입니다. 오늘부터는 과학적 근거를 바탕으로 한 '간격 효과'를 생활화하면서, 더 여유롭게 새로운 자극들을 소화해 나가 봅시다.

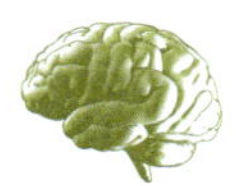

사회적으로나 인지적으로, 인간은 평생 배워야 한다

· · ·

챗GPT로 촉발된 인공지능 열풍은 많은 사람에게 신기술이 사회를 더 편리하게 해줄 것이라는 기대를 품게 합니다. 실제로 인공지능 기술에 기반한 서비스가 세상에 쏟아져 나오면서 사회는 빠르게 복잡해지고 있습니다. 예를 들어 스마트폰 하나로 전 세계와 소통하는 현재와 달리, 불과 50년 전만 해도 국제전화를 연결하기 위해 교환수가 필요했으니, 우리가 경험하는 기술 발전의 속도가 얼마나 빠른지 실감할 수 있습니다.

젊은 세대는 윗세대가 새로운 기기와 문명을 배우면 된다고 쉽게 생각하겠지만, 윗세대에게 그 과정은 무척 복잡하고 어렵습니다. 이렇게 급변하는 세상에서 윗세대는 새로운 기술의 혜택을 누리거나 새로운 환경에 적응하여 생활하는 것이 영영 불가능한 일일까요? 이러한 질문에 대한 해답을 2024년 폴란드 SWPS대학교 심리학연구소의 마치에이 코시치엘니아크Maciej Kościelniak 교수 연구진이 발표했습니다. 연구진은 특별히 고안된 도박 과제를 통해 업무 수행 능력 평가 실험을 진행했습니다.

실험에 참여한 시니어 세대는 심각한 재정적, 사회적 결과를 초래할 수 있는 상황에서 처음에는 예상대로 청년 세대보다보다 더 많은 실수를 합니다. 하지만 연습을 통해 차츰 의사 결정 과정을 성공적으로 학습하고 개선했습니다. 실험이 끝날 무렵에는 청년 참가자들과 똑같이 임무를 잘 수행했습니다. 어떤 일에서는 시니어 참가자들이 청년 참가자들보다 위험을 더 감수하기도 했고, 유인 효과에 효과적으로 대응하는 능력도 청년 참가자들에 크게 뒤처지지 않았습니다. 단, 시간이 좀 더 걸렸죠. 이를 통해 나이가 든다는 것은 배움의 속도에는 영향을 줄 수 있지만, 올바른 결정을 내리는 능력이나 유인 행위에 대한 방어 능력을 저하하지는 않음을 시사합니다. 그러니 당연한 이야기지만 충분한 연습 기회와 시간만 주어진다면 이들도 청년 세대처럼 능숙하게 스마트폰을 다룰 수 있다는 것이죠.

2024년 7월을 기점으로 우리나라 65세 이상 고령 인구가 1,000만 명을 넘어 본격적으로 초고령 사회(UN 기준, 전체 인구 중 65세 이상 비중이 20%를 초과하는 사회)에 진입했습니다. 보건위생과 의약학 발전에 따라 우리는 생명 연장이라는 혜택을 받고 있고, 덕분에 인생 이모작의 삶을 살아가게 되었습니다. 서울대학교 김태유 교수님은 2013년에 발간한 저서 《은퇴가 없는 나라》에서 인생 이모작에 필요한 교육의 중요성을 특별히 언급합니다. 인생 일모작의 삶에서는 대학에서 습득한 지식을 바탕으로 직업 생활을 하지만, 인생 이모작의 삶에서는 인생 일모작의 삶에서 축적한 경험과 경륜을 바탕으로 새로운 직업에 필요한 지식을 습득해야 합니다.

인생 이모작의 삶을 준비하는 시기는 10대처럼 단시간에 많은 양을 학습하는 일이 쉽지 않습니다. 따라서 이 시기에 이루어지는 학습 과정에서는 인지적 쇠퇴가 아니라 충분한 적응 시간을 염두에 두고 그 방법의 개발과 정책 수립이 필요함을 코시치엘니아크 박사의 연구는 말해 줍니다.

이런 노력을 바탕으로 사회가 마음을 모아 차근차근 준비한다면, 과학기술의 발전으로 우리 수명이 더욱 늘어나더라도 인생 후반기를 막연한 두려움이 아닌 계속 배움과 도전의 기회로 바라볼 수 있게 될 것입니다.

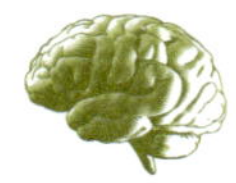

깜빡깜빡한다?
새로운 자극을 달라는
뇌의 신호

• • • •

　영화 〈오스틴 파워스〉는 007 제임스 본드를 패러디한 B급 코미디 영화로 유명합니다. 이 영화에는 악당 '닥터 이블'이 부하들을 모아놓고 자신의 원대한 계획을 설명하는 장면이 나옵니다. 그는 비장한 표정으로 "난 이 세상에 무서운 것이 딱 세 개가 있어"라고 운을 떼고는, 첫 번째와 두 번째는 잘 이야기합니다. 그런데 정작 가장 중요한 세 번째가 무엇인지 기억나지 않아, 부하들의 간절한 눈빛 앞에서도 얼버무리는 우스꽝스러운 모습을 보입니다.

　영화 속에서는 웃음을 자아내는 장면이지만, 현실에서 이런 일이 닥치면 우리는 마냥 웃을 수만은 없습니다. 직장 상사에게 업무 지시를 받았는데 돌아서면 까먹거나, 방금 냉장고 문을 열어놓고 "내가 뭘 꺼내려 했지?"라며 멍하니 서 있는 경험, 누구나 한 번쯤 있을 것입니다.

　이런 건망증은 단순히 기억력이 나빠져서라기보다, 우리 뇌 속

‘작업 기억working memory’ 용량과 관련이 깊습니다. 우리의 기억은 크게 세 가지도 나뉩니다. 초등학교 친구의 이름이나 얼굴처럼 수년이 지나도 저장되는 ‘장기 기억’, 아침 출근길에 스쳐 지나간 사람의 얼굴처럼 금방 사라지는 ‘단기 기억’, 정보를 처리하기 위해 일시적으로 뇌에 띄워두는 ‘작업 기억’입니다. 작업 기억은 쉽게 말해 뇌의 ‘메모장’ 혹은 컴퓨터의 ‘램RAM’과 같습니다. 전화를 걸기 위해 방금 들은 전화번호를 잠시 머릿속에 외우고 있는 순간, 우리는 작업 기억을 사용하고 있는 것입니다.

1974년 영국의 심리학자 앨런 배들리Alan Baddeley와 그레이엄 히치Graham Hitch가 정립한 이론에 따르면, 작업 기억은 단순한 저장이 아니라 정보를 조작하고 처리하는 핵심적인 인지 기능입니다. 책 읽을 때를 생각해 볼까요? 앞 문장의 내용을 기억하고 있어야 뒤 문장의 맥락을 이해할 수 있습니다. 만약 작업 기억 용량이 작다면, 방금 읽은 내용이 머릿속에 머물지 않고 증발해 버리기 대문에 글의 흐름을 놓치고 집중하기 어려워집니다.

과거에는 이러한 뇌의 능력이 어린 시절에 완성되고, 성인이 되면 멈추거나 퇴화한다고 믿었습니다. 2020년 미국 시카고대학교 모니카 로젠버그Monica Rosenberg 교수팀의 연구처럼, 작업 기억이 좋은 아이들이 학습 능력이 뛰어나다는 결과는 익히 알려져 있습니다 하지만 이제 우리는 더 희망적인 사실을 알고 있습니다. 바로 ‘신경 가소성Neuroplasticity’입니다. 신경 가소성이란 뇌가 되부의 자극, 경험, 학습으로 끊임없이 구조와 기능을 변화시키는 능력을 말합니다. 즉, 인간의 뇌는 나이가 들어도 멈추지 않고 계속해서 성장하고 변화할 수 있습니다. 굳어버린 돌이 아니라, 빚는 대로 모양이 변하는 점토와 같습니다.

나이가 들수록 깜빡깜빡하는 일이 잦아진다면, 그것은 뇌가 늙어서라기보다 뇌에 새로운 자극을 주지 않았기 때문일 수 있습니다. 성인의 뇌도, 심지어 노년의 뇌도 적절한 훈련과 자극을 받으면 작업 기억의 용량을 늘릴 수 있습니다.

그렇다면 어떻게 작업 기억을 키울 수 있을까요? 가장 좋은 방법은 '능동적인 독서'입니다. 텍스트를 눈으로만 훑는 것이 아니라, 내용을 머릿속으로 요약하고, 앞뒤 문맥을 연결하며 읽는 과정은 작업 기억을 훈련하는 최고의 근력 강화 운동입니다.

텔레비전이나 스마트폰 같은 수동적인 자극에서 잠시 멀어지는 대신 깊이 있는 독서로 뇌에 신선한 자극을 선물해 보기를 바랍니다. 책을 읽고 사색하는 동안 우리의 뉴런은 새로운 연결망을 만들어 뻗어 나가며 더 총명하고 깊어질 것입니다.

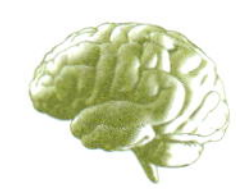

말하기와 쓰기,
아날로그식 자극의 힘

• • •

우리는 누구나 시간이 흘러도 총명한 뇌를 유지하며 지혜로운 노년을 보내기를 꿈꿉니다. 젊은 시절의 열정만큼이나 소중한 것이 바로 노년의 '총기'이며, 이를 위해 많은 분이 이른바 '두뇌 훈련'에 관심을 가집니다. 최근에는 가상현실VR이나 인공지능AI을 활용한 게임들이 인지 기능을 높여 준다는 광고를 쉽게 접할 수 있고, 이를 '디지털 도핑'이라 부르며 단기간에 뇌를 젊게 만들 수 있다는 말을 믿는 경우가 적지 않습니다. 하지만 뇌를 연구하는 과학자의 시선으로 볼 때, 모니터 앞에서 깜빡이는 화면에 기계적으로 반응하는 것만으로 우리의 지성이 깊어지고 뇌가 근본적으로 건강해질 수 있는지는 되짚어볼 필요가 있습니다.

그동안 시중에 나온 수많은 두뇌 훈련 프로그램은 화려한 홍보 문구와 달리 과학적 근거가 부족한 경우가 많았습니다. 이에 대해 한 가지 답을 주는 연구 결과가 2024년 발표되었습니다. 영국 유니버시티칼리지 런던(UCL)대학교의 니콜라우스 슈타인바이스Nikolaus Steinbeis 교수 연구진은 어린이들을 대상으로 8주간 강도 높은 두뇌 훈련 게임을 진행하며 그 변화를 관찰했습니다. 충동을 억제하고 목표에 집중하는 '인지 조절' 능력을 키우는 데 집중한 이 실험에서, 훈련을 받은 이들은 해당 게임의 점수는 올라갔지만, 전반적인 인지 능력이나 학업 성취도, 지능지수IQ에는 아무런 변화가 없었습니다. 특히 MRI 촬영을 통해 뇌의 구조나 신경망의 연결성을 분석해 보았으나 유의미한 변화는 발견되지 않았습니다. 이는 특정한 게임을 열심히 하면 그 게임 숙련도만 올라갈 뿐, 그것이 실제 삶의 문제를 해결하는 지혜나 뇌의 본질적인 인지적 탄력성으로 이어지지는 않는다는 '전이 효과의 한계'를 보여 줍니다. 출퇴근길이나 여가 시간에 스마트폰으로 즐기는 단순한 두뇌 게임 역시 시간을 보내는 용도로는 즐거울 수 있으나, 뇌의 근원적인 힘을 키우는 데는 한계가 있다는 뜻입니다.

진정한 두뇌 훈련은 무엇일까요? 그 해답을 찾기 위해서는 우리 뇌의 본질을 먼저 이해해야 합니다. 히포크라테스는 일찍이 뇌를 '인간의 지성과 감정을 조절하는 기관'이라고 정의했습니다. 1,000억 개의 뉴런으로 이루어진 이 경이로운 소우주는 단순히 단편적인 정보를 입력받는 것을 좋아하지 않습니다. 뇌는 본래 호기심이 가득한 존재여서, 다양한 경로로 들어온 복잡한 정보를 기존의 기억과 버무리고, 거기에 감정이라는 색을 입혀 자신만의 '지식'으로 재창조하는 통합적인 과정을 즐깁니다. 이러한 고차원적인 인지 활동을 가능하게 하는 가장 강력한 도구가 바로 '언어'입니다.

인간이 다른 동물과 달리 고도의 문명을 이룰 수 있었던 비결은 언어를 통해 지식을 축적하고 성찰했기 때문입니다. 우리 뇌에는 말하는 '브로카 영역'과 언어를 이해하는 '베르니케 영역'이라는 전용 중추가 있어, 정보를 듣고 이해하며 자기 생각을 정교하게 표현하는 복잡한 과업을 수행합니다. 뇌 용량과 지능의 관계를 보여 주는 흥미로운 고고학적 사례로 '보스콥인'이 있습니다. 이들의 뇌 용량은 현대 인류보다 훨씬 컸지만, 그들은 문명의 흔적을 남기지 못한 채 멸종했습니다. 이는 뇌의 크기라는 하드웨어보다, 그것을 연결하고 소통하며 의미를 만들어내는 '언어'와 '사회적 지능'이라는 소프트웨어가 건강한 뇌를 결정짓는 핵심임을 시사합니다.

오늘날 우리는 챗GPT나 제미나이 같은 인공지능이 순식간에 답을 내놓고, 일론 머스크의 뉴럴링크는 뇌에 칩을 심어 정보를 직접 내려받는 시대를 예고하고 있습니다. 하지만 이 모든 것은 뇌의 '정보 처리' 기능에만 국한된 이야기일 뿐입니다. 기계가 결코 흉내 낼 수 없는 뇌의 또 다른 축은 바로 '감정'과 '성찰'입니다. 인공지능이 답을 제시하는 시대일수록, 우리에게 필요한 것은 그 답의 이면을 꿰뚫어 보고 타인의 고통에 공감하며 삶의 의미를 되새기는 인간다운 능력입니다. 제 생각에 이러한 능력을 기르는 가장 고전적이면서도 완벽한 방법은 바로 '인문학 독서'와 '필사'입니다.

인문학은 문학, 역사, 철학을 통해 인간의 본질을 탐구하는 활동이며, 이는 뇌가 가장 선호하는 '통합적 사고'의 장입니다. 특히 이 훈련의 효과를 극대화하는 비결은 눈으로만 훑는 디지털 독서가 아니라, 손끝의 감각을 깨워 종이 위에 글자를 꾹꾹 눌러쓰는 아날로그 방식의 '필사'에 있습니다. 2021년 미국 노스캐롤라이나대학교 심리학과의 로버트 와일리Robert Wiley 교수 연구팀은 필사가 언어 학습에 미치는 영향을 발표했습니다. 낯선 아랍어 알파벳을 배울 때, 키보드로 타이핑하거나 눈으로만 본 그룹보다 종이에 직접 손글씨를 쓴 그룹이 글자를 훨씬 더 빨리 익혔을 뿐만 아니라, 배운 글자를 활용해 새로운 단어를 만드는 응용력도 탁월했습니다. 손글씨를 쓰는 동안 뇌의 운동 영역, 시각 영역, 언어 영역이 동시에 활성화되면서 강력하고 촘촘한 신경망을 구축하기 때문입니다.

최근에는 종이의 질감과 펜의 마찰음을 구현한 전자 패드들이 주목받고 있는데, 이는 인간의 뇌가 손으로 직접 무언가를 기록할 때 느끼는 그 즐거움을 본능적으로 원하고 있음을 보여 주는 대목입니다. 사각거리는 연필 소리, 종이의 부드러운 촉감, 잉크의 냄새는 오감을 자극하여 뇌를 깨우는 최고의 활동이 됩니다.

책을 읽다가 마음에 깊이 남는 문장을 발견했을 때, 그것을 천천히 손으로 옮겨 적어 보세요. 눈은 문장을 포착하고, 뇌는 의미를 되새기며, 손은 그 감동을 뇌의 깊은 곳에 각인시킵니다. 우리나라 조정래 작가가 "필사는 책을 되새김질하는 과정"이라 했고, 일본의 무라카미 하루키 작가가 필사를 통해 문장력을 키웠다는 이야기는 결코 우연이 아닙니다.

나이가 들수록 손의 미세한 움직임을 유지하는 것은 뇌의 운동 피질을 자극하여 인지 기능을 보전하는 데 큰 도움이 됩니다. 실제로 의료 현장에서는 인지 저하를 겪는 분들의 재활을 돕기 위해 필사를 보조적인 치료법으로 활용하기도 합니다.

오늘부터 화려한 디지털 기기나 단순한 두뇌 게임 앱을 잠시 내려놓고, 서재의 묵은 책이나 서점에서 고른 따뜻한 책 한 권을 펼쳐 보기를 권합니다. 굳이 어려운 고전이 아니어도 좋습니다. 나의 마음을 울리는 문장, 잊었던 추억이나 감성을 떠올리게 하는 구절을 찾아 정성껏 기록해 보세요. 천천히 읽고, 깊이 생각하며, 손으로 눌러 쓰는 고요한 시간 동안 노는 어떤 슈퍼컴퓨터보다 정교하고 따뜻하게 성장하며 자신을 치유해 나갈 것입니다. 이것이 바로 인공지능은 결코 도달할 수 없는, 인간만이 누릴 수 있는 고귀한 뇌 훈련법입니다.

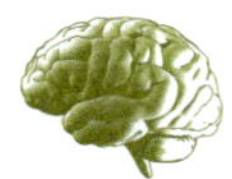

용서하되
잊지 않는다,
회복과 성장의 뇌과학

····

생활 속에서 종종 기억에 대한 상반된 이야기를 듣게 됩니다. 예를 들면, 수업 시간 선생님으로부터는 "아니 그걸 배운 지 얼마나 되었다고 벌써 다 까먹는단 말이냐?"라고 혼나고, 친구에게 빌려 준 빵값을 갚으라고 하면 "쪼잔하게 그걸 아직도 안 까먹었냐?"라고 타박합니다. 기억을 해도 문제, 기억하지 못해도 문제네요. 기억이란 과연 무엇일까요?

우리는 경험을 통해 새로운 것을 생각해 내기에 학습과 기억은 중요한 역할을 합니다. 학습이란 외부 세계에 대한 새로운 정보를 습득하는 기능이고, 기억은 습득한 정보를 필요할 때 활용할 목적으로 저장하고 소환하는 기능입니다. 내가 나다운 것은 내가 기억하는 주관적 경험 때문입니다. 따라서 한 사람의 기억은 그 사람의 정체성입니다. 그래서일까, 우리는 기억력을 유지하는 것에 매우 예민합니다.

　나이가 들수록 뇌에서 기억을 담당하는 부위들이 손상되기 시작하면서 우리의 의지에 반하여 기억은 소실되기 시작합니다. 대한민국은 초고령사회로, 기억력을 포함한 인지 기능이 저하되는 치매 등과 같은 뇌 질환이 빠르게 증가하며 사회문제가 되고 있습니다. 이에 많은 연구자가 기억력 유지나 인지 저하를 치료하기 위한 약물 개발에 매진하고 있습니다.

　그런데 사회 한편에는 지우고 싶은 기억으로 고통받는 사람들도 있습니다. 큰 정신적 충격을 수반하는 사고나 사건을 겪은 뒤 심적 외상을 받아 나타나는 '정신적 외상 후 스트레스 장애Post-Traumatic Stress Disorder(PTSD)'로 힘들어하는 경우가 대표적입니다. PTSD라 하면 천재지변이나 전쟁과 같이 큰일만 생각하는 경우가 많은데, 학교나 직장에서의 집단 괴롭힘 혹은 가정에서 일어나는 가정폭력도 원인이 될 수 있습니다. PTSD로 고통받는 사람은 치매로 고통받는 이들과 달리 특정 기억을 지우는 약물이나 시술 방법이 개발되기를 기다립니다.

　기억은 사실 경험과 감정 경험이 아우러진 하나의 사건으로 우리 뇌에 보관되며, 강한 감정 경험이 동반된 기억은 더 강렬한 기억으로 보관됩니다, 로이스 로리Lois Lowry의 SF소설 《기억 전달자》에서 이를 잘 묘사합니다. 이 소설에서 미래 인류는 인류 역사 속 고통스러운 기억을 모두 지우고 사는데, 오로지 '기억보유자'만이 인류의 과거 역사를 기억합니다. '기억보유자'는 때가 되면 기억전달자가 되어 다음 세대의 '기억보유자'에게 기억을 전달해 주는 임무를

수행하는데, 이때 '기억전달자'는 사실에 대한 기억을 전달하는 것
보다 감정을 되찾도록 도와줍니다. '기억전달자'는 다음 세대의 '기
억보유자'가 에피소드에 담긴 감정을 경험하고 공감하도록 합니다.
덕분에 다음 세대의 '기억보유자'는 그 에피소드의 기억을 마치 자
신의 것처럼 강렬하게 경험합니다. 인류 역사에는 오래 남기고 싶은
기억과 빨리 지우고 싶은 기억 모두 공존하기 때문에 '기억보유자'
는 기억을 전수받는 과정 내내 힘들어합니다. 그럼에도 행복한 기억
과 고통스러운 기억 모두 가져가는 것을 받아들이게 됩니다.

"바보는 용서하지도 않고 잊지도 않는다. 그리고 보통 사람은 용
서하고 잊는다. 그런데 현명한 사람이라면 용서는 하되, 잊지는 않
는다."

정신과 의사이며 정신분석학자였던 토마스 사즈Thomas Szasz 박
사가 남긴 말입니다. 용서의 과정은 감정과 이성의 기억 모두를 소
환합니다. PTSD로 고통받는 사람 중에서 이를 극복하고 오히려
내적으로 성장하는 예도 보고되었는데, 이런 경우를 '외상 후 성장
Post-Traumatic Growth(PTG)'이라고 합니다. 기억 속 사실 경험과 감
정 경험을 분리시키고, 감정 경험을 내적 성장의 계기로 활용하는
지혜를 터득한 경우입니다. 2차 세계대전 중 나치에 의해 학살된 유
대인을 추모하는 홀로코스트 역사박물관 앞의 "용서는 하되 잊지는
않는다"라는 비문은, 그곳을 방문하는 유대인들에게 홀로코스트라
는 역사적 사실 기억은 강화하여 잊지 말되, 증오와 같은 감정은 용
서라는 과정을 통해 정화하라는 지혜를 말하는 것 아닐까요?

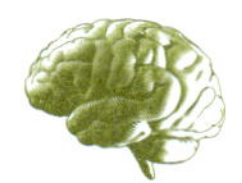

망각,
면역 세포의 선물

● ● ● ●

　내일 있을 시험을 앞둔 학생들은 단 한 글자라도 더 머릿속에 넣기 위해 밤을 지새우며 교과서와 씨름합니다. 반면, 가슴 아픈 이별이나 끔찍한 사고를 경험한 이들은 그 기억이 지워지지 않아 차라리 머릿속에 지우개가 있었으면 좋겠다고 합니다. 이처럼 우리 인간의 삶은 '무엇을 얼마나 기억하느냐'와 '무엇을 어떻게 잊느냐'라는 두 가지 상반된 과제 사이에서 균형을 잡으며 흘러갑니다. 대중의 사랑을 받았던 드라마 〈도깨비〉에서는 "망각은 신의 배려입니다"라는 명대사가 등장합니다. 현대 뇌과학의 관점에서 보아도 이는 매우 정교한 진실을 꿰뚫고 있습니다. 우리는 흔히 망각을 기억의 '실패'나 '상실'이라고 생각하지만, 사실 망각은 우리 뇌가 수행하는 가장 역동적이고 지능적인 '대청소' 활동이기 때문입니다.

　오랫동안 뇌과학자들은 인간이 어떻게 학습하고 이를 기억으로 저장하는지에 대해 연구해 왔습니다. 우리가 새로운 것을 배울 때 뇌 속의 뉴런들이 어떻게 연결을 강화하고 소통하는지 밝혀내는 과정은 인류 지성사의 커다란 진전이었고, 이러한 공로를 인정받아 2000년 컬럼비아의과대학교의 에릭 캔들Eric Kandel 교수는 노벨 생리의학상을 받았습니다. 캔들 교수는 군소Aplysia라는 바다달팽이를 통해 기억이 형성될 때 뉴런 사이의 연결 부위인 '시냅스'의 구조가 물리적으로 변화한다는 사실을 증명해 냈습니다.

캔들 교수의 연구 덕분에 우리는 기억이 단순히 공중에 떠다니는 정보가 아니라, 뉴런들의 끈끈한 '결속'이라는 사실을 알게 되었습니다. 하지만 과학자들은 다시 한 가지 의문을 품게 되었습니다. "만약 뇌가 모든 것을 기억하고 아무것도 버리지 않는다면, 그 뇌는 과연 정상적으로 작동할 수 있을까?"라는 질문이었습니다.

결론부터 말하자면, 모든 것을 기억하는 뇌는 축복이 아니라 재앙에 가깝습니다. 실제 '과잉 기억 증후군'을 가진 사람은 자기 삶에서 일어난 모든 일을 사진 찍듯 기억하지만, 정작 정보의 홍수에 빠져 일상적인 판단이나 추상적인 사고에 큰 어려움을 겪습니다. 우리 뇌의 저장 용량은 무한하지 않기에, 나에게 꼭 필요한 정보를 선별하고 불필요한 소음을 제거하는 '망각'의 과정이 필요합니다. 그래야 더 유용하고 새로운 정보를 받아들일 '공간'이 생기기 때문입니다.

2020년 중국 저장의과대학교의 얀 구Yan Gu 교수 연구팀은 이러한 망각의 구체적인 메커니즘을 밝힌 연구 결과를 발표했습니다. 연구진은 건강한 생쥐에게 특정 자극을 주어 인위적으로 공포 기억을 심은 뒤, 시간이 흐름에 따라 이 기억이 어떻게 변하는지 관찰했습니다. 놀랍게도 이 과정의 주인공은 뉴런이 아니라 뇌 속의 면역 세포인 '마이크로글리아Microglia'였습니다.

마이크로글리아는 평소 뇌 속을 돌아다니며 손상된 세포나 침입한 바이러스를 잡아먹는 파수꾼 역할을 한다고 알려져 있었는데, 양구 교수는 이들이 기억의 실체인 '시냅스'까지도 집어삼킨다는 사실을 발견했습니다. 연구진이 인위적으로 마이크로글리아의 활동을 억제하자, 생쥐는 잊어야 할 공포 기억을 지우지 못해 계속 고통스러워했습니다. 뇌 속의 면역 세포가 부지런히 시냅스를 '청소'해 주어야만 우리는 비로소 '망각'이라는 평온에 도달할 수 있습니다.

더욱 흥미로운 사실은 마이크로글리아가 아무 시냅스나 무턱대고 공격하지 않는다는 점입니다. 이들은 마치 유능한 정원사가 시든 가지를 골라내듯, '자주 찾지 않는 기억'에 연결된 시냅스를 먼저 제거합니다. 우리가 어떤 사건을 자꾸 떠올리고 재경험하면 그 시냅스는 단단하게 보호받지간, 오랫동안 돌아보지 않아 먼지가 쌓인 기억들은 마이크로글리아의 표적이 됩니다. 뇌과학적으로 보면, 특정 단백질이 사용하지 않는 시냅스에 대해 일종의 '삭제 딱지'를 붙이면 마이크로글리아가 이를 인식해 먹어 치우는 방식입니다. 이러한 정교한 선별 과정 덕분에 우리 뇌는 중요한 핵심 기억은 보존하면서도 사소하고 불필요한 정보들은 과감히 버릴 수 있는 것입니다.

"자꾸 잊어버린다"라며 자책하는 사람이 많지만, 이는 뇌가 자연스럽게 수행하는 최적화 작업의 일환일 수 있습니다. 다만, 우리가 정말 지키고 싶은 소중한 기억들이 있다면 전략이 필요합니다. 노속의 마이크로글리아가 그 기억을 먹어 치우지 못하도록 기억을 '자주 찾아가야' 합니다. 옛 앨범을 들추며 추억을 이야기하고, 배웠던 지식을 기록하고 설명하며, 좋았던 순간들을 가슴속에 다시 그려 보는 행위는 시냅스에 '보호 딱지'를 붙이는 일입니다. 반면, 우리를 괴롭히는 아픈 기억이나 미운 사람의 모습은 자꾸 돌아보지 말고 마이크로글리아들의 먹이가 되도록 내버려 두어야 합니다. 그것이 바로 신이 인간에게 허락한 최고의 배려인 '망각'을 적극적으로 활용하는 지혜입니다.

여기서 우리가 반드시 짚고 가야 할 사실이 있습니다. 많은 사람이 '망각'과 '치매'를 혼동하며 두려움에 빠지고는 합니다. 하지만 뇌과학적으로 볼 때 이 둘은 엄연히 다릅니다. 건강한 망각은 뇌가 정보의 중요도를 판단하여 불필요한 것을 지우는 '생리적 활동'입니다. 즉, 열쇠를 어디 두었는지 잠시 잊는 것은 뇌가 열쇠의 위치보다 더 중요한 무언가에 집중했다는 증거일 수 있습니다. 반면 치매는 조절되지 않는 병리적 상태의 망각입니다. 이는 마이크로글리아가 정상적인 청소를 넘어 뇌의 중요한 인프라까지 무차별적으로 파괴하거나, 뇌속에 독성 단백질이 쌓여 정상적인 기억 형성 자체가 불가능해진 상태를 말합니다. 따라서 정상적인 망각을 치매로 오인해 과도한 스트레스를 받는 것은 오히려 뇌 건강에 독이 될 수 있습니다.

이제 망각을 두려워하기보다 고마워해야 합니다. 뇌가 자신을 정화하고 다시 젊어지기 위해 벌이는 이 거대한 청소 작용이야말로 건강한 뇌를 유지하는 든든한 기반입니다.

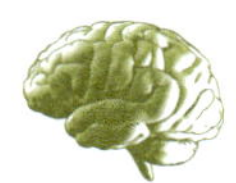

어떤 **충격**도 안 된다,
회복 불가능한 뇌

의학의 아버지라 불리는 히포크라테스는 일찍이 뇌를 두고 '인간의 지성과 감성을 총괄하는 기관'이라 정의하며 그 고귀함을 강조했습니다. 현대에 이르러 우리 뇌는 약 1,000억 개의 뉴런들이 마치 밤하늘의 은하수처럼 정교하게 연결되어 거대한 소우주를 이루고 있음을 알게 되었습니다. 약 1.4kg 남짓하지만, 뇌는 우리가 생각하고, 기억하며, 행동하는 모든 순간을 주관할 뿐 아니라, 생의 마지막 순간까지 끊임없이 변화하고 자신을 재구성하는 '신경 가소성'이라는 신비로운 능력을 발휘합니다.

하지만 이토록 정교하고 위대한 기계일수록 작은 물리적 충격에도 쉽게 고장이 날 수 있다는 사실을 우리는 종종 잊고 삽니다. 두개골이라는 단단한 헬멧이 뇌를 겹겹이 감싸고 있는 이유도 그만큼 뇌가 연약하고 보호받아야 할 존재이기 때문입니다. 그런케도 우리는 일상생활 속에서, 혹은 격렬한 운동을 즐기다가, 때로는 예기치 못한 사고로 인해 뇌에 크고 작은 충격을 가하고는 합니다. 이러한 충격들은 우리 눈에 보이지 않지만, 뇌라는 정밀한 기계에 돌이킬 수 없는 문제를 남기기도 합니다. 이제 생애 주기별로 우리 뇌를 위협하는 물리적 충격의 위험성과 그 과학적 진실에 대해 알아보겠습니다.

뇌의 발달이 폭발적으로 이루어지는 영유아기는 생애 전체를 통틀어 물리적 충격에 가장 무방비하게 노출된 시기라고 할 수 있습니다. 갓 태어난 아기의 뇌는 마치 갓 만든 푸딩이나 젤리처럼 극도로 부드러운 상태이며, 성인과 달리 아직 두개골 안에 단단히 고정되지 않은 채 뇌척수액 속에 떠 있습니다. 이때 우는 아기를 달랜다는 이유로 몸을 세게 흔들거나, 귀엽다고 공중에 던졌다가 받는 등의 과격한 장난은 뇌에 치명적인 가속과 감속의 충격을 줍니다. 이것이 바로 '흔들린 아이 증후군Shaken Baby Syndrome'이라 불리는 비극의 시작입니다.

아기의 머리가 앞뒤로 심하게 흔들리면 뇌는 두개골 내벽에 부딪히며 미세한 혈관들이 터지고, 뉴런 사이의 연결 통로인 축삭axon이 흔들리는 힘을 견디지 못하고 찢어지게 됩니다. 이는 뇌출혈뿐만 아니라 광범위한 뉴런 손상을 유발하여 실명, 마비, 지적 장애를 일으키고, 심한 경우 생명을 앗아가기도 합니다. 한 번 파괴된 신경망은 완벽히 재생되지 않기에 영유아기의 뇌 손상은 아이의 평생을 좌우하는 인지 기능 저하로 이어집니다. 아이를 향한 넘치는 사랑이 자칫 과격한 행동으로 변질되지 않도록, 부모와 어른들의 세심한 주의

가 무엇보다 강조됩니다.

활동량이 급격히 늘어나고 스포츠에 열광하는 청소년기 또한 뇌 손상의 위험에서 벗어날 수 없습니다. 축구 경기 중의 강한 헤딩, 격투기 운동, 혹은 낙상 사고로 발생하는 외상성 뇌 손상Traumatic Brain Injury(TBI)은 성장 중인 뇌에 깊은 후유증을 남깁니다. 영국 임페리얼칼리지 런던대학교의 데이비드 샤프David Sharp 교수 연구팀은 뇌 손상을 입은 청소년들을 대상으로 진행한 MRI 분석을 통해 충격적인 사실을 보고했습니다. 가벼운 수준의 뇌 손상을 겪은 아이들이라 할지라도, 뇌의 정보를 전달하는 통로인 '백질'과 정보를 처리하는 '회백질'의 부피가 정상적인 아이들에 비해 현저히 감소해 있었습니다. 이는 뇌의 둘리적 구조 자체가 퇴행하고 있음을 뜻하며, 이에 따라 기억력 감퇴나 집중력 저하, 더 나아가 감정 조절의 어려움과 같은 인지 장애를 유발할 수 있습니다.

특히 주목해야 할 점은 뇌진탕이라 부르는 가벼운 충격이라도 반복적으로 가해지면 그 피해가 기하급수적으로 누적된다는 것입니다. 최근의 뇌과학 연구들은 청소년기의 반복적인 머리 충격이 뇌의 염증 반응을 만성화시켜, 장기적으로는 알츠하이머병이나 파킨슨병 같은 퇴행성 질환의 씨앗이 될 수 있다고 경고합니다. "아이들은 다치면서 크는 법"이라는 옛말은 이제 과학의 이름으로 수정되어야 합니다. 아이들의 뇌는 다치면 건강하게 성장하기 어렵습니다. 머리를 보호하는 것은 곧 그들의 미래 지성을 지키는 가장 확실한 투자입니다.

성인이 되어 신체적 성장이 멈췄다고 해서 뇌가 단단한 강철이 되는 것은 아닙니다. 오히려 직업적 환경이나 과격한 취미 활동으로 인해 반복적인 충격에 노출될 때, 우리 뇌는 서서히 병들어 갑니다. "나비처럼 날아서 벌처럼 쏜다"라는 명언으로 링을 제패했던 전설적인 복서 무하마드 알리를 떠올려 보세요. 화려한 스텝으로 전 세계를 매료시켰던 그는 은퇴 후 오랜 시간 파킨슨병과 싸워야 했습니다. 1996년 애틀랜타올림픽에서 떨리는 손으로 성화를 밝히던 그의 모습은 수많은 펀치를 견뎌낸 뇌가 보내는 소리 없는 비명이었습니다. 알리의 병은 흔히 '펀치드렁크 증후군'이라 불리는 '만성 외상성 뇌병증Chronic Traumatic Encephalopathy(CTE)'의 전형적인 사례로 꼽힙니다. 우리나라의 영웅 '박치기왕' 김일 선수 역시 마찬가지입니다. 호쾌한 박치기로 국민에게 희망을 주었지만, 정작 본인은 그 대가로 평생을 뇌 손상의 후유증에 시달려야 했습니다. 이들이 겪은 고통은 머리에 가해지는 반복적인 충격Repetitive Head Impacts(RHI)이 뇌에 어떤 비극을 가져오는지를 생생하게 증언합니다.

보스턴대학교 연구진은 머리에 가해지는 반복적 충격의 메커니즘을 규명하며, 충격의 강도보다 더 무서운 것이 충격의 '빈도'와 '누적'임을 밝혔습니다. 뇌에 충격이 가해질 때마다 세포 내부에서는 '타우Tau 단백질'이나 '알파-시누클레인alpha-synuclein' 같은 독성 물질들이 변형되고 응집되기 시작합니다. 원래는 신경세포의 구조를 유지하던 단백질들이 외부 충격으로 인해 뒤엉키면서 신경세포의 영양 공급 통로를 막아버리고, 결국 세포를 사멸에 이르게 하는 것입니다. 이것이 알츠하이머병과 파킨슨병을 일으키는 핵심 기전입니다. 링 위의 선수들뿐만 아니라 일상에서 머리를 부딪치거나 넘어지는 일이 잦은 경우에도 이러한 독성 단백질은 조금씩 쌓여 갑니다. 특히 근력이 약해지는 노년기에는 낙상으로 인한 뇌 충격이 치매의 직접적인 방아쇠가 될 수 있기에, 일상에서의 안전 관리는 건강의 필수 조건입니다.

스포츠 선진국들에서는 이러한 과학적 근거를 바탕으로 거대한 변화가 일어나고 있습니다. 미식축구에서는 선수들의 생명을 지키기 위해 머리와 머리가 부딪치는 '헤드 투 헤드' 태클을 엄격히 금지하고 있으며, 유럽의 축구 리그들도 유소년 선수들의 헤딩 훈련을 제한하는 지침을 도입하고 있습니다. 이는 뇌를 보호하는 것이 단순히 부상을 방지하는 수준을 넘어, 인간의 존엄한 삶을 유지하기 위한 생존 전략임을 보여 주는 사례입니다.

뇌는 한 번 손상되면 예전의 상태로 완벽하게 되돌리기 매우 어렵습니다. 하지만 다행스럽게도 우리는 충분히 예방할 수 있습니다. 아이를 안을 때는 항상 목과 머리를 받치고, 아이들이 자전거나 킥보드를 탈 때는 "답답해도 헬멧은 뇌를 위한 필수 장비"라며 반드시 착용하도록 지도해야 합니다. 성인도 욕실이나 가파른 길에서 넘어지지 않도록 미끄럼 방지 시설을 점검하고 거동이 불편할 경우 지팡이 등을 적극 활용하는 지혜도 필요합니다.

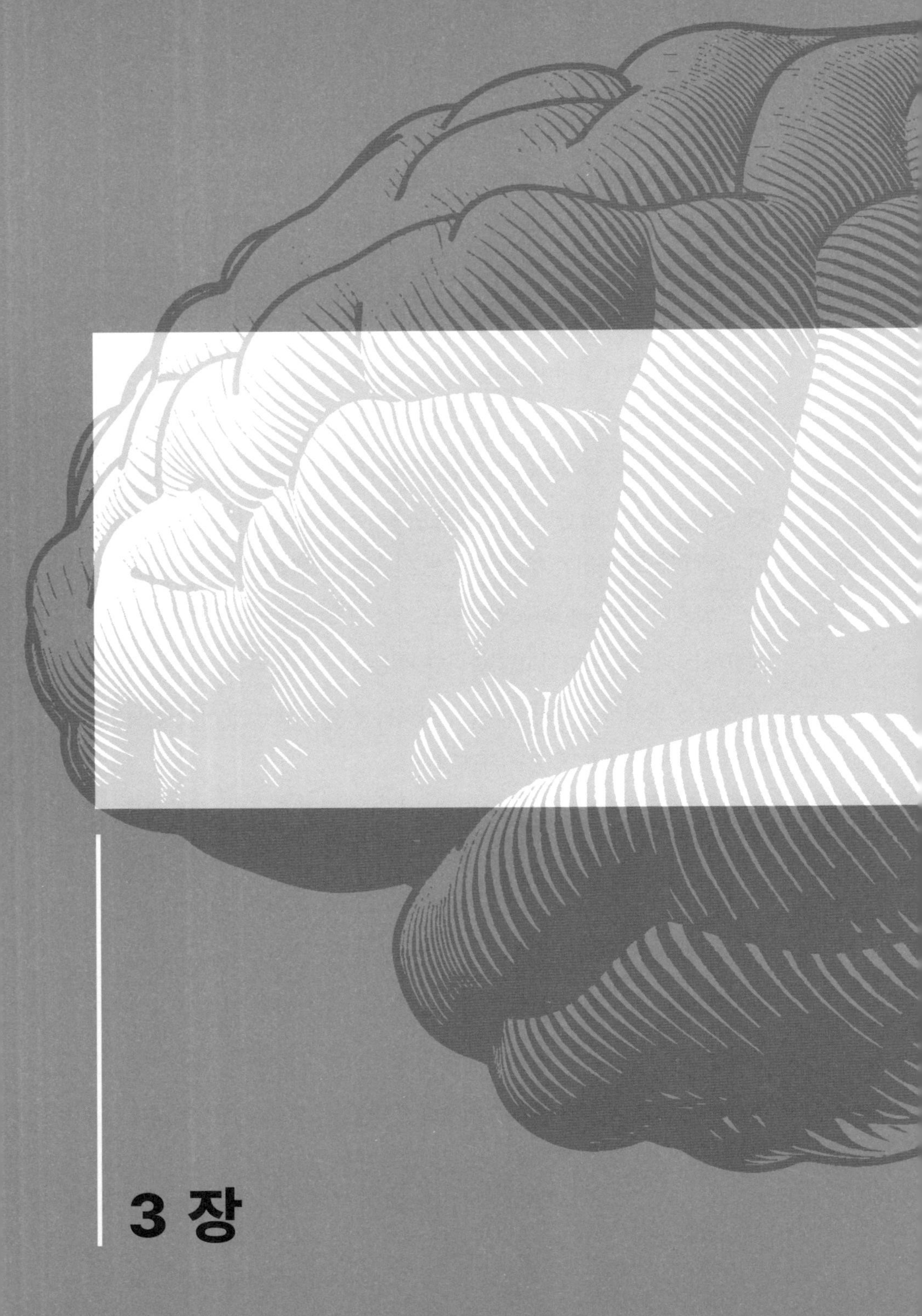
3 장

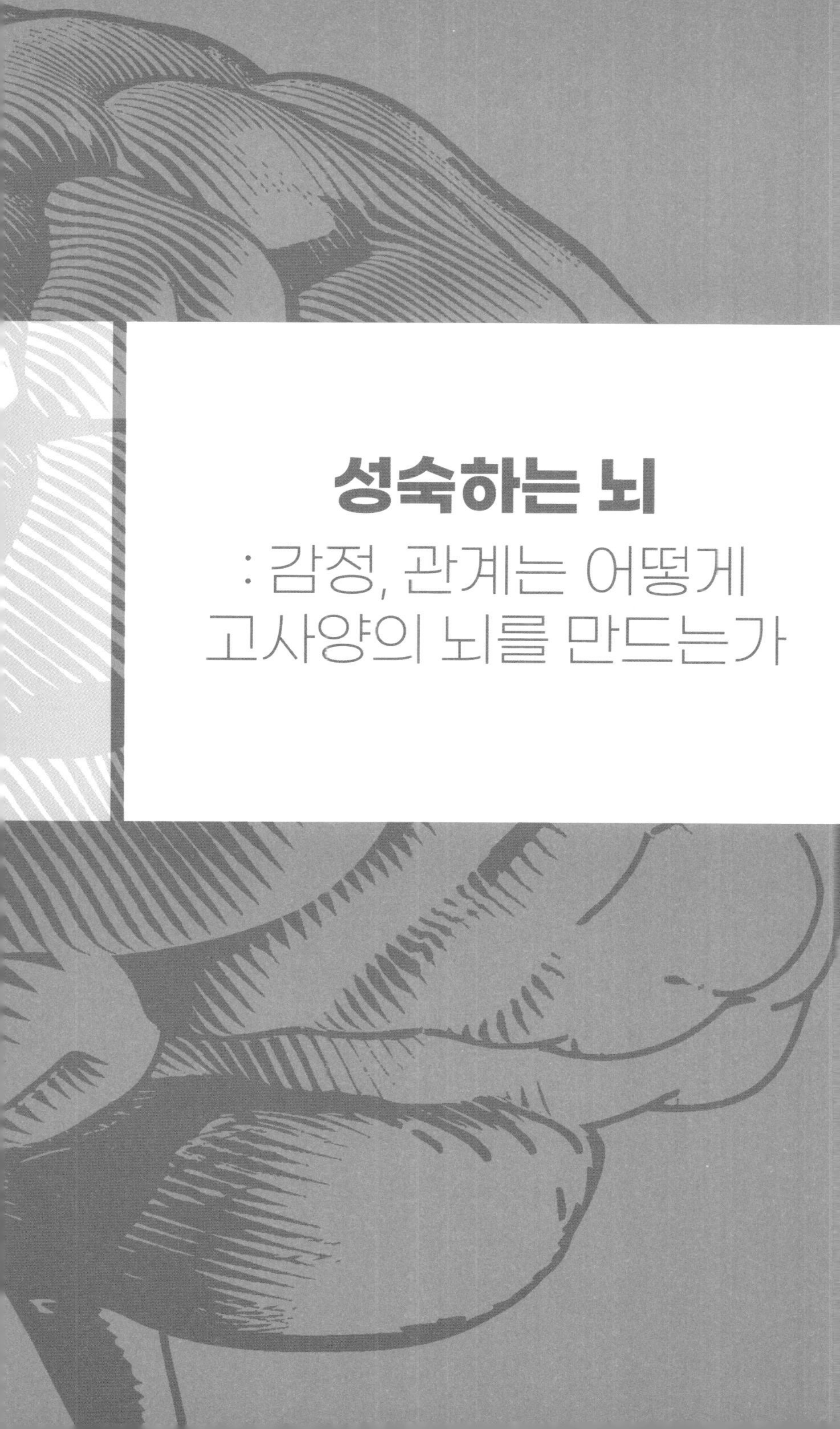

성숙하는 뇌

: 감정, 관계는 어떻게 고사양의 뇌를 만드는가

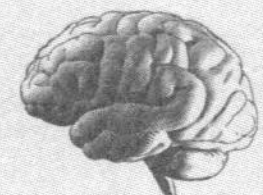

당신의 인생에서 가장 행복했던 시기는 언제였나요? 아마도 열정이 넘치던 20대나, 사회적으로 왕성하게 활동하던 40대를 떠올리는 경우가 많을 것입니다. 하지만 한 뇌과학자가 인생의 황금기를 지나고 있는 시니어 세대에게 이 질문을 했을 때, 놀랍게도 '82세'를 인생에서 가장 행복한 나이로 꼽은 경우가 많았습니다.

우리는 흔히 나이가 들면 뇌 기능이 떨어지고 기억력도 예전만 못해서 마음까지 불행해질 것이라고 걱정하고는 합니다. 앞선 장들에서 우리가 감각을 통해 세상을 받아들이고(1장), 그 정보를 지혜롭게 처리하는 과정(2장)을 살펴보았다면, 〈3장. 성숙하는 뇌〉에서는 우리 뇌가 어떻게 세월과 함께 깊어지고 완성되어 가는지를 이야기하려 합니다.

뇌는 나이 들수록 쇠퇴하는 기관이 아닙니다. 오히려 수많은 경험과 오랜 세월 쌓아온 지혜를 바탕으로 감정을 더 유연하게 조절하고, 세상을 한결 긍정적으로 바라볼 줄 아는 '성숙'의 단계로 나아갑니다. 젊은 날의 뇌가 새로운 정보를 빠르게 습득하는 '속도'에 특화되어 있다면, 나이 든 뇌는 정보를 꼼꼼하게 통합하고 삶의 거센 파도를 여유롭게 넘길 수 있는 '깊이'를 갖추고 있습니다.

이러한 변화가 가능한 이유는 우리 뇌가 죽는 순간까지 자신을 재구성하는 '뇌 가소성'을 가지고 있기 때문입니다. 뇌는 마치 근육과 같아서, 우리가 어떻게 마음을 먹고 몸을 움직이느냐에 따라 끊임없이 변화합니다. 특히 나이 들수록 우리의 뇌는 부정적인 상황보다는 밝고 긍정적인 면에 더 집중하려는 경향을 보이는데, 이것이야말로 세월이 우리에게 주는 귀한 선물인 '행복의 기술'이자 뇌 가소성이 선사하는 축복입니다.

행복은 결코 거창한 성취에서만 오는 것이 아닙니다. 일상의 작은 기쁨에서 비롯된다는 사실을 뇌과학은 증명하고 있습니다. 코끝을 스치는 고소한 빵 냄새, 향긋한 차 한 잔의 여유, 그리고 사랑하는 가족이나 친구와 나누는 따뜻한 대화 같은 소소한 경험들이 우리 뇌의 보상 회로를 건강하게 자극하여 삶을 풍요롭게 만듭니다. 쾌락과 행복의 뇌과학을 평생 연구한 영국 옥스퍼드대학교 모텐 크린젤바흐 Morten Kringelbach 교수 역시 "행복은 강렬한 한 번의 쾌락이 아니라, 뇌의 시스템이 균형을 이루는 상태다"라 말합니다. 행복을 꽃에 비유한다면, 화려한 색으로 자신을 뽐내는 장미 한 송이보다는 작고 하얀 꽃송이들이 조화롭게 모여 소담한 다발을 이루는 안개꽃의 모습이 행복과 더 닮아 있다고 할 수 있습니다.

3장에서는 이처럼 나이가 들어감에 따라 변화하는 우리 뇌의 신비로운 모습과 그 속에서 찾을 수 있는 진정한 뇌 건강의 비결을 전하고자 합니다. 따뜻한 칭찬 한마디가 우리 뇌를 어떻게 춤추게 하는지, 반려동물과 따뜻한 교감이 마음을 어떻게 위로하는지, 서로 맞잡은 손의 온기가 어떻게 뇌의 고통을 덜어주는지 등 마음과 관계가 뇌 건강에 미치는 영향에 대해 차근차근 이야기를 나누어 볼 것입니다.

건강한 마음은 건강한 몸에서 시작됩니다. 뇌 가소성을 긍정적인 방향으로 이끌기 위해서는 몸의 리듬을 올바르게 유지하는 것도 매우 중요합니다. 우리 몸속의 '생체 시계'를 지키는 법부터, 잠이 부족할 때 뇌에 일어나는 변화, 운동이 뇌를 다시 젊고, 똑똑하게 만드는 원리, 그리고 100세 시대에 뇌 질환을 예방하는 식단까지, 당신의 일상을 바꾸는 실질적인 관리법들도 함께 담았습니다.

인생의 정점이 '82세'라면, 이 글을 읽고 있는 당신은 지금 그 정점을 향해 귀한 걸음을 옮기고 있는 주인공입니다. 어제보다 오늘 더 깊어지고 성숙해 가는 뇌와 함께, 진정한 인생의 황금기를 맞기 위한 여정을 즐겁게 시작해 보기를 바랍니다.

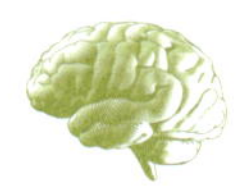

행복,
주어지는 것이 아니라
건져 내는 것

'나이가 들면 기억력도 떨어지고 몸도 예전 같지 않을 텐데, 과연 그때도 행복할 수 있을까?' 우리는 이러한 막연한 두려움을 품게 됩니다. 노화를 그저 상실이나 쇠퇴로만 여기는 고정관념에 갇혀, 다가올 노년을 불안하게 바라보는 것이죠. 하지만 캐나다 맥길대학교의 인지과학자 대니얼 레비틴Daniel Levitin 교수의 연구 결과는 우리의 이러한 편견을 뒤집어 놓습니다.

레비틴 교수는 시니어 세대에게 "당신의 인생에서 가장 행복했던 시기는 언제입니까?"라는 질문을 던졌습니다. 놀랍게도 대다수가 꼽은 인생의 진정한 황금기는 바로 '82세'였습니다. 어떻게 이런 결과가 가능했을까요? 이는 나이 듦이 단순히 기능의 저하가 아니라, 깊이 있는 '성숙과 성장'의 과정임을 보여 주는 강력한 증거입니다.

뇌과학자의 시선으로 볼 때, 인간의 뇌는 생을 마감하는 순간까지 끊임없이 변화하고 성장하는 '가소성'을 지니고 있습니다. 젊은 날의 뇌가 새로운 정보를 빠르게 습득하는 데 특화되어 있다면, 노년의 뇌는 그동안 쌓아온 풍부한 경험과 지혜를 바탕으로 감정을 유연하게 조절하고 세상을 긍정적으로 바라보는 탁월한 능력을 발휘하게 됩니다.

영국 케임브리지대학교와 호주 뉴사우스웨일스대학교 공동 연구진의 실험 결과는 이를 더욱 뒷받침합니다. 연구진은 실험 참가자들에게 웃는 아기의 얼굴처럼 밝은 영상과 참혹한 전쟁 장면 같은 부정적인 영상, 그리고 중립적인 영상을 보여 주며 뇌의 반응을 관찰했습니다. 그 결과, 나이가 들수록 우리 뇌는 긍정적인 자극에 더 민감하게 반응하고 부정적인 상황에는 덜 휘둘리는 것으로 나타났습니다. 심지어 힘든 상황 속에서도 긍정적인 면을 찾아내려는 노력이 젊은 층보다 훨씬 활발하게 일어났습니다. 즉, 나이 든 뇌는 복잡하고 고된 세상사를 단순하게 재정비하고 긍정적으로 해석하여 마음의 평화를 유지하는 데 매우 능숙해집니다. 이것이야말로 세월이 우리에게 선물하는 가장 귀한 '지혜'이자 '행복의 기술'인 셈입니다.

그러니 이제 거울 속 시간이 흐른 흔적을 살피며 한숨지을 필요가 전혀 없습니다. 우리 뇌에서는 정보의 통로인 백질이 늘어나고 사고의 깊이가 더해지면서 그 어느 때보다 현명하고 평온하게 행복을 느끼기에 최적의 상태로 변해가고 있기 때문입니다. 레비틴 교수의 말처럼, 인생에서 가장 행복한 시기는 아직 오지 않았을 가능성이 큽니다. 어쩌면 오늘 하루하루가 당신이 그토록 기다려온 인생의 진정한 전성기일지도 모릅니다.

그렇다면 우리가 그토록 바라는 '행복'의 본질은 무엇일까요? 고대 철학자 아리스토텔레스는 인간이 사는 목적을 행복이라 정의했습니다. 하지만 뇌과학적으로 보면 행복은 참으로 미묘한 감정입니다. 1950년대, 뇌과학자 제임스 올즈James Olds와 피터 밀너Peter Milner 박사는 뇌에서 행복을 담당하는 부위를 찾고자 실행한 쥐 실험을 통해 뇌 속에 '쾌락 중추'가 있다는 사실을 발견했습니다. 쥐는 뇌의 특정 부위를 자극하는 레버를 누를 때마다 쾌감을 느꼈고, 결국 먹지도 자지도 않고 죽을 때까지 레버만 눌러댔습니다. 이를 두고 쾌락이 곧 행복이라 착각하기 쉽지만, 끊임없이 더 강한 자극만 갈구하는 것은 진정한 행복이라기보다 '결핍'에 가깝습니다. 영국 옥스퍼드대학교 인지과학자 모텐 크린젤바흐Morten Kringelbach 교수는 행복을 "더 바랄 것 없이 좋은 상태"라고 정의했습니다. 쾌락이 '더 좋은 것'을 쫓는 욕구(wanting)라면, 행복은 현재에 '충분히 만족'하는 평온한 상태(liking)를 의미하는 것입니다.

이러한 행복은 일상의 아주 사소한 순간들에서 시작됩니다. 갓 구운 빵의 고소한 향기나 새로 세탁한 옷에서 나는 포근한 냄새 같은 것들 말입니다. 행복은 거창한 성취나 엄청난 부에서 오는 것이 아닙니다. 잔잔한 호수에 던진 작은 돌멩이가 파동을 일으키듯, 일상의 소소한 기쁨들이 차곡차곡 쌓여 우리 뇌를 건강하게 만듭니다. 아침 산책길의 싱그러운 흙 내음, 자녀와 나누는 달콤한 간식, 오랜 친구와 마시는 따뜻한 차 한 잔 등의 소박한 경험들이 뇌의 보상 회로를 건강하게 자극하여 우리를 진정한 행복으로 이끌어 줍니다.

행복은 개인의 마음가짐뿐만 아니라, 우리가 살아가는 환경과도 밀접한 관련이 있습니다. 한 예로 아이슬란드는 세계 행복지수 상위권을 놓치지 않는 나라입니다. 인구는 적지만 광활한 대자연을 품고 있는 이 나라 사람들은 처음 만난 이방인에게도 따뜻한 미소를 건넵니다. 아이슬란드의 행복 비결 중 하나는 바로 '자연'입니다. 2023년 폴란드 바르샤바생명과학대학교 연구진에 따르면, 숲, 물가, 초원과 같은 자연환경은 도시의 빽빽한 빌딩 숲보다 인간의 웰빙 지수를 월등히 높인다고 합니다. 특히 탁 트인 시야를 제공하는 물가나 넓은 녹지 공간은 우리 뇌에 해방감과 안정감을 줍니다.

우리나라 역시 어디를 가나 아름다운 강과 산이 든든하게 지켜 주는 자연환경을 갖추고 있습니다. 굳이 멀리 해외로 떠나지 않아도 가까운 주변 공원을 산책하거나 뒷산에 오르는 것만으로도 우리는 아이슬란드 사람들 못지않은 행복을 누릴 수 있습니다.

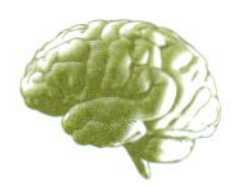

근육은 쓸수록 강해지듯
뇌도 쓸수록 강해진다

• • • •

　겨울에는 추워서 실내에서 머무는 시간이 많다 보니 운동을 잘 하지 못합니다. 거울 속 몸은 그대로인 것 같은데 만져 보면 근육 있을 자리가 지방으로 채워져 전혀 단단하지 않고 그저 말랑말랑합니다. 우리는 이처럼 매일 거울을 보고 직접 만져 보면서 돈이 근육으로 탄탄하게 채워졌는지 확인할 수 있습니다. 그래서 운동 부족으로 몸이 망가지기 전에 미리 알아채고, 운동을 통해 근육을 만들며 건강을 유지합니다. 문득 우리 뇌도 이렇게 매일 보고 만져 보면서 건강한 뉴런으로 채워지는지 확인할 수 있는 거울이 있으면 좋겠다고 상상해 봅니다.

　물리학자 알베르트 아인슈타인 박사는 "뇌를 사용할 때, 마치 근육을 사용하는 것과 같다"라고 말했습니다. 실제 뇌는 근육과 공통점이 있습니다. 쓰면 쓸수록 강화된다는 점이죠. 근육의 경우, 부위에 맞게 훈련하면 배는 탄탄한 복근으로 채워진 식스팩을 만들 수 있고, 팔뚝은 우람한 알통으로 채울 수 있습니다. 뇌는 어떨까요? 물론 우리 뇌도 근육처럼 훈련으로 강화할 수 있습니다. 뇌는 신경 가소성이라는 특성 덕분에 학습 혹은 경험을 통해 스스로 변화하는 능력을 보입니다. 과거에는 성인이 되면 뇌는 더 이상 성장하지 않고 고정된다고 알고 있었지만, 21세기에 들어서 신경 가소성 덕분에 뇌는 훈련을 통하면 계속 성장할 수 있음을 알게 되었습니다.

이런 발견을 통해 뇌졸중과 같은 뇌 손상으로 생긴 운동 기능 장애도 적절한 재활 훈련을 통해 회복할 수 있음을 알게 되었죠. 이런 운동 기능 회복뿐만 아니라, 뇌 가소성을 활용한 특정 훈련을 통하면 학습 장애도 치료할 수 있습니다. 즉, 뉴런도 근육과 마찬가지로 적절한 훈련 프로그램으로 지속해서 잘 관리하면 건강한 뇌를 유지할 수 있습니다.

과연 뉴런은 앞에서 이야기한 아인슈타인 박사의 말처럼 근육과 같은 방식으로 강화될까요? 미국 애슈턴에 있는 하워드휴스의학연구소의 제니퍼 리핀컷-슈워츠Jennifer Lippincott-Schwartz 박사 연구진이 이 질문에 대한 한 가지 답을 내놓았습니다. 신경세포인 뉴런은 세포 내부에서 칼슘 이온을 메신저로 사용합니다. 이를 '칼슘 신호'라고 하는데요. 연구팀에 의하면 뉴런은 근육 세포가 수축을 유발하는 방식과 유사하게 칼슘 신호를 증폭한다고 합니다. 신호가 들어오면 칼슘 이온의 농도가 올라가면서 칼슘 신호가 더 잘 전달되겠죠. 이렇게 증폭된 뉴런의 칼슘 신호는 신경 연결과 기억 형성을 강화하는 데 중요한 단백질인 CaMKII라는 효소를 활성화하고,

이를 통해 학습과 기억을 강화한다는 것을 밝혔습니다. 즉, 근육 세포가 수축하고 이완하는 운동을 열심히 하면 '몸짱'이 되는 것처럼, 뉴런도 열심히 칼슘 신호를 증폭하면 '뇌짱'이 될 수 있음을 시사합니다.

아인슈타인 박사는 물리학 분야뿐만 아니라 의학 분야에도 탁월한 식견을 갖고 있던 것 같습니다. 이처럼 근육 세포와 뉴런은 생각보다 공통점이 많다는 것을 간파했으니까요. 그리고 이 연구 결과는 향후 알츠하이머병과 같은 퇴행성 뇌 질환에서 인지 기능 장애를 이해하고 이를 극복하는 치료법 개발에도 활용할 수 있는 아주 중요한 발견입니다.

참고로 이번 연구를 주도한 하워드휴스의학연구소는, 세계적인 거부인 하워드 휴스가 조성한 하워드휴스연구재단이 2006년 신경생물학 문제를 다학제간 도전적인 연구로 해결한다는 목표로 조성한 의학연구소입니다. 연구소를 개소한 지 채 10년도 되지 않은 2014년, 이 연구소 소속 에릭 베치그Eric Betzig 박사가 느벨 화학상을 수상하여 세상을 놀라게 했죠. 이 연구소는 우수한 연구자와 연구 성과로 유명하지만, 연구자들의 상상력을 배려한 아름다운 조경과 현대식 건물로도 유명합니다. 리핀컷-슈워츠 박사 역시 이런 최적의 환경에서 뇌를 수축하고 이완시키며 뇌를 강화하여, 이처럼 중요한 연구 결과를 발표한 것이 아닌가 상상해 봅니다.

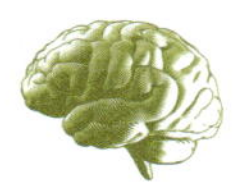

생의 의지가
병을 이긴다,
정신신경면역학

신라 시대의 고승 원효대사의 해골 물 이야기는 우리에게 매우 익숙한 일화입니다. 칠흑 같은 어둠 속에서 타는 듯한 갈증을 달래 준 그 물은 세상 그 어느 것보다 달콤하고 시원했지만, 이튿날 아침 그것이 해골에 고인 빗물이었다는 사실을 알게 된 순간 원효대사는 심한 구역질과 함께 큰 깨달음을 얻었습니다. 똑같은 물임에도 실체를 알기 전과 후의 반응이 갈린 것은 결국 '모든 것은 마음먹기에 달려 있다'는 것입니다. 이 오래된 가르침은 단순한 철학적 수양의 차원을 넘어, 현대 뇌과학과 의학의 관점에서도 과학적인 근거를 가집니다. 우리 마음의 상태가 몸의 방어 체계인 면역 시스템과 소통하기에, 긍정적인 마음가짐이 죽을병조차 이겨내는 기적을 만들기도 합니다.

몸이 아프면 단순히 바이러스나 세균이 침투했기 때문이라고 생각하기 쉽습니다. 하지만 같은 환경에서도 어떤 사람은 감기 한 번

242

걸리지 않고 건강을 유지하는 반면, 어떤 사람은 작은 일교차에도 쉽게 병치레를 합니다. 특히 몸의 기력이 예전 같지 않다고 느끼는 중년 이후부터 건강에 대한 불안감은 더욱 크게 다가옵니다. 조금만 기운이 없어도 혹시 큰 병은 아닌지 걱정하게 되고, 마음이 약해지면 실제로 병의 회복 속도가 더뎌지는 것을 경험하고는 합니다.

반대로 병마와 싸우는 중에도 "나는 반드시 일어날 수 있다"라는 굳은 의지로 식사도 잘하고 활기차게 생활하는 사람은 빠른 회복력을 보이기도 합니다. 이러한 현상은 결코 우연의 일치나 기분 탓이 아닙니다. 우리 뇌가 몸의 면역 기관에 끊임없이 신호를 보내고 영향을 미치는 결과이며, '정신신경면역학psychoneuroimmunology'이라는 학문이 뒷받침하는 과학입니다.

정신신경면역학이라는 분야를 세상에 처음 알린 선구자는 미국 로체스터대학교의 심리학자 로버트 에이더Robert Ader와 면역학자 니컬러스 코언Nicholas Cohen입니다. 1970년대 중반, 그들은 쥐를 대상으로 아주 흥미롭고도 충격적인 실험을 진행했습니다. 연구진은 쥐에게 설탕처럼 단맛이 나는 인공감미료 사카린을 석은 물을 마시게 하면서, 동시에 면역력을 강제로 떨어뜨리고 구토를 유발하는 약물을 함께 주입했습니다.

처음에는 약물 때문에 면역력이 떨어졌지만, 이 과정을 반복하자 면역 억제 약물 없이 달콤한 사카린 물만 주었음에도, 쥐의 뇌가 사카린 맛을 인지하는 것만으로 면역 체계를 스스로 중단시켜 버렸습니다. 쥐의 면역 수치는 급격히 떨어졌고 결국 질병에 걸려 죽음어 이르기까지 했습니다. 이 실험은 뇌가 외부 자극을 어떻게 해석하느냐에 따라 신체의 면역 기능을 직접 조절할 수 있다는 사실을 처음 보여 준 사례입니다. 뇌와 면역계가 서로 긴밀하게 대화하고 있다는 이 발견은 의학계에 큰 반향을 일으켰습니다.

이후 연구자들은 뇌와 면역계 사이의 연결고리를 더 구체적으로 찾아내기 시작했습니다. 우리 뇌의 시상하부와 자율신경계는 면역 세포가 밀집해 있는 비장, 림프샘, 골수 등과 신경망으로 직접 연결되어 있습니다. 우리가 스트레스를 받거나 부정적인 생각에 빠지면 뇌는 이를 위기 상황으로 인식하고 '코르티솔'과 같은 스트레스 호르몬을 다량 분비합니다. 적당한 코르티솔은 몸을 보호하지만, 만성적인 불안이나 우울감으로 인해 이 호르몬이 지속해서 분비되면 면역 세포인 T-세포나 NK세포(자연살해세포)의 활동을 억제하여 우리 몸의 방어벽을 허물어뜨립니다. 반대로 우리가 즐겁고 긍정적인 마음을 가질 때 뇌에서는 엔도르핀과 도파민 같은 유익한 신경전달물질이 분비되며, 이는 면역 체계를 활성화하여 암세포나 바이러스와 싸우는 힘을 길러 줍니다.

이러한 정신신경면역학의 가설은 1980년대 초반 전 세계를 공포로 몰아넣었던 후천성 면역 결핍 증후군AIDS 환자들을 연구하면서 더욱 명확해졌습니다. 그 당시 에이즈는 감염되면 신체의 저항력이 완전히 무너져 죽음만을 기다려야 하는 불치병으로 여겨졌습니다. 초기 환자들의 5년 생존율은 0에 가까웠을 정도로 절망적인 상황이었습니다. 그런데 시간이 흐르면서 의료진은 매우 이례적인 현상을 목격하게 됩니다. 똑같은 바이러스에 감염되었음에도 10년, 15년 넘게 건강하게 생존하는, 이른바 '장기 생존자long-term survivors'들이 나타나기 시작한 것입니다.

캘리포니아대학교 로스앤젤레스(UCLA) 면역학자 조지 솔로몬 George Solomon 교수는 기적 같은 회복을 보이는 환자들을 집중적으로 조사했습니다. 그 결과, 이들에게서는 의학적인 처방 외에도 매우 뚜렷한 공통점이 발견되었습니다. 그들은 자신의 병을 '사형 선고'로 받아들이지 않고, 삶에 대한 강력한 의지와 긍정적인 태도를 유지하고 있었습니다. 병에 굴복하여 절망에 빠진 환자들은 면역 수치가 급격히 떨어져 합병증으로 조기에 사망했지만, '나는 이겨낼 수 있다'라고 믿으며 적극적으로 삶의 의미를 찾고 사회적 관계를 유지한 환자들은 면역 체계가 활발히 작동하여 바이러스의 증식을 억제하고 있었습니다. 이는 긍정적인 신념이 뇌를 통해 몸의 면역력을 높여 일반적인 의학적 한계를 극복할 수도 있음을 보여 주는 대표적인 사례가 되었습니다.

암 환자들을 대상으로 한 연구에서도 결과는 비슷했습니다. 스탠퍼드대학교 의과대학의 데이비드 스피겔David Spiegel 교수는 전이성 유방암 환자들을 대상으로 심리적 지지와 긍정적 마음가짐이 생존에 미치는 영향을 연구했습니다. 연구 결과, 같은 항암 치료를 받더라도 자신의 상태를 비관하기보다 희망을 잃지 않고 서로를 격려하며 긍정적인 마음을 유지한 환자 그룹의 생존 기간이 그렇지 않은 그룹에 비해 두 배 가까이 길다는 것을 확인했습니다. 환자의 의지와 마음 상태가 뇌의 전두엽을 자극하고, 이것이 다시 신경계와 호르몬계를 거쳐 면역 세포를 깨우는 강력한 '자연 치유제' 역할을 한 것입니다.

건강 수명을 결정짓는 큰 적 중 하나는 신체적 노화 그 자체보다 '고독'과 '우울' 그리고 '이제 내 몸은 예전 같지 않아'라는 부정적인 자기 암시입니다. 나이가 들면서 면역 기능이 서서히 저하되는 '면역 노화immunosenescence'는 자연스러운 현상이지만, 뇌과학적 관점에서 볼 때 긍정적인 정서와 활기찬 사회 활동은 노화의 속도를 늦추고 면역력을 젊게 유지하는 가장 좋은 방법입니다. 실제 최근 연구에 따르면, 노년기에 느끼는 행복감과 낙관적인 태도는 몸속의 염증 수치를 낮추고 심혈관 질환의 위험을 줄이는 데도 큰 역할을 한다고 합니다. 긍정적인 사람의 뇌는 통증을 조절하는 능력도 더 뛰어나서, 이는 만성 통증에 시달리기 쉬운 장·노년층에는 매우 중요한 자산이 됩니다.

우리 뇌는 생각보다 훨씬 강력한 치유 능력을 갖추고 있습니다. "호랑이에게 물려가도 정신만 차리면 살 수 있다"라는 옛말은 결코 빈말이 아닙니다. 여기서 '호랑이'는 세상이 말하는 죽을병이고, '정신을 차린다'라는 말은 우리 뇌에 '긍정의 에너지'와 '생의 의지'를 불어넣는다는 뜻으로 이해하면 됩니다. 이제 매일 아침 눈을 뜰 때 '오늘도 내 몸은 건강하게 재생되고 있다'라고 스스로 격려를 보내며 힘차게 일어나 봅시다. 보이진 않아도 우리의 면역 세포가 힘차게 활동을 시작한다는 것을 느끼게 될 것입니다.

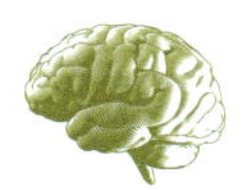

뇌를
일하게 하는 **각성제,**
칭찬

• • •

《칭찬은 고래도 춤추게 한다》라는 베스트셀러를 기억하나요? 이 책에는 업무와 가정 문제로 골머리를 앓던 미국의 한 기업체 사장이 우연히 범고래 쇼를 관람하게 된 일화가 나옵니다. 그는 몸무게가 3톤이 넘는 거대한 범고래가 물 위로 솟구쳐 올라 멋진 공중곡예를 펼치는 것을 보고 감탄하며 조련사에게 비결을 묻습니다. 그러자 조련사는 이렇게 답했습니다.

"고래나 사람이나 다르지 않습니다. 항상 긍정적인 관심을 보여주고, 훈련대로 잘했을 때 즉각 칭찬해 주면 아무리 어려운 곡예라도 해냅니다."

이 단순한 진리에 깨달음을 얻은 사장은 칭찬을 자기 삶에 적용하여 존경받는 상사이자 사랑받는 가장으로 거듭납니다. 우리는 흔히 칭찬이 아이들이나 부하 직원들을 다루는 기술이라고 생각하기 쉽습니다. 나이가 들면 점잖게 체면을 차려야 하고, 칭찬을 듣는 것보다는 하는 것에 익숙해져야 한다고 믿습니다. 하지만 뇌과학자의 시선으로 볼 때, 뇌에는 정년이 없습니다. 우리의 뇌는 나이와 상관없이 여전히 칭찬을 갈구하고, 칭찬에 반응하며, 칭찬을 통해 춤출 준비가 되어 있습니다.

도대체 칭찬이 뭐길래 거대한 고래는 물론 사람의 능력까지 끌어올리는 것일까요? 그 비밀은 우리 뇌 속에 있는 '보상 중추', 혹은 '쾌락 중추'라 불리는 특별한 회로에 숨어 있습니다.

1953년 신경과학자 제임스 올즈James Olds와 피터 밀너Peter Milner 박사는 쥐 실험을 통해 우연히 이 회로를 발견했습니다. 이들은 쥐의 뇌 속 특정 부위에 전극을 심고, 쥐가 레버를 누르면 그 부위에 전기 자극이 가도록 만들었습니다. 그러자 놀라운 일이 벌어졌습니다. 쥐는 먹는 것도, 자는 것도 잊은 채 무려 시간당 수천 번이나 레버를 눌러댔습니다. 오로지 그 자극이 주는 쾌감을 다시 느끼기 위해서였죠. 훗날 연구자들은 이곳이 바로 우리 뇌가 쾌락을 느끼는 핵심 부위임을 밝혀냈습니다.

흥미로운 점은 이 쾌락 중추가 단순히 육체적인 쾌락에만 반응하는 것이 아니라는 사실입니다. 남들에게 좋은 평판을 얻을 때, 누군가와 협력할 때, 자선을 베풀 때도 이 부위는 반응합니다. 누군가가 나를 인정해 주고 칭찬해 줄 때, 우리 뇌의 보상 회로는 강력하게 작동하여 기분 좋게 만들고, 그 기분 좋은 경험을 반복하기 위해 더 노력하게 만듭니다.

칭찬의 힘은 기분을 좋게 하는 데서 그치지 않습니다. 2005년 미국 하버드대학교 질 훌리Jill Hooley 박사의 연구는 칭찬이 뇌의 기능을 어떻게 향상시키는지 잘 보여 줍니다. 아이들에게 엄마의 칭찬 소리를 들려주었더니, 아이들 뇌의 '배외측 전전두엽'이 활성화되는 것이 관찰되었습니다.

배외측 전전두엽은 우리 뇌의 CEO와 같은 곳입니다. 이성을 관장하고, 계획을 세우며, 문제를 해결하고, 주의를 집중하는 고등 사고 능력을 담당합니다. 칭찬을 들으면 이 부위가 자극받아 집중력이 높아지고 무언가를 성취하려는 의지가 강해진다는 것입니다.

깜빡깜빡하고 집중력이 떨어지는 것 같아 걱정되나요? 그렇다면 뇌가 늙었다고 한탄하기 전에, 내 뇌가 칭찬에 얼마나 굶주려 있는지 돌아보아야 합니다. 칭찬은 뇌의 전두엽을 깨우는 가장 강력하고 부작용 없는 각성제입니다. 배우자에게, 친구에게, 무엇보다 나 자신에게 건네는 칭찬 한마디가 침체된 뇌 기능을 다시 활발하게 만들 수 있습니다.

어떻게 칭찬해야 할까요? EBS의 설문조사에 따르면, 성적이 오른 학생들은 부모님의 "거봐, 엄마가 시키는 대로 하니까 되지!"라는 반응에 가장 맥이 빠졌다고 합니다. 이는 상대방의 노력과 성취를 내 공으로 돌리는, 칭찬을 가장한 잔소리이기 때문입니다.

어른에게도 마찬가지입니다. "나이도 드셨는데 이 정도면 잘하셨네요" 같은 말은 위로가 아니라 상처가 될 수 있습니다. 대신 진정성 있게 인정해 봅시다.

"해낼 줄 알았어요."

"지금까지 묵묵히 버텨온 세월이 정말 존경스럽습니다."

아이들이 자신의 꿈을 위해 노력할 때 가장 큰 성취동기를 얻듯이, 우리 어른들도 나의 존재와 노력을 있는 그대로 인정받을 때 뇌가 춤을 춥니다.

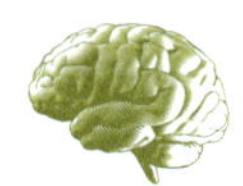

감정을
잘 다스리는 사람이
직관력도 좋은 이유

• • •

우리가 살아가는 이 시대는 인공지능이 일상의 깊숙한 곳까지 스며든, 가히 인공지능이 활짝 꽃피는 시기라고 할 수 있습니다. 챗GPT나 제미나이 같은 대화형 인공지능이 등장하며 과연 인간만이 가진 고유한 가치가 무엇인지 고민해 보게 합니다. 과거 산업혁명으로 인간이 육체 노동에서 해방되었듯, 인공지능 기술이 정점에 이르게 되면 인간은 낮은 수준의 두뇌 노동으로부터 해방되리라 예측됩니다. 그럼 과연 인간은 무엇을 하며 살아야 할까요?

이러한 거대한 흐름 속에서 자연스럽게 떠오르는 장면이 하나 있습니다. 바로 2016년, 전 세계의 이목이 쏠렸던 이세돌 9단과 바둑 인공지능 알파고의 세기의 대국입니다. 그 당시 인공지능의 압도적인 계산 능력 앞에 인류가 느꼈던 경이감과 그 경이감만큼이나 컸던 두려움, 그 충격은 여전히 선명합니다. 하지만 시간이 흐른 지금, 우리가 진정으로 주목해야 할 지점은 인공지능의 승리가 아니라, 이세돌 9단이 유일하게 승리를 거두었던 제4국의 결정적인 순간입니다.

　절망적인 상황 속에서 터져 나온 이세돌 9단의 '78수'는 냉철한 알고리즘으로 무장한 알파고를 혼란에 빠뜨렸고, 결국 승부의 향방을 결정지은 '신의 한 수'가 되었습니다. 대국 후 복기 과정에서 이 수에 대한 수많은 논리적 해설이 쏟아졌지만, 이세돌 9단 본인은 "그 자리가 가장 좋을 것 같았다"라는 다소 직관적인 말을 남겼습니다. 후에 인터뷰에서 이세돌 9단은 반드시 이기고 싶다는 의지가 강했다고도 회고하였습니다. 이는 인간의 뇌가 수조 번의 연산을 거치는 기계와 달리, 복잡한 경우의 수에서 '느낌'과 '직관'이라는 독특한 체계를 통해 최선의 답을 찾아낼 수 있음을 보여 준 상징적인 사건입니다. 논리로는 설명하기 힘든 그 한 수는, 승리를 향한 뜨거운 열망과 인간 특유의 창의성이 결합하여　만들어낸 감정의 산물이었던 셈입니다.

　의학의 아버지라 불리는 히포크라테스는 일찍이 인간의 뇌가 이성적인 판단을 내리는 지성의 영역뿐만 아니라, 기쁨과 슬픔을 느끼는 감정의 영역을 함께 가지고 있음을 간파했습니다. 현대 사회는 오랫동안 감정을 배제하고 이성적으로 사고하는 것만이 올바른 결정을 내리는 길이라고 가르쳐 왔지만, 최신 뇌과학은 전혀 다른 이야기를 들려줍니다. 캘리포니아 공과대학교의 레오나르드 믈로디노프Leonard Mlodinow 교수는 그의 저서 《감정의 뇌과학》을 통해 감정이 결코 이성의 방해꾼이 아니며, 오히려 우리가 최선의 결정을 내리도록 돕는 필수적인 안내자임을 강조했습니다. 복잡하고 모호

한 상황에서 논리적인 계산만으로는 한계에 부딪힐 때, 우리의 뇌는 감정이라는 필터를 통해 정보를 요약하고 방향을 제시합니다. 즉, 감정은 우리가 세상을 이해하고 행동하게 만드는 가장 강력한 동력입니다.

특히 긍정적인 감정 상태를 유지하는 것은 우리 뇌가 가진 창의적 잠재력을 극대화하는 핵심 열쇠입니다. 이세돌 9단이 78수를 놓기 직전의 상황을 뇌과학적으로 상상해 본다면, 그는 알파고의 다음 수를 계산하는 차가운 이성의 소리보다 '반드시 이 국면을 타개하고 싶다'라는 뜨거운 감정의 울림에 더 집중했습니다. 뇌가 즐겁고 긍정적인 상태에 머물 때, 신경전달물질인 도파민과 세로토닌의 분비가 활발해지며 사고의 유연성이 높아집니다. 이는 평소라면 생각지도 못했을 기발한 아이디어나 해결책을 찾아내는 '인지적 유연성'으로 이어집니다. 따라서 우리가 더 나은 삶을 선택하고 창의적인 삶을 살기 위해서는 무엇보다 자신의 감정에 귀를 기울이고 이를 긍정적으로 관리하는 지혜가 필요합니다.

그렇다면 우리가 지금 긍정적인 감정 상태에 있는지 어떻게 확신할 수 있을까요? 뇌과학과 심리학에서는 우리의 몸이 보내는 신호에 주목하라고 조언합니다. 가장 명확한 지표는 바로 나의 '건강 상태'입니다. 마음이 평온하고 즐거울 때 우리 몸은 최적의 균형을 유지합니다. 반면 분노나 혐오, 우울과 같은 부정적인 감정이 지속되면 스트레스 호르몬인 코르티솔 수치가 급격히 상승합니다. 코르티솔의 과도한 분비는 뇌의 해마를 훼손해 기억력을 감퇴시키고, 전신 염증 반응을 일으켜 면역력을 떨어뜨립니다. 이유 없이 몸이 무겁거나 잔병치레가 잦아진다면, 이는 단순히 체력이 떨어진 것이 아니라 우리 마음이 부정적인 감정의 늪에 빠져 있다는 몸의 간절한 경고일 수 있습니다. 폭식이나 거식증 같은 식습관의 변화 역시 감정의 균형이 깨졌음을 알리는 중요한 신호입니다.

우리가 가장 경계해야 할 부정적 감정의 뿌리는 바로 '불안감'입니다. 미래에 대한 불확실성이나 건강에 대한 걱정에서 시작된 불안은 뇌의 편도체를 과도하게 활성화해 이성적인 사고를 마비시키고 뇌의 노화를 촉진합니다. 하지만 다행스럽게도 이 불안감만 잘 다스릴 수 있다면, 우리의 생각은 다시금 긍정적인 방향으로 선회할 수 있습니다.

뇌 건강을 위해 일상에서 실천할 수 있는 가장 효과적인 방법은 유산소 운동입니다. 숨이 약간 찰 정도의 걷기나 수영 같은 운동은 뇌 유래 신경영양인자인 'BDNF'의 생성을 돕습니다. BDNF는 뉴런의 성장을 돕고 신경망을 보호하는 '뇌의 영양제'와 같은 역할을 하여, 불안으로 지친 뇌를 회복시키고 인지 기능을 강화합니다.

호흡을 가다듬는 것도 불안을 다스리는 강력한 도구입니다. 호흡 가다듬기는 우리의 자율신경계를 진정시키는 아주 쉽고 효과적인 방법입니다. 심호흡만으로도 과열되었던 편도체의 활동이 진정되고 전두엽의 통제력이 회복됩니다. 이는 감정의 파도에 휩쓸리지 않고 객관적으로 자신을 바라볼 힘을 길러주며, 결과적으로 뇌가 평온하고 긍정적인 상태를 유지하도록 돕습니다.

뇌과학자로서 제가 특히 제언하고 싶은 방법은 바로 '향기'를 활용하는 것입니다. 후각은 오감 중에서 유일하게 감정과 기억을 담당하는 뇌 영역인 변연계와 직접 연결되어 있습니다. 다른 감각들이 여러 단계를 거쳐 뇌에 도달하지만, 향기는 단숨에 뇌의 깊숙한 곳을 터치하여 즉각적인 감정 변화를 끌어냅니다. 우울감이나 불안감을 느끼는 사람도 자신이 좋아하는 특정 향기를 맡았을 때, 뇌파가 안정되고 행복 호르몬이 분비되는 현상을 연구 결과로 확인할 수 있었습니다.

건강한 뇌의 핵심은 이성이라는 차가운 틀 안에 갇히는 것이 아니라, 감정이라는 따뜻한 흐름에 몸을 맡기는 데 있습니다. 스스로가 건강하다는 느낌, 무언가를 배우고 싶다는 의욕, 주변 사람들과 나누는 따뜻한 교감이 우리 뇌를 가장 젊고 활기차게 만듭니다. 불안이 엄습할 때는 가볍게 몸을 움직여 땀을 흘리고, 조용히 눈을 감아 호흡을 가다듬으며, 기분 좋은 향기로 공간을 채워 보십시오. 그렇게 뇌를 긍정적인 감정으로 가득 채울 때, 우리의 뇌는 다시 창의적이고 지혜로운 결정을 내리도록 일하게 될 것입니다.

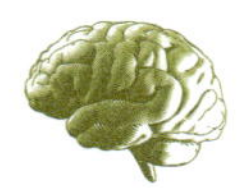

입꼬리를 올려서
자율신경계를
일하게 하자

• • •

　누군가의 환한 웃음을 마주하는 것만으로도 마음이 정화되고 기분이 좋아지는 경험은 누구에게나 있을 것입니다. 언젠가 광화문 교보문고 건물을 장식한 커다란 그림 하나에 눈길을 뺏긴 적이 있습니다. 까까머리를 한 어린아이가 하얀 이를 다 드러내며 천진난만하게 웃고 있는 모습이었는데, 보고만 있어도 입가에 절로 미소가 번지게 만드는 그림이었습니다. 나중에 알고 보니 그 그림은 이순구 화가의 그림책 《이순구의 웃는 얼굴》 속에 등장하는 초야라는 주인공이었습니다. 그날 하루는 그 아이의 웃음 잔상이 머릿속을 떠나지 않아 종일 행복했던 기억이 납니다. 우리는 왜 다른 사람이 웃는 것을 보면 나도 모르게 따라 웃게 되고, 또 그로 인해 기분이 좋아지는 것일까요? 단순히 기분이 좋아지는 현상을 넘어, 여기에는 우리 뇌와 몸이 소통하는 아주 심오하고도 정교한 과학적 원리가 숨어 있습니다.

19세기 철학자이자 심리학의 선구자인 윌리엄 제임스William James는 감정의 본질에 대해 매우 흥미로운 정의를 내렸습니다. 우리가 슬퍼서 우는 것이 아니라, 울기 때문에 슬퍼진다는 것입니다. 즉, 감정이란 우리 몸에서 나타나는 물리적 변화를 뇌가 지각하고 해석한 결과라는 것입니다. 이를 '제임스-랑게 이론James-Lange Theory'이라고 부르는데, 이는 현대 뇌과학에서도 매우 중요한 함의를 갖습니다. 우리가 외부의 자극에 대해 신체적인 반응을 먼저 보이고, 그 반응을 뇌가 인지하면서 비로소 감정이라는 형태의 마음 상태가 완성된다는 뜻입니다.

이 관점에서 보면, 친구가 기쁜 일이 있어 환하게 웃고 있을 때 나도 함께 얼굴 근육을 활짝 펴서 웃어 주면, 내 몸의 변화가 뇌에 전달되어 나 또한 친구가 느끼는 것과 같은 크기의 기쁨을 경험하게 됩니다. 슬픈 일을 당한 친구를 보며 함께 얼굴을 찌푸리고 울어 주는 것 역시, 같은 신체 반응을 공유함으로써 그 슬픔에 진심으로 공감하는 과정이라 할 수 있습니다.

이러한 신체와 감정의 연결고리를 더욱 구체화한 것이 바로 '안면 피드백 가설Facial Feedback Hypothesis'입니다. 미국 캘리포니아 주립대학교 의과대학교의 폴 에크먼Paul Ekman 교수는 인간의 얼굴 표정이 단순한 감정의 표출을 넘어, 우리의 정서적 감각을 결정짓는 핵심 요소라고 강조합니다. 에크먼 교수는 전 세계 다양한 문화를 연구하며 기쁨, 슬픔, 분노, 공포, 혐오, 놀람이라는 여섯 가지 기본 감정이 보편적인 표정으로 나타난다는 사실을 입증했습니다.

특히 그는 특정 표정을 짓는 것만으로도 그 표정에 해당하는 감정이 연관된 자율신경계의 반응이 유도된다는 사실을 발견했습니다. 억지로라도 입꼬리를 올려 웃는 표정을 지으면 우리 뇌는 실제로 즐거운 일이 있다고 판단하고 행복감을 느끼게 하는 신경전달물질을 분비하기 시작합니다. 얼굴 근육의 움직임이 뇌로 전달되어 심리 상태를 변화시키는 것입니다.

최근 뇌과학계에서는 안면 피드백 가설을 뒷받침하는 연구 결과들이 발표되고 있습니다. 특히 미용 목적으로 널리 사용되는 '보톡스' 시술이 인간의 공감 능력에 미치는 영향에 관한 연구는 시사하는 바가 큽니다. 보톡스는 근육을 마비시켜 주름을 펴는 원리인데, 이탈리아의 국제고등연구대학원(SISSA)과 미국 위스콘신-매디슨대학교 등의 연구진은 얼굴 근육이 마비된 상태가 타인의 감정을 이해하는 데 어떤 영향을 주는지 실험했습니다. 연구 결과, 미간이나 눈가에 보톡스 주사를 맞은 사람들은 그렇지 않은 사람들에 비해 타인의 표정에서 미묘한 감정을 읽어 내는 속도가 현저히 느리고 정확도도 떨어지는 것으로 나타났습니다. 명백하게 기쁘거나 아주 슬픈 표정은 구별할 수 있지만, 약간의 미소나 설핏 비치는 슬픔 같은 세밀한 표정 변화를 알아차리는 데 큰 어려움을 겪은 것입니다.

왜 이런 일이 벌어지는 것일까요? 그 해답은 우리 뇌의 '거울 뉴런mirror neuron' 체계와 '체화된 인지embodied cognition' 이론에서 찾을 수 있습니다. 우리는 타인의 감정을 이해할 때 무의식적으로 상대방의 표정을 아주 미세하게 모방합니다. 상대방이 웃으면 나도 모르게 입 주변 근육이 아주 미세하게 떨리며 그 웃음을 흉내 내고, 이 신호가 뇌로 전달되어 "아, 저 사람은 지금 행복하구나"라고 공감하게 되는 것입니다. 그런데 보톡스 시술로 인해 얼굴 근육이 마비되면 이러한 미세한 모방 작용이 불가능해집니다. 내 얼굴 근육이 움직이지 않으니까 뇌로 피드백이 전달되지 않고, 결국 타인의 감정을 내 것으로 체감하는 '공감'의 회로가 일시적으로 차단되는 것입니다. 자신의 표정을 자유롭게 표현할 수 없다는 사실이 타인의 마음을 헤아리는 능력까지 약화시킨다는 점은, 우리 몸과 마음이 얼마나 떼려야 뗄 수 없는 단일한 시스템인지를 여실히 보여 줍니다.

이러한 과학적 사실들은 소중한 교훈을 줍니다. 얼굴에 생기는 주름을 감추고 싶어 시술을 고민하기도 하지만, 사실 그 주름은 우리가 평생 웃고 울며 타인과 소통해 온 '공감의 흔적'이기도 합니다. 인위적으로 표정을 굳히기보다는, 내 감정을 온전히 드러내고 타인의 감정에 기꺼이 반응할 수 있는 '살아 있는 얼굴'을 유지하는 것이 뇌 건강과 행복한 노후를 위해 훨씬 중요합니다. 뇌 건강을 위해서는 뉴런 간의 연결을 활성화해야 하는데, 타인의 감정에 공감하고 사회적 유대감을 나누는 것만큼 강력한 자극은 없기 때문입니다.

행복을 방해하는 큰 적 중 하나는 '원치 않는 고립'과 그로 인한 '외로움'이라는 감정입니다. 가끔은 혼자만의 시간이 필요할 때도 있지만, 가급적 가족이나 친구들과 자주 어울리며 함께 식사하고 대화하는 시간을 가지기를 권합니다. 여럿이 함께 어울리며 상대방의 환한 웃음을 보고 따라 웃는 행위는, 그 자체로 우리의 거울 뉴런을 활성화하고 뇌의 보상 회로를 자극하여 스트레스를 해소하고 면역력을 높입니다.

"웃으면 복이 온다"라는 말은 단순한 덕담이 아니라, 우리 뇌와 몸의 조화를 꿰뚫어 본 선조들의 지혜였습니다. 불안하거나 우울할 때 가만히 앉아 고민하기보다, 거울을 보고 억지로라도 미소를 지어 보세요. 입에 펜을 가로로 물어 입꼬리를 올리는 것만으로도 뇌는 기분 좋은 일이 생긴 것으로 착각하고 긍정적인 신호를 보낸다는 연구 결과도 있습니다. 이러한 작은 습관들이 모여 우리의 뇌를 젊게 유지하고, 세상을 바라보는 시선을 긍정적으로 바꾸어 놓습니다. 타인의 슬픔에 함께 울어 주고, 타인의 기쁨에 진심으로 크게 웃어 줄 수 있는 마음의 여유는 우리 뇌가 누릴 수 있는 최고의 사치이자 건강법입니다.

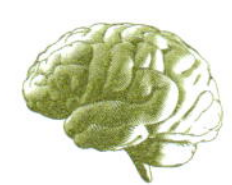

비교와 시기,
품위뿐 아니라
인지 수준도 드러낸다

• • • •

긴 인생의 여정을 걷다 보면, 가끔은 자신도 놀랄 만큼 고약하고 부끄러운 마음과 마주할 때가 있습니다. 평소에는 너그럽고 인자한 성품을 가졌다고 자부하던 사람도, 오랜만에 만난 지인이나 동창의 안 좋은 소식을 들었을 떠 묘하게 입꼬리가 올라가는 경험을 한 번쯤은 했을 것입니다. 예를 들어, 평소 부를 과시하며 주변 사람들을 불편하게 했던 동료가 무리한 투자로 큰 어려움을 겪고 있다거나, 자식 자랑이 유난했던 이웃의 자녀가 기대에 못 미치는 결과를 얻었다는 이야기를 들었을 때, 마음 한구석에 '쌤통이다'라는 생각이 불쑥 드는 것이죠.

상대방이 겪는 고통이 안쓰럽다는 도덕적인 마음보다, 그가 겪는 불행에서 오는 묘한 쾌감이 앞서는 이 감정을 심리학에서는 '샤덴프로이데schadenfreude'라고 부릅니다. 이 말은 독일어로 고통이나 손해를 뜻하는 '샤덴schaden'과 기쁨을 뜻하는 '프로이데freude'가 결합한 단어입니다. 우리말로 가장 가깝게 표현하자면 '남의 불행은 나의 행복' 혹은 '고소하다'라는 의미의 '쌤통'이 적절할 것입니다.

흥미롭게도 이러한 '못난 마음'은 단순히 개인의 성격 결함이 아니라, 인간의 뇌가 작동하는 정교하고 신비로운 메커니즘 중 하나입니다. 일본 국립방사선의학연구소의 다카하시 히데히코 박사는 인간이 왜 남의 불행을 보고 기쁨을 느끼는지 그 뇌과학적 실체를 밝히기 위해 매우 정밀한 실험을 진행했습니다.

연구진은 먼저, 실험 참가자들에게 자신보다 사회적으로 성공하여 화려하고 부러운 생활을 구가하는 동창생들의 모습을 상상하게 했습니다. 이때 참가자들의 뇌를 기능적 자기공명영상fMRI으로 촬영해 보니, 뇌의 '전대상피질Anterior Cingulate Cortex' 부위가 매우 활발하게 반응하는 것이 관찰되었습니다. 전대상피질은 우리 뇌에서 신체적인 통증뿐만 아니라 사회적 배제나 심리적인 고통, 불안감을 처리하는 핵심적인 영역입니다. 나보다 잘나가는 사람을 보며 느끼는 '부러움'이나 '질투'라는 감정을 우리 뇌는 실제로 몸이 물리적인 상처를 입었을 때와 같은 수준의 '통증'으로 인식한다는 사실이 밝혀진 것입니다.

다음에는 반대로, 그 질투의 대상이었던 동창생이 예상치 못한 사고를 당하거나 불행에 빠진 상황을 상상하게 했습니다. 그러자 통증을 담당하던 전대상피질의 활동은 급격히 잦아들고, 대신 뇌의 보상회로이자 쾌감을 생성하는 '측좌핵nucleus accumbens' 부위가 강하게 활성화되었습니다. 우리가 맛있는 음식을 먹거나 예상치 못한 보너스를 받았을 때, 혹은 도박에서 이겼을 때 측좌핵에 도파민이 쏟아져 들어오며 짜릿한 쾌감을 느끼게 됩니다.

결국 타인의 불행이 나에게 가해지던 심리적 통증(질투)을 해소해 줌과 동시에, 뇌의 보상 체계를 자극하여 강력한 심리적 보상을 안기는 셈입니다. 우리가 흔히 '남의 불행을 보며 고소해하는 것'은 뇌의 입장에서는 고통에서 벗어나 쾌락으로 이동하는 아주 자연스럽고도 원초적인 반응입니다.

하지만 이러한 쌤통의 감정이 모든 사람에게 같은 크기로 나타나는 것은 아닙니다. 네덜란드 라이덴대학교 연구진의 연구에 따르면, 이러한 현상은 개인의 '자존감'과 밀접한 관련이 있습니다. 연구 결과, 평소 자신감이 부족하고 학업이나 사회적 성취도가 낮은 사람일수록 자신보다 우월한 위치에 있는 사람이 실수를 저질렀을 때 훨씬 더 큰 쾌감을 느끼는 것으로 나타났습니다. 자기 삶이 만족스럽지 못할 때, 타인의 추락을 통해 상대적인 우월감을 확인받으려는 보상 심리가 강하게 작용하기 때문입니다.

반면, 자신을 긍정적으로 평가하고 자존감이 높은 사람들은 타인의 불행을 굳이 자기 행복으로 치환할 필요를 느끼지 못합니다. 자존감이 회복되면 남의 불행을 보고 느끼는 쾌감의 정도도 현저히 줄어듭니다. 왜 자존감을 지키는 것이 그토록 중요한지를 잘 보여 줍니다.

우리의 뇌는 왜 고약하게 남과 끊임없이 비교하고 우월해지려는 속성을 가지게 된 것일까요? 인간에게 있어서 타인과의 비교는 생존을 위한 필수적인 전략이었습니다. 제한된 자원을 두고 경쟁해야 했던 인류 조상들에게 주변 사람보다 내가 더 우위에 있다는 확인은 생존 가능성을 높이는 지표였을 것입니다. 미국 조지아대학교의 아브라함 테서Abraham Tesser 교수는 이러한 '자기 평가 유지 모델'이 어린 시절부터 형성된다는 것을 입증했습니다. 초등학생들을 대상으로 한 실험에서, 아이들은 자신이 별로 관심 없는 분야에 대해서는 친구가 잘하는 것을 진심으로 축하하고 자랑스러워했습니다. 하지만 자신이 가장 좋아하고 자신 있는 분야에서는 친구보다 자신이 무조건 더 잘해야 한다고 주장하며, 친구의 성공에 민감하게 반응했습니다. 내가 중요하게 생각하는 분야에서 자신이 남보다 잘하는 것을 발견할 때 뇌는 비로소 안도하고 자존감을 높이기 때문입니다.

문제는 이러한 뇌의 비교 기질이 지나쳐 '중독'의 수준에 이를 때 발생합니다. 현대 사회에서 사회적 관계망(SNS)이나 익명성 뒤에 숨어 타인의 사소한 흠집을 찾아내고 비난하는 '악성 댓글' 현상도 그 뿌리는 이 못난 뇌의 기질에 닿아 있습니다. 다른 사람의 성취를 깎아내리고 불행을 조장하면서 얻는 일시적인 쾌감에 뇌가 중독되면, 어느덧 긍정적인 면보다는 단점을 찾는 데만 혈안이 된 '심술궂은 뇌'가 됩니다.

이러한 현상이 가장 가슴 아프게 나타나는 곳이 바로 가족 안에서의 관계입니다. 사랑하는 사람, 가까운 사람에게 남들과 끊임없이 비교하며 상처 주는 말을 내뱉는 것은, 사실 내 뇌가 느끼는 불안과 열등감을 타인의 고통을 통해 보상받으려는 아주 비겁하고 못난 작동 방식입니다.

특히 장·노년기에 접어들면 신체적 노화와 더불어 사회적 역할의 축소로 인해 자존감이 흔들리기 쉽습니다. 이때 우리 뇌가 자칫 '비교와 시기'의 덫에 빠지게 되면, 평생 쌓아온 인격과 품위가 한순간에 무너질 수 있습니다. 우리는 단순히 뉴런의 사멸을 막는 것뿐만 아니라, 우리 뇌가 타인의 불행에서 기쁨을 찾는 '못난 방식'에서 벗어나 타인의 기쁨에서 나의 행복을 찾는 '성숙한 방식'으로 나아가야 합니다. 뇌과학적으로 볼 때, 타인의 고통에 공감하고 자비로운 마음을 가질 때 우리 뇌에서는 '사랑 호르몬'이라 불리는 옥시토신이 분비됩니다. 옥시토신은 뇌의 염증 반응을 억제하고 신경세포의 회복을 도와 뇌를 더욱 젊고 건강하게 만듭니다. 즉, 남을 향한 애정 어린 시선이 결국 내 뇌를 보호하는 최고의 명약인 셈입니다.

애정이 없으면 상대방의 수많은 장점은 절대 보이지 않습니다. 오로지 부족한 점과 흠결만이 돋보여 우리를 괴롭힐 뿐입니다. 이제는 본인을 위해서라도 남과 비교하며 자신을 망가뜨리는 습관을 멈추기 바랍니다.

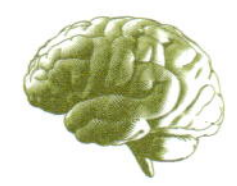

진정한 **휴식**은 **노동**이 **선행**되어야 한다

• • •

우리가 지나온 세월을 돌이켜보면, 참으로 숨 가쁘게 달려왔습니다. 젊은 시절, 이른 아침에 집을 나서서 짙은 어둠이 깔린 늦은 밤에야 겨우 현관문을 열던 그 고단한 일상이 일종의 숙명이자 훈장이기도 했습니다. 수십 년을 일의 중력에 이끌려 살아온 세대에게는 '휴식'이 늘 갈망의 대상이면서도 동시에 낯선 손님 같기도 합니다.

그런데 참으로 역설적으로, 은퇴와 함께 평생을 그토록 꿈꾸던 여유로운 '휴식'의 시간이 마침내 선물처럼 주어졌음에도, 막상 그 시간을 마주한 많은 사람이 마음 편히 쉬지 못하겠다고 말합니다. 집에 가만히 앉아 있노라면 마음 한구석에서 정체를 알 수 없는 불안감이 스멀스멀 피어오르고, 무언가 생산적인 일을 하지 않고 있다는 자책감이 공허함으로 이어지기도 합니다. 쉴 때는 밀려 있는 일이나 미래에 대한 걱정 때문에 마음이 무겁고, 막상 무언가 소일거리를 할 때면 몸의 피로를 핑계로 다시 쉬고 싶어지는 이 모순된 감정의 소용돌이는 도대체 어디서 오는 것일까요? 이러한 부조리함의 원인을 설명해 주는 흥미로운 뇌과학 연구가 있습니다.

2020년 스위스 취리히대학교 심리학과의 카타리나 베르네커 Katharina Bernecker 교수 연구진은 사람들이 일상에서 느끼는 행복의 본질과 그 행복을 가로막는 장애물이 무엇인지에 주목했습니다. 연구진은 '향락적 목표 추구hedonic goal pursuit'라는 개념을 통해 우리가 쉬는 시간에도 왜 온전히 즐거움을 누리지 못하는지를 분석했습니다. 연구 결과에 따르면, 휴식을 취하는 동안에도 자꾸만 해야 할 일을 떠올리거나 생산적이지 않다는 사실에 대해 죄책감을 느끼는 사람은 휴식이 주는 신체적, 심리적 회복 효과를 거의 누리지 못했습니다. 뇌가 휴식을 '보상'으로 받아들이지 못하고 오히려 해결해야 할 '과제'로 인식하면서 스트레스 호르몬인 코르티솔 수치가 낮아지지 않기 때문입니다. 즉, 쉬면서 일 생각을 하면 휴식의 효용은 급격히 저하되고 결과적으로 삶의 전반적인 만족도가 떨어지게 됩니다.

반면, 쉴 때 일 걱정을 완전히 털어내고 오로지 그 순간의 즐거움에만 집중하는 능력이 뛰어난 사람은 삶의 질이 훨씬 높았습니다. 이들은 정서적으로 안정될 뿐만 아니라 우울이나 불안에 시달릴 가능성도 현저히 낮았습니다. 베르네커 교수는 현대인이 행복해지는 데 필요한 것은 '자기 통제'만이 아니라, 휴식의 순간에 온전히 몰입하여 즐거움을 누리는 '향락적 능력'이라고 강조합니다.

이 연구가 우리에게 주는 더 깊은 메시지는 무조건적인 휴식만

이 정답은 아니라는 점에 있습니다. 연구진은 장기적인 목표를 추구하며 얻는 성취감 역시 휴식에서 얻는 작은 즐거움만큼이나 인생의 행복을 구성하는 필수 요소라는 사실을 함께 밝혀냈습니다. 결론적으로 우리 삶의 만족도를 결정짓는 것은 일 속에서 느끼는 즐거움과 휴식 속에서 느끼는 평온함을 조화롭게 다루는 능력에 달려 있습니다.

평생을 성실함이라는 가치 아래 '일'을 중심으로 살아온 이에게 갑자기 '아무것도 하지 않는 휴식'이 주어진다면 오히려 뇌에 큰 스트레스가 될 수 있습니다. 우리 뇌의 보상 체계는 목표를 설정하고 이를 달성했을 때 분비되는 도파민이라는 호르몬에 오랫동안 길들여져 왔습니다. 무언가를 해냈을 때 느끼는 짜릿한 성취감이 뇌를 살아 있게 만드는 원동력이었던 셈입니다. 그런데 은퇴처럼 갑자기 보상이 사라진 채 텅 빈 시간만 주어지면, 뇌는 방향 감각을 잃고 무기력해지기 쉽습니다. 따라서 '일'과 '쉼'의 개념을 새롭게 정립하고 그 사이의 건강한 균형을 찾아야 합니다.

여기서 제가 제안하는 '일'은 과거처럼 생계를 유지하기 위해 자신을 소진하는 고된 노동을 의미하지 않습니다. 뇌과학적인 관점에서 볼 때, 우리의 뇌를 적절히 자극하고 기분 좋은 긴장감을 주는 모든 활동이 바로 새로운 시대의 '일'이 될 수 있습니다. 미루어 두었던 외국어 공부를 시작하는 것, 책을 읽고 필사하는 것, 작은 텃밭을 가꾸며 생명의 성장을 관찰하는 것, 평생 쌓아 온 생각이나 지식을 블로그나 SNS에 기록으로 남기는 것, 평소 도전해 보고 싶던 새로운 요리를 배우는 것과 같은 모든 활동이 훌륭한 '일'입니다. 심지어 매일 반복되는 집안일조차 정성을 들여 규칙적으로 해낸다면 그것은 뇌에 성취감을 선물하는 소중한 일과가 됩니다.

이러한 지적 호기심과 신체 활동은 뉴런 간의 연결을 돕는 신경 가소성을 촉진하여 인지 기능의 저하를 막는 방패 역할을 합니다. 뇌는 쓰면 쓸수록 탄탄해지는 특성이 있기 때문입니다. 중요한 것은 이렇게 자신을 위한 즐거운 일에 몰입하는 시간 뒤어 찾아오는 휴식이야말로 비로소 우리 뇌가 진정으로 환영하는 '꿀맛 같은 쉼'이 된다는 사실입니다. 아무런 활동 없이 24시간 내내 주어지는 자유는 더는 휴식이 아니라 고통스러운 지루함이 될 뿐입니다. 하지만 내가 선택한 즐거운 '일'과 짝을 이룬 휴식은 삶의 에너지를 재충전하는 강력한 활력소가 됩니다. 성취감이 밑바탕이 된 휴식은 죄책감을 지우고 온전한 평온함을 가져다 줍니다.

베르네커 교수는 휴식의 질을 높이기 위해 의식적으로 활동 시간과 휴식 시간을 구체적으로 계획하라고 조언합니다 이는 단순히 일정을 짜는 것을 넘어, 우리 뇌에 '지금은 집중할 시간'과 '지금은 마음껏 즐겨드 되는 시간'이라는 명확한 신호를 보내는 과정입니다. 예를 들어, "오전 10시부터 11시까지는 IT 정보나 기술을 학습한다"라거나 "오후 2시부터 3시까지는 정성껏 화초를 가꾼다"와 같이 자신만의 작은 시간표를 만들어 보세요. 그리고 그 활동을 하는 동안에는 다른 잡념을 접어두고 오로지 그 순간에만 몰입하세요. 계획한 활동을 마친 뒤에는 공부 걱정이나 집안일 걱정을 깨끗이 잊고, 창가로 들어오는 햇살과 바람의 감촉에 온 신경을 집중하며 휴식을 만끽하는 것입니다.

미국의 국립노화연구소(NIA)를 비롯한 여러 공인 연구 기관들은 노년기에 규칙적인 인지 활동과 사회적 참여가 치매 위험을 낮추고 뇌의 회복력을 높인다는 사실을 지속해서 보고하고 있습니다. 특히 '생산적 활동Productive Engagement'이라고 불리는 이러한 소일거리들은 단순한 휴식보다 뇌 혈류량을 늘리고 신경전달물질의 균형을 맞추는 데 훨씬 효과적입니다. 일과 휴식이 톱니바퀴처럼 맞물려 돌아갈 때, 우리 뇌는 비로소 가장 안정적이고 활기찬 상태를 유지할 수 있음을 기억하기 바랍니다.

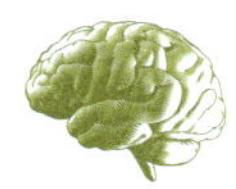

자기효능감과
행복감 부르는
이타성

오래전 전 세계적인 인기를 끌었던 영화 〈300〉을 기억하십니까? 스파르타 제국과 페르시아 제국의 전쟁을 다룬 이 영화에서 많은 사람의 뇌리에 깊게 박힌 인물은 주인공 레오니다스 왕뿐만이 아니었습니다. 화려하고 기괴한 장신구로 온몸을 휘감은 페르시아의 황제 크세르크세스 1세 역시 독보적인 존재감을 과시했습니다. 특히 그가 항복을 권유하며 낮은 목소리로 내뱉은 "나는 관대하다"라는 대사는 지금까지도 다양한 분야에서 회자되는 유명한 문구가 되었습니다. 영화 속 황제의 행동은 그 말과는 사뭇 거리가 멀어 보였지만, 역설적으로 그 대사는 우리 인간이 가진 '관대함'이라는 미덕에 대해 생각해 보게 만드는 계기가 되었습니다.

인간은 왜 자신에게 손해가 될 수도 있는 관대한 행동을 하는 것일까요? 오랜 시간 동안 심리학자와 철학자, 경제학자들은 이 질문에 대한 답을 찾기 위해 노력해 왔습니다. 처음에는 혈연관계에 있는 친족을 돕기 위해서라거나, 언젠가 내가 어려울 때 되돌려 받을 보상을 기대하는 이기적인 동기에서 비롯되었다는 해석이 지배적이었습니다. 타인에게 비치는 자신의 평판을 관리하기 위한 전략이라는 분석도 있었습니다. 하지만 현실에서 우리는 아무런 보상이나 대가를 바라지 않고 타인을 위해 자신을 희생하거나 헌신하는 숭고한 모습들을 자주 목격하고는 합니다.

최근 뇌과학 연구들은 이러한 관대한 행동의 가장 강력한 동기로 '행복'이라는 감정에 주목합니다. 남을 도울 때 우리 마음이 느끼는 따뜻한 만족감과 기쁨이 인간에게 계속해서 관대한 행동을 하게 만드는 핵심적인 보상 체계라는 것입니다. 이에 관한 흥미로운 연구 결과가 독일 루벡대학교 박소영 교수와 스위스 취리히대학교, 미국 노스웨스턴대학교 공동 연구진에 의해 발표된 바 있습니다. 연구진은 실험 참가자들을 두 그룹으로 나누어 4주간 일정 금액의 돈을 사용하도록 했습니다. 한 그룹은 그 돈을 오로지 자신만을 위해 쓰도록 했고, 다른 그룹은 친구나 가족 등 타인을 위한 선물을 사거나 음식을 대접하는 등 타인을 위해 쓰도록 계획을 세우게 했습니다.

흔히 우리는 내 주머니에 돈이 들어오고 나를 위해 소비할 때 더 큰 행복을 느낄 것으로 생각하기 쉽습니다. 하지만 연구 결과는 우리의 예상과는 정반대였습니다. 타인을 위해 돈을 쓰기로 한 그룹의 참가자들이 자신을 위해 돈을 쓴 그룹보다 훨씬 더 관대한 결정을 내리는 빈도가 높았을 뿐만 아니라, 주관적으로 느끼는 행복지수 또한 현저히 높게 나타났습니다.

이러한 현상이 우리 뇌 안에서 어떻게 일어나는지 확인하기 위해 연구진은 기능적 자기공명영상fMRI을 활용해 참가자들의 뇌 활동을 정밀하게 분석했습니다. 그 결과, 관대한 결정을 내리는 순간 우리 뇌의 '우측두엽연결temporoparietal junction(TPJ)' 부위가 활발하게 반응한다는 사실을 발견했습니다. 이 부위는 타인의 의도나 감정을 이해하고 공감하며, 사회적 관계를 인식하는 데 결정적인 역할을 하는 영역입니다. 만약 이 부위가 손상되면 타인의 입장을 헤아리지 못해 도덕적인 판단을 내리는 데 어려움을 겪게 됩니다.

더욱 놀라운 점은 이 부위가 뇌의 보상 시스템을 담당하는 '선조체striatum'와 긴밀하게 연결되어 작동한다는 사실이었습니다. 선조체는 뇌의 중앙부에 있는 기저핵에 속하는데, 우리가 맛있는 음식을 먹거나 복권에 당첨되었을 때처럼 강한 쾌감을 느낄 때 드파민을 분출하며 활성화되는 곳입니다. 연구에 따르면 타인을 위해 관대한 결정을 내리는 동안 이 선조체의 활동이 활발해지며, 이 활동의 강도가 개인이 느끼는 행복감의 크기와 직접적으로 비례한다는 것이 밝혀졌습니다.

결국 뇌과학적으로 볼 때, 관대함과 행복은 하나의 사슬처럼 단단히 연결되어 있습니다. 타인의 아픔에 공감하고 사회적 책임을 느끼는 우측두엽연결 부위가 이기적인 욕구에 빠지기 쉬운 뇌의 보상 시스템을 조절하고 제어함으로써, 우리는 타인을 돕는 선택을 할 수 있게 됩니다. 그리고 그 대가로 뇌는 우리에게 '행복'을 선물하는 것입니다. 이는 우리 인간이 서로 돕고 연대하는 것이 생존에 유리하다는 사실을 뇌의 보상 회로에 각인시키는 결과라고도 볼 수 있습니다. 이러한 관대한 행동은 비단 물질적인 기부에만 국한되지 않습니다. 따뜻한 말 한마디, 이웃을 향한 작은 미소, 자기 경험과 지혜를 사회와 나누는 모든 행위가 우리 뇌에는 동일한 행복의 자극으로 전달됩니다.

누군가에게 도움이 되는 존재라는 자기 효능감은 뇌의 신경 가소성을 촉진하고 인지 기능의 감퇴를 늦추는 보호막 역할을 합니다. 실제로 봉사 활동에 정기적으로 참여하거나 타인과 정서적으로 교류하며 관대함을 베푸는 노년층이 그렇지 않은 경우보다 치매 발병률이 낮고 인지적 회복력이 높다는 연구 결과들이 전 세계적으로 보고되고 있습니다. 뇌는 타인과 연결되어 있다고 느낄 때 비로소 가장 안정적이고 건강한 상태를 유지하기 때문입니다.

우리가 흔히 오해하는 것 중 하나는 내가 충분히 풍족해져야만 남을 도울 수 있다는 생각입니다. 하지만 박소영 교수팀의 연구가 증명했듯이, 관대함은 금액의 크기나 물질의 양에 비례하는 것이 아닙니다. 아주 적은 금액이라도, 혹은 돈이 들지 않는 작은 배려라도 타인을 위해 마음을 쓰는 것만으로도 우리 뇌의 행복 회로는 즉각적으로 반응합니다. 오히려 자신만 챙기는 이기적인 삶은 단기적인 만족을 줄지는 몰라도, 장기적으로는 뇌의 보상 회로를 무디게 만들고 고립된 노화를 초래할 위험이 큽니다. 진정한 의미의 뇌 건강은 내 안의 창고를 가득 채우는 것이 아니라, 그 창고의 문을 열어 주변과 온기를 나눌 때 완성되는 것입니다.

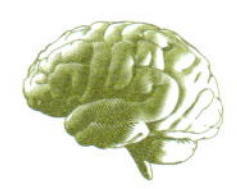

자발적 고독은 허하되
수동적 외로움은 거부하자

● ● ● ●

인간은 본래 혼자서 살 수 없는 존재입니다. 그래서 우리는 흔히 인간을 가리켜 '사회적 동물'이라고 부릅니다. 이 말은 단순히 우리가 무리를 지어 산다는 뜻을 넘어, 타인과의 관계 속에서만 비로소 신체적·정신적 건강을 유지할 수 있는 생물학적 구조로 되어 있음을 의미합니다. 인류의 역사와 철학, 그리고 성경의 기록을 보더라도 인간은 아담과 하와처럼 짝을 이루어 서로의 희로애락을 나누며 살아가도록 설계되었습니다. 기쁜 일이 생겼을 때 가장 먼저 사랑하는 사람을 떠올리며 그 기쁨을 나누고 싶어 하고, 슬픔이 닥쳤을 때 누군가의 어깨에 기대어 눈물을 흘리며 위로를 받는 행위는 우리 뇌가 보내는 가장 본능적인 신호입니다. 이러한 사회적 연결은 우리가 거친 세상을 살아가는 데 필요한 가장 강력한 생존 전략이자, 삶의 질을 결정짓는 핵심 요소입니다.

하지만 안타깝게도 우리가 마주하는 현실은 이와 정반대의 상황을 자주 보여 주고는 합니다. 오랜 시간 함께했던 배우자와 사별하거나 자녀들이 각자의 삶을 찾아 떠난 뒤, 홀로 남겨진 이들이 겪는 극심한 외로움은 단순한 심리적 위축을 넘어 한 사람의 삶을 송두리째 흔들어놓기도 합니다. 언젠가 뉴스를 통해 접했던 한 50대 여성의 이야기는 우리 마음을 무겁게 합니다. 자녀들을 모두 출가시킨 뒤 홀로 남겨진 외로움과 우울증을 견디다 못해 백화점에서 물건을 훔치다 경찰에 붙잡힌 그녀의 사연은, 우리 사회가 소외된 개인의 아픔에 얼마나 무관심했는지를 여실히 보여 줍니다. 그녀에게 필요했던 것은 물건이 아니라, 자신의 외로움을 달래 줄 따뜻한 손길과 대화였을 것입니다. 이처럼 타인과의 단절은 한 인간을 우울의 늪으로 밀어 넣고, 때로는 비정상적인 행동을 하게 만드는 파괴적인 힘을 가집니다.

사회적 고립이 인간에게 얼마나 큰 고통인지는 형벌의 역사를 통해서도 알 수 있습니다. 교도소에서 죄질이 가장 나쁜 범죄자에게 내리는 가혹한 형벌 중 하나가 바로 '독방 수감'입니다. 타인과의 모든 소통을 차단한 채 좁은 공간에 홀로 가두는 행위는 인간의 정신을 무너뜨리는 가장 잔인한 방법입니다. 실제로 미국 교도소의 통계를 보면, 독방에 격리된 재소자의 절반 가까이가 심각한 정신질환이나 뇌 손상을 겪는 것으로 나타났습니다. 캘리포니아교도소 내 자살 사건의 70%가 독방에서 일어난다는 사실은, 세상에 나밖에 없다는 고립된 감정이 삶의 의지를 꺾는 데 얼마나 치명적인지를 증명합니다. 우리 뇌는 타인과 소통하지 못할 때 자신을 파괴하기 시작합니다.

여기서 우리는 '고독'과 '외로움'의 차이를 명확히 이해할 필요가 있습니다. 많은 사람이 두 단어를 혼용하지만, 뇌과학과 심리학의 관점에서 이 둘은 전혀 다른 상태입니다. 고독은 스스로 선택한 '능동적인 고립'입니다. 이는 타인의 간섭 없이 자신과 깊은 대화를 통해 내면을 성찰하고, 창의적인 영감을 얻으며, 복잡한 생각을 정리하는 '건설적인 활동'입니다. 예술가들이 명작을 남기고 학자들이 깊은 통찰을 얻는 시간은 바로 이 고독의 시간 속에서 탄생합니다.

반면, 외로움은 원치 않게 주어진 '강제적인 고립'에서 비롯된 부정적인 감정입니다. 이는 타인과의 정서적 연결이 끊어지면서 발생하는 '파괴적인 감정'입니다. 외로움은 우울과 불안을 유발하고 신체적 면역력을 약하게 만들며, 궁극적으로 삶의 의욕을 갉아갑니다. 따라서 우리가 경계해야 할 것은 고독이 아니라, 타인으로부터 거절당하고 단절되었다고 느끼는 외로움입니다.

우리 뇌를 구성하는 가장 작은 단위인 뉴런 또한 이러한 인간의 사회성을 그대로 닮았습니다. 뉴런은 결코 혼자서는 살 수 없습니다. 하나의 뉴런은 수천 개의 다른 뉴런과 '시냅스'라는 연결고리를 맺고 끊임없이 정보를 주고받을 때만 생존할 수 있습니다. 기쁜 자극이 들어오면 흥분성 신경전달물질을 통해 함께 즐거워하고, 슬픈 자극이 오면 억제성 신경전달물질을 분비해 서로를 다독이며 균형을 맞춥니다. 만약 어떤 뉴런이 다른 뉴런과 소통하지 못하고 고립되면, 그 뉴런은 성장을 멈추고 스스로 사멸하는 과정을 밟게 됩니다. 우리 뇌의 건강함은 곧 뉴런 사이의 활발한 소통과 연결에 달려 있으며, 이는 우리가 타인과 맺는 사회적 관계의 뇌과학적 투영이라고 할 수 있습니다.

미국 매사추세츠공과대학교(MIT) 케이 타이Kay Tye 교수의 연구는 외로움이 뇌에 미치는 영향을 매우 구체적으로 보여 줍니다. 연구진은 쥐를 이용한 실험에서 뇌의 중뇌 부위에 있는 '등쪽 솔기핵 Dorsal Raphe Nucleus(DRN)'이라는 곳이 외로움과 직접적으로 연관되어 있음을 발견했습니다. 평소 동료들과 함께 어울려 지내는 쥐들에게서는 이 부위의 뉴런이 활성화되지 않지만, 일정 시간 동안 홀로 고립된 쥐들에게서는 이 부위의 활동이 급격히 증가하는 것을 확인했습니다. 마치 우리가 배고플 때 뇌의 시상하부가 활성화되는 것처럼, 등쪽 솔기핵은 우리 뇌가 '사회적 굶주림'을 느끼고 있음을 알리는 경고 장치인 셈입니다.

한 가지 매우 놀라운 사실은, 한 번이라도 고립된 경험을 한 쥐들이 나중에 다시 고립되었을 때 훨씬 더 민감하게 반응한다는 점입니다. 이전에 고립을 경험했던 쥐들은 다시 혼자가 되었을 때 등쪽 솔기핵의 뉴런이 더 강하고 빠르게 반응했으며, 동료를 다시 만났을 때 비정상적으로 집착하는 사회적 탐구 행동을 보였습니다. 이는 외로움을 한 번 겪어 본 뇌가 외로움이라는 통증에 더욱 예민해지며, 다음에 닥칠 고립을 더 큰 고통으로 받아들인다는 것을 의미합니다. 이러한 반응은 무리에서 떨어져 나가는 것이 곧 죽음을 의미했던 야생의 환경에서 살아남기 위한 생존 본능이었습니다. 고립감에 민감하게 반응해야만 위험을 감지하고 서둘러 동료들에게 돌아가 안전을 확보할 수 있었기 때문입니다. 하지만 현대 사회의 만성적인 고립은 이러한 생존 본능을 오히려 뇌를 망가뜨리는 스트레스 요인으로 변질시키고 있습니다.

나이가 들면서 겪게 되는 사회적 관계의 축소는 우리 뇌의 등쪽 솔기핵을 자극하여 만성적인 외로움의 상태로 몰아넣을 수 있습니다. 하지만 우리는 이 외로움의 에너지를 '능동적인 고독'으로 전환하거나, 새로운 연결을 통해 해소할 수 있는 지혜를 가지고 있습니다. 늙지 않는 뇌를 위해 가장 중요한 것은 타인과의 연결을 포기하지 않는 것입니다. 거창한 사회 활동이 아니어도 좋습니다. 매일 마주치는 이웃에게 건네는 따뜻한 인사, 아이들의 재잘거림에 귀를 기울이는 시간, 혹은 같은 취미를 가진 친구들과 나누는 소소한 대화만으로도 우리 뇌의 외로움 스위치는 꺼질 수 있습니다.

안타깝게도 최근 우리 사회는 곁에 있는 사람을 더욱 외롭게 만드는 쪽으로 변해가고 있습니다. 식탁에 마주 앉아서도 각자 핸드폰 화면에 얼굴을 파묻고, 이어폰을 낀 채 자신만의 세상에 갇혀 바로 옆에 있는 가족의 목소리를 외면하고는 합니다. 이러한 디지털 고립은 우리 뇌가 가장 싫어하는 환경입니다. 외로움을 느끼는 뇌의 부위가 활성화되지 않게 하는 가장 확실한 방법은, 우리가 서로에게 기꺼이 연결되는 것입니다.

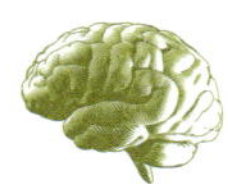

연인이 된 이유,
뇌에 **각인**된
선택의 **패턴**

우리가 인생을 살며 가장 많이 마주하는 일 중 하나가 바로 사람과 사람 사이의 만남과 헤어짐일 것입니다. 젊은 시절 뜨거운 가슴으로 사랑하고, 누군가와 평생을 약속하며 부부의 연을 맺기도 하지만, 안타깝게도 긴 여정의 끝에 이별이라는 가슴 아픈 종착역이 기다리고 있을 때도 있습니다. 사랑이 깊었던 만큼 이별의 상처는 날카롭고, 그 고통 속에서 우리는 흔히 상대방을 원망하며 스스로 다짐하고는 합니다. "다시는 저런 성격의 사람, 저런 유형의 사람은 쳐다보지도 않을 거야!"

상처가 아물고 다시 새로운 인연을 찾아 나설 때, 우리는 이전과는 전혀 다른 사람을 만나고 있다고 굳게 믿으며 새로운 설렘에 빠져듭니다. 그리고 자랑스럽게 주변 친구들이나 지인들에게 새로 만난 이를 소개합니다. 하지만 정작 우리 곁에서 오랫동안 우리를 지켜봐 온 친구들의 반응은 의외일 때가 많습니다. "어쩌면 예전에 만

나던 그 사람과 분위기가 그렇게 비슷하니?" 툭 던져진 말 한마디에
우리는 펄쩍 뛰며 부정하고는 합니다. 내가 새로 만난 이 사람은 예
전 사람과는 백 가지도 넘는 차이점이 있고, 닮은 점이라고는 단 하
나도 없다고 목소리를 높여 설명하지만, 시간이 흐를수록 친구들
의 지적이 묘하게 가슴에 와닿는 것을 느끼며 당혹감에 빠지기도 합
니다. 도대체 왜 우리는 다신 그러지 않겠다고 다짐하면서도 결국
비슷한 유형의 사람에게 다시 마음을 빼앗기고 마는 것일까요?

　이러한 인간의 묘한 심리적 현상에 대해 캐나다 토론토대학교 심
리학과의 박유빈 연구원과 게오프 맥도날드Geoff MacDonald 교수
는 뇌과학과 심리학을 아우르는 흥미로운 연구 결과를 발표했습
니다. 연구진은 332명의 실험 참가자와 그들의 현재 연인, 그리고
과거 연인들을 대상으로 광범위한 조사를 진행했습니다. 이들이 주
목한 기준은 심리학계에서 인간의 성격을 파악하는 가장 신뢰도 높
은 기준인 '성격 특성의 5가지 요인(Big Five)'이었습니다. 이 다섯 가
지 요소는 신경성, 외향성, 친화성, 성실성, 경험에 대한 개방성으
로 나뉩니다. 구체적으로 살펴보면, '신경성'은 불안이나 우울, 분노
와 같은 불쾌한 정서를 얼마나 쉽게 느끼는지를 나타내는 성향이며,
'외향성'은 타인과의 소통과 자극을 즐기는 에너지를 의미합니다.
'친화성'은 타인에게 얼마나 협조적이고 공감적인 태도를 보이는지
를, '성실성'은 목표를 위해 얼마나 꾸준히 노력하고 규칙을 지키는
지를 보여 줍니다. 마지막으로 '경험에 대한 개방성'은 새로운 아이
디어나 예술, 모험에 대해 얼마나 호기심을 가지고 열려 있는지를

평가하는 척도입니다.

참가자들이 만났던 과거의 연인들과 현재 연인의 성격을 이 다섯 가지 요인으로 분석해 보니, 그들 사이에 굉장히 높은 수준의 일관성이 발견되었습니다. 즉, 우리가 무의식중에 끌리는 상대의 핵심적인 성격적 특징은 시간이 흐르고 사람이 바뀌어도 거의 변하지 않는다는 사실이 입증된 셈입니다. 이는 우리가 흔히 "제 눈에 안경"이라고 부르는 개인의 취향이 단순히 그 순간의 감정이 아니라, 우리의 뇌 속 깊이 각인된 일관된 패턴임을 시사합니다. 우리가 의식적으로는 "전혀 다른 사람을 찾겠다"라고 선언할지라도, 우리의 무의식은 이미 자신에게 익숙하고 편안함을 주는 특정 성격적 주파수에 맞춰져 있어, 수많은 사람 중에서도 결국 비슷한 울림을 가진 이를 찾아내어 다시 사랑에 빠지게 되는 것입니다.

결국 같은 유형의 사람만 계속 만나게 된다면, 새로운 관계를 맺거나 변화를 꿈꾸는 노력이 아무런 의미가 없는 것일까요? 절대로 그렇지 않습니다. 내가 일관되게 특정 유형의 사람에게 끌린다는 사실을 인정하는 순간, 우리는 비로소 '상대방'이 아닌 '나 자신'을 깊이 성찰할 기회를 얻게 됩니다. "나는 왜 유독 외향적인 사람에게 안정감을 느낄까?" 혹은 "나는 왜 성실한 사람의 모습에서 평온함을 찾을까?"와 같은 질문을 스스로에게 던지며 자신의 내면적 욕구와 결핍을 이해하게 되는 것입니다. 이러한 자기 이해는 뇌의 전두엽 기능을 활성화하여 감정 조절 능력을 높이고, 관계에서 오는 스트레스를 줄여 뇌 건강을 지키는 데 큰 도움을 줍니다.

비슷한 유형의 사람을 다시 만난다는 것은 과거의 실패가 단순히 상처로만 남지 않는다는 의미기도 합니다. 과거 연인과의 관계에서 겪은 시행착오와 갈등의 기억은, 비슷한 성향을 보인 새로운 사람과의 관계를 더 지혜롭고 부드럽게 풀어나갈 수 있는 귀중한 학습 데이터가 됩니다. 뇌과학적으로 볼 때, 경험을 통해 축적된 지혜는 신경망의 연결을 더욱 공고히 하여 예측할 수 있는 상황에 더 유연하게 대처할 수 있게 합니다.

어른들이 흔히 하던 "살아보니 다 똑같다"는 말씀은, 단순히 체념 섞인 탄식이 아니라 인간관계의 본질적인 패턴을 꿰뚫어 본 깊은 통찰의 결과입니다. 누구를 만나더라도 결국 나의 '안경'을 통해 그를 바라보게 되고, 그 속에서 나의 마음이 투영된 관계를 맺어간다는 사실을 깨달으면, 우리는 비로소 상대방을 바꾸려 애쓰기보다 있는 그대로의 모습을 수용하고 그 안에서 평화를 찾는 법을 배우게 됩니다.

이러한 관계의 일관성은 비단 사람과의 만남뿐만 아니라 우리의 일상 전반에서도 발견됩니다. 쇼핑하러 가서 한참을 고민하다 옷을 골라 집에 와 보면 옷장에 이미 비슷한 색상과 디자인의 옷이 있는 것을 발견하고 헛웃음을 지었던 경험이 있을 것입니다. 물건을 고르는 취향이나 음식을 선택하는 기준, 심지어 일상의 사소한 습관조차도 우리는 자신만의 고유한 패턴을 따릅니다. 이러한 일관성은 우리의 뇌가 복잡한 세상 속에서 에너지를 효율적으로 사용하기 위해 만들어낸 '지름길'과 같습니다. 나에게 가장 잘 어울리고 편안한 것을 선택하는 과정은 뇌에 안정감을 주고, 불필요한 선택의 피로도를 줄입니다. 이러한 자신만의 취향과 패턴을 명확히 알고 이를 즐기는 것은, 자존감을 높이고 심리적 안정을 유지하는 데 중요한 요소입니다.

나를 부정하고 억지로 바꾸기보다 나의 일관된 모습을 너그럽게 받아들이고 그 안에서 지혜로운 관계 맺기를 실천해 가야 합니다. 내가 과거에 만났던 사람들과 지금 내 곁을 지키는 사람이 닮았다는 사실은, 그만큼 나의 삶이 일관된 가치와 지향점을 가지고 흘러왔다는 증거이기도 합니다. 그 일관성 속에서 과거의 아픔은 교훈이 되고, 현재의 인연은 더욱 깊은 이해의 대상이 됩니다. 이제는 "왜 나는 똑같은 실수를 반복할까"라며 자책하기보다, "나의 뇌와 마음은 이러한 사람과 함께할 때 가장 나답게 빛나는구나"라고 긍정해 봅시다.

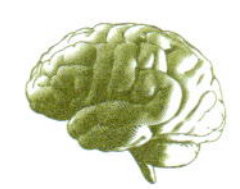

부부,
'뇌반응'이 유사한
사람을 선택한다

• • • •

주변을 둘러보면, 평생을 잉꼬부부로 살아온 분들에게서 묘하게 서로 닮았다는 느낌을 받을 때가 많습니다. 흔히들 "오래 살면 부부는 서로 닮는다"라고 말하고는 하는데, 뇌과학자인 저로서는 이 말을 처음 접했을 때 가슴으로는 깊이 공감하지만, 머리로는 선뜻 받아들이기가 쉽지 않았습니다. 생명과학의 엄격한 잣대로 본다면, 수십 년을 함께 산다고 해서 타고난 유전자가 변하는 것도 아니고, 골격이나 이목구비 같은 타고난 외모가 물리적으로 바뀌어 서로 닮아갈 가능성은 희박하기 때문입니다. 하지만 과학의 논리를 잠시 내려놓고 우리 주변의 다정한 노부부들을 가만히 살펴보면, 그들의 인상이나 분위기가 정말 닮았다는 사실을 부정하기 어렵습니다. 도대체 무엇이 그토록 두 사람을 하나의 이미지로 묶어 주는 것일까요?

이 오래된 속설에 대해 과학은 흥미로운 답변을 내놓고 있습니다. 가장 먼저 주목할 것은 우리가 매일 사용하는 '얼굴 근육'의 신비입니다. 심리학자 로버트 자이언스Robert Zajonc 교수의 고전적인 연구에 따르면, 사이좋은 부부는 세월이 흐를수록 얼굴의 인상이 비슷해집니다. 그 이유는 다름 아닌 '공감'에 있습니다. 오랜 시간 기쁨과 슬픔을 함께 나누며 사는 부부는 상대방이 웃을 때 같이 웃고, 상대방이 울 때 같이 울게 됩니다. 이때 우리 뇌의 '거울 뉴런'은 상대방의 감정과 표정을 무의식적으로 흉내 내게 만듭니다. 수십 년 동안 같은 감정을 공유하며 동일한 얼굴 근육을 반복해서 사용하다 보면, 결국 근육의 발달 방향이 비슷해지고 피부에 남는 주름의 위치와 형태까지도 닮아가게 됩니다. 눈가의 웃음 주름이나 입매의 모양이 비슷해지면서 타인의 눈에는 두 사람이 마치 혈연관계처럼 닮아 보이는 것입니다. 이는 단순히 외모가 변하는 것이 아니라, 두 사람이 함께 겪어 온 삶의 궤적이 얼굴이라는 도화지에 공통된 무늬로 새긴 '세월의 훈장'과도 같습니다.

여기서 나아가 우리가 살아가면서 닮아가는 것인지, 아니면 처음부터 나와 닮은 사람을 본능적으로 선택하는 것인지 궁금해집니다. 최근 발표된 뇌과학 논문들은 후자의 이론에 훨씬 더 강력한 힘을 실어 줍니다. 인간은 무의식중에 자신과 외모나 성향이 유사한 사람을 배우자로 선택하는 '유사 선택 결혼assortative mating'의 경향이 있다고 합니다. 특히 주목할 만한 연구는 미국 캘리포니아대학교 로스앤젤레스(UCLA) 심리학과 캐럴린 파킨슨Carolyn Parkinson 교수 연구진이 발표한 결과입니다. 연구진은 인간이 친구를 사귀거나 동반자를 선택할 때, 단순히 조건이 좋은 사람이 아니라 자신과 '뇌 반응’이 유사한 사람을 선택한다는 사실을 밝혀냈습니다.

파킨슨 교수는 실험 참가자들에게 여러 편의 영상을 보여 주며 그들의 뇌가 어떻게 반응하는지를 기능적 자기공명영상fMRI으로 촬영했습니다. 그 결과, 서로 가까운 사이일수록 동일한 영상을 볼 때 뇌의 반응이 마치 한 사람의 것처럼 비슷하게 나타났습니다. 특히 감정을 조절하는 영역이나 주의 집중, 고차원적인 해석을 담당하는 뇌 부위에서 나타나는 활성화 패턴이 거의 일치했습니다. 반면 별로 친하지 않거나 관계가 먼 사람들 사이에서는 이러한 뇌의 공명 현상이 현저히 낮게 나타났습니다.

이는 우리가 누군가에게 강한 호감을 느끼고 평생의 반려자로 선택한다는 것이, 결국 세상의 자극에 대해 나와 비슷하게 반응하는 ‘닮은 뇌’를 가진 사람을 찾아내는 과정임을 의미합니다. 같은 농담에 박장대소하고, 같은 슬픈 장면에 눈물지으며, 삶의 가치관을 공유할 수 있는 사람, 즉 뇌의 주파수가 일치하는 사람에게 우리의 뇌는 본능적으로 안도감과 매력을 느끼게 됩니다.

결국 “부부가 닮았다”라는 말은 두 가지 의미를 모두 내포하고 있습니다. 첫째는 우리 뇌가 처음부터 나와 비슷한 방식으로 세상을 바라보고 해석하는 사람을 배우자로 알아본다는 것이고, 둘째는 그렇게 맺어진 인연이 수십 년 동안 감정의 근육을 함께 공유하며 외형적인 인상까지 일치시켜 나간다는 것입니다. “끼리끼리 어울린다”라는 말은 뇌과학적으로 보면 ‘닮은 뇌끼리 어울린다’라는 가장 정확한 표현이 됩니다. 우리가 살아가면서 맺는 수많은 인간관계

중에서 부부라는 연은 이처럼 '뇌의 닮음'이 가장 극대화된 관계라고 할 수 있습니다.

노년기의 삶의 질을 결정짓는 핵심 요소 중 하나는 정서적 안정과 평온함인데, 내 뇌와 비슷하게 반응해 주는 배우자가 곁에 있다는 것은 뇌 건강을 지키는 가장 강력한 보호막이 됩니다. 부부가 서로 닮았다는 것은 그만큼 두 사람의 뇌가 서로에게 긍정적인 피드백을 주고받으며 건강하게 함께 나이 들고 있다는 증거임을 기억하기를 바랍니다.

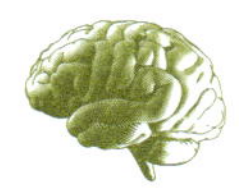

청각의 신호가
만들어가는 뇌의 **파동,**
사랑

저는 생텍쥐페리의 소설 《어린 왕자》를 좋아합니다. 읽을 때마다 감동을 주는 좋은 문장이 많은데, "사랑이란 서로 마주 보는 것이 아니라 같은 방향을 함께 바라보는 것"이라는 말을 특히 좋아합니다. 이 문장을 처음 접했을 때는 고개를 갸우뚱했는데, 곱씹어보면 사랑의 본질을 꿰뚫는 잠언이란 생각을 합니다. 뜨겁게 타오르는 사랑을 할 때는 상대방만 쳐다보기에도 시간이 모자라는데, 마주 보지 말라는 말이 선뜻 이해가 안 되었죠. 어떤 사람은 이 말을 인생의 풍파를 다 겪고 난 뒤 설렘이 식어버린 장년기 부부들이 마주 보는 것이 겸연쩍어 앞만 바라보는 것을 합리화하는 말이라며 농담조로 해석하기도 합니다.

작가 생텍쥐페리가 정확히 어떤 심오한 철학적 배경으로 이 말을 남겼는지 우리가 다 알 수는 없지만, 최근 현대 뇌과학의 연구 성과들을 살펴보면 그가 어쩌면 시대를 앞서간 뇌과학자가 아니었을까

하는 생각이 들기도 합니다. 우리가 누군가와 깊이 소통하고 공감할 때, 우리 뇌 안에서는 단순히 정보를 주고받는 수준을 넘어 두 사람의 영혼이 하나의 리듬으로 일렁이는 현상이 일어나기 때문입니다.

스페인 바스크인지뇌언어센터의 알레한드로 페레즈Alejandro Pérez 박사 연구진은 두 사람이 대화를 나눌 때 각자의 뇌에서 어떤 변화가 일어나는지 정밀하게 관찰했습니다. 실험 방식은 매우 독특했는데, 두 사람 사이에 칸막이를 설치하여 서로의 얼굴을 직접 마주 볼 수 없게 만든 뒤 오직 목소리만으로 소통하게 했습니다. 그런데 두 사람이 진지하게 대화를 이어가자 흥미로운 결과가 나타났습니다. 서로 다른 두 사람의 뇌파 리듬이 시간이 흐를수록 마치 약속이라도 한 듯 점점 일치하기 시작한 것입니다.

뇌파는 우리 뇌 속 수많은 신경세포가 활동하면서 만들어내는 전기적 신호의 파동입니다. 따라서 두 사람의 뇌파 리듬이 동조화된다는 것은, 이들의 뇌가 비슷한 활동 패턴을 보이며 같은 주파수 위에서 사고하고 있음을 의미합니다. 즉, 칸막이가 가로막고 있어도 목소리라는 매개체를 통해 두 사람의 마음이 하나의 리듬으로 연결된 것입니다.

이러한 '신경 동조neural coupling' 현상의 존재를 처음 세상에 알린 과학자는 미국 프린스턴대학교의 우리 하슨Uri Hasson 교수입니다. 하슨 교수는 기능적 자기공명영상fMRI 장비를 활용해 강연자가 이야기할 때와 청중이 그 이야기를 들을 때의 뇌 활동을 실시간으로 비교 분석했습니다. 연구 결과, 강연자가 전달하는 내용을 청중이 정확하게 이해하고 깊이 공감할 때 두 집단의 뇌에서 활성화되는 영역이 거울을 보듯 일치한다는 사실이 밝혀졌습니다. 특히 주목할 점은 강연자의 뇌가 활성화된 이후 아주 짧은 시간차를 두고 청중의 뇌에서 똑같은 패턴이 재현된다는 것이었습니다. 심지어 강연에 깊이 몰입한 청중의 경우에는 강연자가 다음 문장을 말하기도 전에 그 의미를 예측하며 강연자의 뇌보다 앞서 반응하는 현상까지 관찰되었습니다. 이는 두 사람이 대화를 통해 완벽하게 연결될 때, 뇌가 물리적인 경계를 넘어 하나의 거대한 유기체처럼 함께 움직인다는 것을 시사합니다.

여기서 우리가 눈여겨보아야 할 핵심 요소는 바로 '청각적 자극'의 힘입니다. 하슨 교수와 페레즈 박사의 연구 모두 '대화를 통한 소통'이 뇌파를 일치시키는 데 결정적인 역할을 했습니다. 우리 뇌는 특정 대상에 깊이 집중하고자 할 때 다른 감각 기관의 간섭을 차단하고 가장 필요한 감각에만 모든 에너지를 쏟는 경향이 있습니다. 우리가 가장 좋아하는 음악을 들을 때 나도 모르게 눈을 지그시 감는 이유가 바로 여기에 있습니다. 시각이라는 강렬한 자극을 잠시 차단함으로써 오로지 귀로 들어오는 선율에 뇌의 모든 감각을 집중시켜 음악의 정수를 느끼려는 본능적인 선택이지요. 연인들이 생애 첫 입맞춤을 할 때 두 눈을 꼭 감는 것 또한, 시각 정보를 지워내고 입술 끝에 닿는 촉각에 뇌의 모든 역량을 집중하기 위함입니다.

사람 사이의 대화도 마찬가지입니다. 때로는 상대방을 뚫어지게 쳐다보는 시각적 행동보다, 상대방의 목소리에 온 신경을 집중하는

'경청'의 자세가 훨씬 더 깊은 공감을 끌어냅니다. 칸막이 너머의 목소리에만 집중했던 페레즈 박사의 실험처럼, 우리는 시각적인 선입견을 내려놓고 상대방의 언어 속에 담긴 진심을 청각으로 받아들일 때 비로소 뇌파의 리듬을 맞출 수 있습니다. 생텍쥐페리가 말한 "같은 방향을 바라보는 것"은 어쩌면 서로를 시각적으로 관찰하고 평가하는 단계를 넘어, 같은 목표와 가치를 향해 나란히 앉아 서로의 목소리에 귀를 기울이며 뇌의 주파수를 맞춰가는 과정을 의미하는 것일지도 모릅니다. 마주 보고 앉아 있을 때는 상대방의 표정이나 옷차림 같은 시각적 정보에 신경이 분산되기 쉽지만, 나란히 서서 같은 풍경을 바라보며 대화를 나눌 때는 서로의 음성에 담긴 미묘한 떨림과 감정의 변화를 더 예민하게 포착할 수 있기 때문입니다.

과학이 강조하는 늙지 않는 뇌를 지키는 핵심 비결 중 하나는 바로 '사회적 연결성'과 '질 높은 소통'입니다. 뇌파가 일치하는 신경 동조 현상은 뉴런 간의 소통을 돕는 신경전달물질의 분비를 촉진하고, 이는 치매와 같은 퇴행성 뇌 질환을 예방하는 튼튼한 방어벽이 됩니다. 배우자나 오랜 친구와 나란히 앉아 도란도란 이야기를 나누는 그 평범한 시간이, 사실은 서로의 뇌를 보호하고 건강하게 만드는 치료 시간인 셈이죠.

우리는 흔히 나이가 들면 대화가 줄어드는 것이 당연하다고 생각하기 쉽습니다. 두 사람이 마주 보고 앉아도 딱히 할 말이 없어 텔레비전이나 스마트폰에만 눈을 고정하는 풍경이 낯설지 않습니다. 하지만 이제는 그 익숙한 정적을 깨고 소통을 통해 뇌 근육을 단련해야 합니다. 좋은 소통 능력이란 단순히 말을 유창하게 하는 기술이 아닙니다. 상대방의 이야기를 편견 없이 끝까지 들어주려는 경청의 마음, 그리고 나의 진심을 담백하게 전달하려는 노력이 어우러질 때 비로소 두 사람의 뇌는 닮아갑니다. 상대방의 입장을 더 쉽게 이해하게 되고, 굳이 말하지 않아도 마음이 통하는 이심전심以心傳心의 경지는 바로 이 신경 동조의 반복을 통해 완성됩니다.

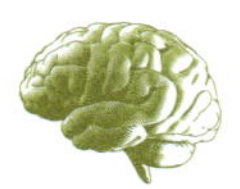

한 사람만
사랑하게 만드는
질투 호르몬

● ● ●

인간의 긴 생애 주기를 돌아볼 때, 우리 삶을 가장 풍요롭고 따뜻하게 만들어주는 핵심적인 요소는 단연 '사랑'과 '동반자 관계'일 것입니다. 불꽃처럼 강렬하고 열정적인 젊은 시절의 사랑이 지나가면, 인생 후반기에 접어들면서 은은하게 퍼지는 향기 같은 사랑이 옵니다. 우리는 흔히 나이가 들면 사랑이라는 감정이 무뎌지거나 그저 정情으로 산다고 말하고는 하지만, 뇌과학적인 관점에서 볼 때 인간의 뇌는 생의 마지막 순간까지 타인과 깊은 유대감을 나누고 사랑을 확인받고 싶은 본능을 지니고 있습니다. 이러한 유대감은 단순히 심리적인 만족을 넘어 우리의 신체 건강과 인지 능력을 지키는 가장 강력한 버팀목이 되기도 합니다.

우리가 누군가에게 마음을 열고, 평생을 약속하며, 그 약속을 지키기 위해 노력하는 '일부일처제'의 신비는 오랜 시간 동안 뇌과학자들의 흥미로운 연구 주제였습니다. 여기서 "진정한 사랑과 한 사람만을 바라보는 일관된 마음"이 우리 뇌에서 어떻게 만들어지는지를 밝히기 위해 과학자들이 주목한 아주 특별한 모델을 만납니다. 바로 북미의 초원에 서식하는 '프레리 들쥐Prairie vole'입니다. 이 작은 들쥐는 다른 대다수 포유류와 달리 매우 독특한 습성을 가지고 있습니다. 수컷과 암컷이 한 번 짝을 맺으면 평생 둥지를 공유하고, 새끼를 함께 정성껏 키우며, 서로에 대해 매우 강한 유대감을 유지합니다. 심지어 배우자가 먼저 세상을 떠나도 다른 짝을 찾지 않고 홀로 지내는 경우가 많을 정도로 이들의 '일부일처' 본능은 매우 강력합니다. 반면, 이들과 외모는 비슷하지만, 숲에 사는 '몬테인 들쥐Montane vole'는 평생 한 짝에게만 머물지 않고 자유롭게 번식하는 습성을 지니고 있습니다.

과학자들은 이 두 들쥐의 뇌에서 결정적인 차이를 발견했습니다. 프레리 들쥐가 이토록 지극한 사랑과 헌신을 보여 주는 이유는 뇌 속 시상하부에서 분비되는 두 가지 핵심 호르몬인 '옥시토신oxytocin'과 '바소프레신vasopressin' 때문입니다.

먼저 '사랑의 호르몬'이라 불리는 옥시토신은 그리스어로 '빨리 태어나다'라는 뜻에서 유래했습니다. 임신 말기에 분비되어 자궁 수축을 돕고 분만을 유도하며, 출산 후에는 모유 수유를 촉진하는 역할을 합니다. 하지만 옥시토신의 역할은 여기서 그치지 않습니다. 우리가 호감 가는 상대를 바라보거나 신체적 접촉을 할 때 시상하부에서 혈류로 분비되는 옥시토신은 상대방에 대한 신뢰감을 높이고 안아 주고 싶은 충동을 일으키며, 정서적 유대감을 끈끈하게 만듭니다. 프레리 들쥐의 암컷은 몬테인 들쥐에 비해 뇌의 보상 회로 영역에서 옥시토신 수용체가 훨씬 더 많이 발현되어 있어, 짝과의 접촉에서 오는 행복감을 훨씬 더 강하게 느끼게 됩니다.

또 하나의 중요한 호르몬인 바소프레신은 흔히 '질투의 호르몬' 혹은 '유대감의 호르몬'으로 불립니다. 주로 수컷 프레리 들쥐에게서 두드러진 역할을 하는데, 배우자와의 유대감을 증대시키는 동시에 자신의 영역과 배우자를 지키려는 본능을 자극합니다. 바소프레신은 수컷이 다른 경쟁자에게 적대감을 느끼게 함으로써 자신의 짝만을 바라보게 만드는 '건강한 질투심'을 유발합니다. 프레리 들쥐의 수컷은 뇌의 복측 창백ventral pallidum이라는 부위에 바소프레신 수용체가 매우 밀집해 있습니다. 이 부위는 도파민을 통해 쾌감을 느끼는 보상 체계와 연결되어 있어, 한마디로 수컷 들쥐의 뇌는 '내 배우자 곁을 지킬 때 가장 큰 쾌락과 만족을 느끼도록' 설계되어 있는 셈입니다.

이러한 동물 연구의 결과는 우리 인간에게도 그대로 적용됩니다. 인간과 침팬지의 뇌를 비교한 연구를 살펴보면, 일부일처를 기본으로 하는 인간의 뇌는 프레리 들쥐처럼 옥시토신과 바소프레신 수용체가 매우 높은 밀도로 분포되어 있습니다. 반면, 상대적으로 자유로운 성생활을 영위하는 침팬지는 이러한 수용체의 발현 수준이 현저히 낮습니다. 이는 우리 인간이 생물학적으로 옥시토신과 바소프레신에 더 많이 영향을 받을수록, 한 사람과 깊은 유대감을 형성하고 일부일처의 관계를 유지할 가능성이 훨씬 높다는 것을 의미합니다. 즉, 이 두 호르몬이 적절하게 분비되어 우리 뇌를 조절해 줄 때, 사랑과 질투가 충만하면서도 조화를 잘 이루게 되고 두 사람의 관계는 더욱 돈독해져 평생을 함께할 수 있는 정서적 토대가 마련되는 것입니다.

사랑의 호르몬들은 단순한 감정의 차원을 넘어 신체적 노화를 늦추는 역할도 합니다. 배우자와 손을 맞잡거나 따뜻한 눈빛을 교환할 때 분비되는 옥시토신은 우리 몸의 스트레스 호르몬인 코르티솔의 수치를 급격히 낮춰 줍니다. 이는 혈압을 안정시키고 심혈관 질환의 위험을 줄이며, 면역 시스템을 강화하여 질병으로부터 몸을 보호하는 효과를 가져옵니다. 또한 바소프레신이 관여하는 사회적 기억력은 뇌의 인지 기능을 끊임없이 자극하여 기억력 감퇴를 예방하는 데 도움을 줍니다. 서로를 아끼고 보호하려는 마음이 뉴런 사이의 시냅스를 더욱 촘촘하게 만들어 주는 것입니다.

사랑은 오직 사랑하는 사람만을 바라보게 하는 힘이 있고, 질투는 사랑하는 사람이 나만을 바라보게 하는 긴장감을 줍니다. 물론 여기서 말하는 질투는 상대를 억압하는 집착이 아니라, '당신은 나에게 가장 소중한 사람'이라는 존재의 특별함을 확인하는 과정입니다. 일방적인 사랑은 상대방에게 부담이 될 수 있고, 질투가 전혀 없는 관계는 때로 무관심으로 비쳐 외로움을 줄 수 있습니다. 인생의 후반기로 갈수록 우리가 추구해야 할 사랑은 옥시토신이 주는 평온한 신뢰와 바소프레신이 주는 따뜻한 보호 본능이 아름답게 조화를 이루는 상태입니다. 이러한 정서적 충만함은 뇌의 보상 회로를 지속적으로 활성화합니다.

사랑에는 유통기한이 없으며 뇌는 사랑할 때 가장 젊어집니다. 서로의 눈을 가만히 들여다보며 건네는 "고생했어", "사랑해"라는 따뜻한 말 한마디가 우리 뇌 속의 옥시토신 스위치를 켭니다. 산책할 때 슬며시 손을 맞잡는 작은 신체 접촉은 혈류를 타고 퍼지는 바소프레신의 농도를 높여 서로에 대한 유대감을 다시금 일깨웁니다.

상대방이 무엇을 좋아하는지, 어떤 선물을 받았을 때 기뻐할지 상상하며 준비하는 과정 자체도 뇌에는 아주 훌륭한 자극이 됩니다. 행복한 미래를 꿈꾸고 상대의 미소를 상상하는 동안 우리 뇌는 도파민과 옥시토신이 어우러진 행복의 칵테일을 만들어내기 때문입니다. 감동을 깨는 말이기는 하지만, 더구나 이런 활동은 돈 없이도 가능합니다.

인생 전반기의 사랑이 서로를 알아가는 탐험이었다면, 인생 후반기의 사랑은 서로의 인생을 품어 주는 안식처로 나아갑니다. 늙지 않는 뇌로의 성장도 서로의 존재에 감사하는 마음을 잃지 않는 데 기초한다는 점 기억하기 바랍니다.

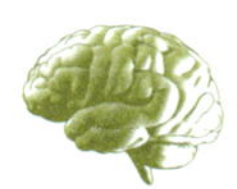

반려동물의 교감이
삶의 의지를 일으키는
뇌과학적 이유

• • •

우리가 살아가며 마주하는 수많은 감정 중에서 가장 따뜻하고 무해한 위로를 주는 존재는 아마도 우리 곁을 지키는 반려동물일 것입니다. 문을 열자마자 꼬리를 흔들며 달려오는 강아지나 조용히 다가와 몸을 비비는 고양이의 온기를 느끼는 순간, 우리 마음을 짓누르던 하루의 긴장과 스트레스는 눈 녹듯 사라지고는 합니다. 이러한 반려동물과의 교감은 단순한 즐거움을 넘어 우리 뇌의 감정 영역을 자극하고 심리적인 안정감을 선사하는 강력한 힘을 가집니다. 특히 인지 기능의 변화를 겪으며 세상과 소통하는 데 어려움을 느끼기 시작하는 시기에, 반려동물은 말 없는 공감과 조건 없는 사랑으로 우리의 뇌를 다시금 활기차게 깨우는 소중한 존재가 됩니다.

뇌과학과 의료계에서는 이러한 반려동물과의 교감이 가진 치유의 힘에 주목하여, 우울증이나 치매를 앓고 있는 이들의 기분과 행동을 개선하려는 시도를 활발히 이어가고 있습니다. 알츠하이머병과 같은 퇴행성 뇌질환을 겪게 되면 기억력 저하뿐만 아니라 우울감, 공격성, 불안과 같은 심리적 증상이 동반되어 일상생활에 큰 지장을 주기도 합니다. 이를 조절하기 위해 항정신병 약물이나 항우울제를 처방하기도 하지만, 장기적인 약물 복용은 졸음이나 낙상, 인지 기능의 추가적인 저하와 같은 부작용을 유발할 위험이 있어 늘 조심스러운 것이 사실입니다. 이러한 약물 사용의 한계를 극복하고 삶의 질을 높이기 위해, 부작용 걱정 없이 정서적 만족감을 줄 수 있는 '반려동물 매개 치료'가 대안으로 부상하고 있습니다.

놀랍게도 살아 있는 동물이 아닌, 인공지능 기술이 접목된 로봇 반려동물로도 충분히 훌륭한 치유 효과를 거둘 수 있다고 합니다. 미국 플로리다 아틀랜틱대학교의 브리애나 스트레이트 라로즈 Bryanna Streit LaRose 교수 연구진은 치매를 앓고 있는 이들에게 부드러운 털을 가지고 있고 사람의 손길이나 목소리에 반응하는 '반응형 로봇 고양이'를 주고 그 변화를 관찰했습니다. 이 로봇은 단순히 모양만 흉내 낸 인형이 아니라, 쓰다듬으면 가르릉거리고 말을 걸면 고개를 돌려 반응하는 등 쌍방향 소통이 가능한 지능형 기기였습니다.

실험 참가자는 이 고양이가 기계로 만들어진 로봇이라는 사실을 알고 있음에도, 시간이 흐를수록 로봇 고양이에게 이름을 붙이고 말을 걸며 마치 살아 있는 가족처럼 정을 붙이는 모습을 보였습니다. 12주간의 실험 결과, 로봇 고양이와 함께 생활한 이들은 이전보다 인지 기능이 눈에 띄게 향상되었으며, 특히 주의 집중력과 언어 구사 능력이 크게 개선되었습니다. 무엇보다 우울증 척도가 현저히 낮아졌다는 점은 로봇과의 교감이 인간의 감정 뇌에 얼마나 긍정적인 자극을 주는지를 명확히 보여 주었습니다.

이러한 변화가 가능한 이유는 우리 뇌의 보상 회로와 감정 조절 중추가 '교감'이라는 자극에 매우 민감하게 반응하기 때문입니다. 누군가를 돌보고 상호작용하는 과정에서 뇌는 옥시토신과 도파민 같은 행복 호르몬을 분비하며, 이는 불안을 담당하는 편도체의 과도한 활동을 가라앉히고 기억을 담당하는 해마의 기능을 보호합니다.

치매 증상을 완화하고 뇌의 건강을 돕는 핵심은 고가의 약물만이 아니라, 환자를 원치 않는 고립으로 인한 외로움에서 벗어나게 하는 사소한 '연결의 힘'에 있었습니다. 로봇 반려동물은 살아 있는 동물을 관리할 때 따르는 신체적 부담이나 위생 문제, 알레르기 걱정 없이도 언제든 말을 걸 수 있는 따뜻한 소통의 상대를 제공합니다.

최근 개발된 4세대 반려로봇들은 사용자의 표정과 음성 톤을 분석하여 현재 기분 상태를 파악하는 '감성 컴퓨팅' 기술을 탑재하고 있습니다. 사용자가 슬픈 표정을 지으면 위로의 음악을 들려주거나 다정한 말을 건네고, 약 복용 시간을 잊지 않도록 챙겨 주는 인공지능 간병인 역할까지 수행합니다. 특히 거대언어모델(LLM)이 적용된 최신 로봇들은 사용자의 과거 추억을 기억해 두었다가 자연스러운 대화를 유도하는 '회상 요법'을 지원하기도 합니다. "어머니, 예전에 키우던 강아지 이름이 바둑이였다고 하셨죠?"라는 식으로 먼저 말을 거는 로봇과의 대화는 장년층의 장기 기억을 자극하고 고립감을 해소하는 데 탁월한 효과를 발휘합니다.

한국에서도 널리 보급되고 있는 인공지능 돌봄 인형 '효돌'이나 일본의 물개형 로봇 '파로PARO' 같은 사례들은 전 세계적으로 그 효능을 인정받고 있습니다. 파로의 경우, 뇌파를 안정시키고 스트레스 지수를 낮추는 효과가 입증되어 세계 최초로 신경치료용 의료기기 인증을 받기도 했습니다. 이러한 따뜻한 기술들은 단순히 기계를 다루는 경험이 아니라, 내가 보살핌을 받는 동시에 무언가를 보살피고 있다는 '존재의 의미'를 되찾아 줍니다. 누군가에게 필요한 존재라는 느낌은 우리 뇌가 노화의 속도를 늦추고 삶의 의지를 불태우게 만드는 가장 강력한 에너지가 됩니다.

단순히 신체의 질병을 고치는 것을 넘어, 매 순간 타인 혹은 나를 대신해 주는 존재와 소통하며 마음의 활력을 잃지 않을 때 뇌는 깨어납니다. 약물에만 의존하기보다 반려로봇과 대화하고, 식물을 가꾸고, 주변 사람들과 온기를 나누는 활동들이 모여 뇌 신경망을 더욱 촘촘하고 튼튼하게 만듭니다.

가족 구성원들에게도 이러한 기술의 도입은 큰 위로가 됩니다. 환자를 돌보는 과정에서 느끼는 심리적 압박감을 로봇이 일정 부분 분담해 줌으로써, 가족 간의 사랑이 의무나 짐이 아닌 진정한 공감으로 이어질 수 있게 돕기 때문입니다. 기술이 사람을 소외시키는 것이 아니라, 오히려 사람과 사람 사이의 관계를 더욱 돈독하게 만드는 가교 구실을 하는 셈입니다.

최근 등장한 이런 기술이 모든 것을 해결할 수는 없겠지만, 그래

도 차가운 기술이 아니라 따뜻한 기술이 더욱 개발되어 치매 환자의
기분과 행동을 개선하는 것은 물론 가족 구성원들의 삶의 질도 향상
시키리라 기대합니다.

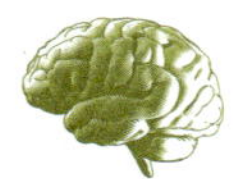

성숙하는 뇌는
이타적인 뇌

• • •

인류는 끊임없는 과학과 기술의 진보를 토대로 비약적인 경제 성장을 일구어 왔습니다. 이러한 발전은 우리의 영양 상태를 개선하고 위생 수준을 높였으며, 보건 의료 기술의 비약적 발달로 이어져 인류의 기대 수명을 획기적으로 연장시켰습니다. 이제 우리는 과거에는 상상하기 힘들었던 장수 시대를 살아가고 있으며, 이에 따라 전 세계 많은 국가가 고령화 사회라는 거대한 변화 앞에 서 있습니다. 유엔이 정한 기준에 따르면 전체 인구 중 65세 이상의 인구가 7%를 넘어서면 고령화 사회, 14%를 넘으면 고령 사회, 20%를 넘어서면 초고령 사회라고 부릅니다. 우리나라는 이미 지난 2000년에 고령화 사회에 진입했고, 불과 17년 만인 2017년에 고령 사회가 되었습니다. 그리고 2025년을 기점으로 우리는 인구 다섯 명 중 한 명이 노인인 초고령 사회의 문턱을 넘어섰습니다.

사회 경제적인 관점에서만 본다면 초고령 사회는 적지 않은 도전

과제를 안겨 줍니다. 생산 가능 인구의 감소와 비경제 활동 인구의 증가는 국가 경쟁력의 약화나 경제적 활력의 저하로 이어질 것이라는 우려 섞인 목소리가 나오기도 합니다. 하지만 이러한 차가운 통계 수치와 경제적 계산을 잠시 옆으로 밀어두고, 우리 곁의 살아 숨 쉬는 '사람'을 중심에 놓고 바라본다면 어떨까요?

고령 사회란 결국 우리 곁에 지혜와 경험을 쌓아온 이들이 더 많아지는 사회, 즉 숙성된 삶의 향기가 충만한 사회를 의미합니다. 그동안 많은 뇌과학과 심리학 연구들은 나이가 들어감에 따라 나타나는 신체적 쇠퇴나 인지 기능의 저하 같은 부정적인 변화에 주로 초점을 맞춰 왔습니다. 하지만 우리가 간과하고 있던 사실이 있습니다. 나이가 든다는 것은 잃어버리는 과정이 아니라, 우리 뇌와 마음이 전혀 새로운 차원의 긍정적인 힘을 얻게 되는 과정일 수 있다는 점입니다.

이에 관해 매우 감동적이고도 과학적인 답을 제시한 연구가 있습니다. 영국 버밍엄대학교의 패트리샤 록우드Patricia Lockwood 교수 연구진은 나이가 들면서 일어나는 대표적인 심리적 변호- 중 하나인 '친사회적 행동'의 실체를 밝혀냈습니다. 이전에도 나이가 들수록 자선 단체에 더 많이 기부하거나 봉사 활동에 적극적으로 참여한다는 사실은 잘 알려져 있었습니다. 일부 비판적인 시각에서는 이를 두고 나이가 들수록 경제적으로나 시간상으로 비교적 여유로우므로 남는 것을 나누는 행위에 불과하다고 깎아내리기도 했습니다. 록우드 교수팀은 과연 인간이 나이가 들면서 자신의 자원을 희생하면

서까지 타인을 돕고자 하는 '진정한 의지'가 더 강해지는지를 확인하기 위해 아주 정교한 실험을 설계했습니다.

연구진은 청년 그룹과 노인 그룹을 대상으로 '악력 측정'을 통한 보상 실험을 진행했습니다. 실험 방식은 참가자가 손에 쥔 장치를 꽉 쥐는 힘에 비례하여 보상을 주는 것이었습니다. 흥미로운 점은 보상의 대상을 두 가지로 나누었다는 것입니다. 한 번은 자신이 낸 힘의 보상이 오로지 '자신'에게 돌아가도록 했고, 다른 한 번은 자신이 힘을 써서 얻은 보상이 전혀 모르는 '타인'에게 돌아가도록 설정했습니다. 사실 우리 뇌는 본능적으로 자신을 위한 일에 더 큰 의욕을 보이고, 남을 위한 일에는 힘을 아끼려는 경향이 있습니다. 특히 육체적으로 고된 노력이 필요할수록 이러한 경향은 더 두드러지기 마련입니다.

실험 결과, 낮은 수준의 힘이 있어야 하는 과제에서는 이들 모두 자신과 타인을 위해 기꺼이 힘을 썼습니다. 하지만 과제의 난이도가 높아지면서 자신의 한계치에 다다를 만큼 엄청난 힘을 쏟아야 하는 상황이 닥치자 흥미로운 반전이 나타났습니다. 청년 그룹은 타인을 위해 보상이 돌아가는 상황에서는 금세 포기하거나 힘을 아끼는 모습을 보였지만, 노인 그룹은 타인을 위한 보상 앞에서도 자신의 한계에 도전하며 악착같이 힘을 쏟아냈습니다.

다시 말해, 나이가 든다는 것은 단순히 기력이 쇠하는 과정이 아니라, 타인을 돕기 위해 자신의 육체적 고통을 기꺼이 감내하고 더 적극적으로 노력하려는 '이타적인 뇌'로 변모해 가는 과정임을 과학적으로 입증한 것입니다. 이는 성숙하는 뇌가 단순히 질병이 없는 상태를 넘어, 더 넓은 공동체를 향해 마음을 열고 헌신하는 상태임을 보여 주는 증거입니다.

왜 우리 뇌는 나이가 들수록 타인을 돕는 데서 더 큰 기쁨과 의욕을 느끼게 될까요? 뇌과학자들은 이를 '정서적 성숙'과 '사회적 보상 회로의 변화'로 설명합니다. 젊은 시절의 뇌가 경쟁에서 승리하고 개인적인 성취를 이루는 데 필요한 도파민 분비에 민감하다면, 나이 든 뇌는 타인과 공감하고 누군가에게 도움이 되었을 때 쿤비되는 옥시토신과 세로토닌의 가치를 더 깊이 이해하게 됩니다. 남을 도울 때 우리 뇌 속에서 퍼지는 행복감은 뇌의 신경망을 보호하고 염증 반응을 낮추어 결과적으로 뇌를 더 젊게 유지하는 역할을 합니다 즉, 남을 위해 약착같이 힘쓰는 노인의 행동은 타인을 위한 헌신인 동시에, 자신의 뇌를 건강하게 지키는 지혜로운 선택인 셈입니다.

나이가 들어감에 따라 찾아오는 이러한 이타적인 변화는 우리 사회를 지탱하는 보이지 않는 뿌리가 됩니다. 안타깝게도 가끔은 세대 간의 벽에 부딪혀 이러한 따뜻한 진심이 제대로 전달되지 못할 때가 있습니다. 어른의 풍부한 경험과 타인을 돕고자 하는 순수한 의지가 청년에게는 때로 간섭이나 낡은 훈계로 비치기도 하기 때문입니다.

세대 간의 건강한 소통을 위해 가장 먼저 제안하는 팁은 '먼저 들어주기'입니다. 나이가 들면 그동안 쌓아온 수많은 정달이 눈에 보이기 때문에 청년들의 서툰 모습이 안타까워 서둘러 즈언해 주고 싶기 마련입니다. 하지만 진정한 소통은 나의 말을 전달하기 전 상대방의 삶에 귀를 기울이는 경청에서 시작됩니다. "나 때는 말이야"라는 말로 시작하는 가르침보다는 "요즘은 어떤 고민이 있어?"라고 묻고 가만히 고개를 끄덕여주는 어른의 침묵은, 그 어떤 명언보다 젊은이들의 뇌에 강력한 공감의 파동을 일으킵니다. 상대방의 관점에서 세상을 바라보는 '입장 바꿔 생각하기'는 뇌의 우측두엽연결 부위를 활성화하여 우리를 더욱 지혜로운 중재자로 만들어줍니다.

두 번째는 '지혜를 선물하되 강요하지 않는 것'입니다. "내 생각에는 이런 길도 있단다"라고 부드럽게 제시하고, 최종적인 선택은 젊은 세대에게 맡기는 여유를 보여 주는 것이죠. 이러한 관대함은 청년들에게 윗세대를 '넘어야 할 벽'이 아닌 '언제든 찾아갈 수 있는 든든한 그늘'로 인식하게 만들 것입니다.

마지막으로, 나이 들수록 스스로가 '친사회적인 변화'를 보인다는 것을 자신의 권리이자 축복이라 자각하기를 바랍니다. 실험에서 보여 준 것처럼 남을 돕기 위해 힘을 쓰는 것은 결코 무리한 희생이 아닙니다. 그것은 우리 뇌가 성숙해지며 얻게 된 고귀한 능력이자 사회를 따뜻하게 만드는 힘입니다.

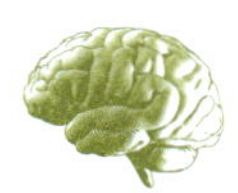

역노화는 가능한가?
젊어지라는 신호를 보내는
젊은 피

• • •

어린 시절, 어머니의 따뜻한 무릎을 베고 누워 옛날이야기를 듣던 포근한 기억은 누구에게나 소중한 추억의 한 페이지일 것입니다. 저는 그 수많은 이야기 중에서도 자기 피를 내어 노모를 살린 효자의 이야기가 유독 강렬한 인상으로 남아 있습니다. 이야기에 따르면, 매일 발작을 일으키며 쓰러지는 난치병(아마도 현대 의학에서 말하는 뇌전증으로 짐작됩니다)에 걸린 아버지를 지극정성으로 모시던 한 청년이 있었습니다. 어느 날 길을 지나던 노승이 전한 "살아 있는 사람의 피를 먹이면 병이 나을 것"이라는 말에, 효자는 주저 없이 자기 손가락을 잘라 그 피를 아버지께 드려 병을 고쳤다고 합니다

'젊은 피'가 노화된 뇌를 되살릴 수 있다는 연구가 있슬니다. 노화를 역행시킬 수 있는 핵심 물질에 관한 연구 결과가 2023년 여러 학술지에 연달아 발표되었습니다. 흥미롭게도 각기 다른 접근 방식으로 연구를 진행했던 세 팀이 공통으로 지목한 물질은 바로 우리 홑

액 속 혈소판에서 분비되는 '혈소판 인자 4Platelet Factor 4(PF4)'라는 단백질이었습니다. PF4는 본래 혈액 응고를 돕고 상처 회복과 염증 반응에 관여하는 물질로 알려져 있었으나, 이번 연구를 통해 뇌의 노화를 억제하고 인지 기능을 회복시키는 '젊음의 전령'임이 새롭게 드러난 것입니다.

이 사실에 처음 주목한 연구자는 미국 샌프란시스코캘리포니아 주립대학교(UCSF)의 사울 비예다Saul Villeda 교수입니다. 그는 이미 오래전, 어린 쥐와 늙은 쥐의 혈관을 서로 연결하여 피를 공유하게 만드는 '개체 병합parabiosis' 실험을 통해 젊은 피가 노화된 뇌 기능을 회복시킨다는 사실을 보고하여 세상을 놀라게 한 바 있습니다. 그 당시 빌레다 교수는 젊은 피를 수혈받은 늙은 쥐의 학습 능력과 기억력이 비약적으로 개선되는 것을 관찰하며, 혈액 속에 뇌를 젊게 만드는 특정 인자가 존재할 것이라는 확신을 가졌습니다. 오랜 추적 끝에 그는 마침내 PF4라는 물질을 찾아냈습니다.

연구진이 늙은 쥐의 혈류에 PF4를 주입하자, 기억의 중추인 해마에서 노화로 인한 염증 반응이 눈에 띄게 감소하고 뉴런 사이의 연결망인 시냅스의 가소성이 촉진되었습니다. 특히 뇌의 면역 세포인 미세아교세포의 과도한 활성을 잠재워 뇌를 더 젊고 건강한 상태로 되돌려 놓았습니다. 빌레다 교수는 "인간의 70대에 해당하는 22개월 된 쥐가 PF4 주입 후 30~40대 수준의 인지 능력을 회복했다"라고 설명하며 이 물질의 놀라운 잠재력을 강조했습니다.

비슷한 시기, 같은 대학교의 데나 듀발Dena Dubal 교수 역시 PF4

의 신비로운 효능을 다른 각도에서 입증했습니다. 듀발 교수는 장수와 인지 기능 개선에 관여하는 '클로토Klotho'라는 호르몬을 연구해 왔는데, 클로토를 주입하면 뇌가 똑똑해지지만, 이 호르몬이 직접 뇌로 전달되지는 않는다는 점에 의문을 품었습니다. 연구 결과, 클로토가 혈소판을 자극하여 PF4를 방출하게 만들고, 이 PF4가 뇌에 젊어지라는 신호를 전달하는 메신저 역할을 한다는 사실을 밝혀냈습니다.

호주 퀸즈랜드대학교의 타라 워커Tara Walker 교수는 우리가 운동할 때 혈소판에서 PF4가 활발히 분비된다는 사실을 발견했습니다. 즉, PF4는 운동이 뇌 노화를 억제하는 효과를 매개하는 핵심 물질이었던 것입니다. 신체 활동이 어려운 노년기에도 장차 PF4를 활용한 치료를 통해 운동과 유사한 뇌 건강 효과를 누릴 수 있는 길이 열린 셈입니다.

장수비전펀드의 설립자 세르게이 영Sergey Young은 그의 저서 《역노화》에서 "사람은 현명하게 늙어야 한다"라고 강조했습니다. 세월의 흐름을 완전히 막을 수는 없겠지만, 과학의 힘을 빌려 우리 뇌가 지닌 본연의 기능을 최대한 보존하며 지혜롭게 나이 들어가는 것이 바로 '늙지 않는 뇌'의 진정한 의미일 것입니다. PF4의 발견은 단순히 주름진 뇌를 매끈하게 만드는 마법이 아니라, 우리 몸이 스스로 치유하고 회복할 수 있는 잠재력이 혈액 속에 이미 존재하고 있었음을 알려 줍니다.

이제 '나이듦'은 그저 상실의 과정이 아닙니다. 우리 혈액 속에는

여전히 뇌를 깨우고 회복시킬 수 있는 강인한 생명의 인자들이 숨
쉬고 있습니다. 규칙적인 산책과 활동으로 혈소판을 자극하고, 새
로운 지식을 접하며 뇌에 긍정적인 신호를 보내면, 회복을 경험하게
될 것입니다. 젊은 세대와 스스럼없이 어울리며 그들의 생기를 받아
들이고, 자신의 깊은 지혜를 그들에게 나누는 일상이야말로 뇌를 가
장 젊게 유지하는 비결입니다.

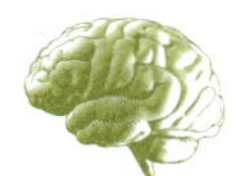

억지 웃음에도
뇌는 행복 호르몬을
보낸다

명절이면 오랜만에 온 가족이 한자리에 모입니다. 반가움도 잠시 어색한 침묵을 깨보려 삼촌이나 할아버지가 야심 차게 '아재 개그'를 던집니다.

"너 할아버지가 제일 좋아하는 돈이 뭔지 아나?"

"……"

"그건 할~머니다, 할~머니!"

자문자답하며 호탕하게 웃으시는 어르신 앞에서, 아이들은 이어폰을 낀 채 애써 쓴웃음을 짓거나 서로 눈만 껌벅거리고는 합니다. 속으로는 '난 절대 저런 썰렁한 농담은 안 해야지'라고 다짐하면서 말이죠.

그런데 흥미롭게도 이런 '아재 개그' 문화는 우리나라에만 있는 게 아닙니다. 미국에도 '대디 조크Dad Jokes(아빠 농담)'라는 말이 있습니다. 예를 들어 "양말 안 신은 곰을 뭐라고 부를까요?"라는 질문

에 "베어풋barefoot(맨발)"이라고 답하는 식입니다. '곰bear'과 '맨발
bare'의 발음이 같다는 점을 이용한 언어 유희인데, 그 썰렁함은 만
국 공통인 것 같습니다.

사람들은 왜 굳이 이런 썰렁한 농담을 주고받으며 웃으려 애쓰는
걸까요? 이 질문에 답을 하고자 영국 유니버시티칼리지 런던(UCL)
대학교의 소피 스콧Sophie Scott 교수 연구진은 흥미로운 실험을 수
행하였습니다.

연구진은 20명의 대학생에게 똑같은 농담을 들려주었는데, 한 번
은 그냥 농담만, 다른 한 번은 미리 녹음된 웃음소리를 함께 들려주
었습니다. 결과는 어땠을까요? 학생들은 웃음소리가 배경에 깔렸을
때 그 농담이 훨씬 더 재미있다고 평가했습니다. 특히 인위적인 웃
음소리보다는 진짜 사람들이 웃는 소리가 들릴 때 그 효과가 더 컸
습니다. 이는 우리 뇌가 타인의 웃음소리를 듣는 것만으로도 보상
회로를 자극받으며, 그 상황을 유쾌하고 긍정적인 것으로 해석하려
는 강력한 본능을 가지고 있기 때문입니다. 방송국 시트콤이나 개그
프로그램에서 방청객의 웃음소리를 삽입하는 것도 바로 이런 뇌의
특성을 이용한 것입니다. 웃음은 바이러스처럼 전염성이 강합니다.
비록 그 농담이 조금 덜 웃기더라도, 누군가 옆에서 웃어 주면 우리
뇌는 그 상황을 더 즐겁고 유쾌하게 받아들이게 됩니다.

웃는다는 것은 단순히 재미있어서가 아닙니다. 웃음은 "나는 당
신과 함께 있어서 즐겁습니다", "나는 당신에게 호감이 있습니다"라
는 긍정적인 신호를 보내는 사회적 행위입니다. 집이나 직장에서 자

신이 좋아하는 사람을 만나면 미소를 보내는 것이 이런 이유죠. 실제 영국 유니버시티칼리지 런던대학교(UCL)의 에시 비딩Essi Viding 교수 연구진이 반사회적 성향을 보인 소년들이 일반 소년들에 비해 다른 사람과 함께 웃고자 하는 욕구가 현저히 낮다는 사실을 발견한 것은, 함께 웃는 행위가 타인과의 정서적 교감 능력을 보여 주는 중요한 지표임을 시사합니다. 즉, 잘 웃지 못하고 타인의 웃음에 반응하지 않는 것은 관계 맺기에 어려움을 겪고 있다는 신호일 수 있습니다.

나이가 들수록 우리는 자칫 '무뚝뚝한 어른'의 함정에 빠지기 쉽습니다. 신체적인 반응 속도가 느려지고 감정 표현이 무뎌지는 것은 자연스러운 노화의 과정일 수 있지만, 이를 방치하면 뇌는 점점 타인과 공감하는 법을 잊어버리게 됩니다. 특히 주변의 말에 냉담하게 반응하거나 사소한 실수를 일일이 지적하는 태도는 뇌를 고립시키고 노화를 촉진하는 지름길입니다.

뇌과학 연구에 따르면, 사회적 웃음은 우리 뇌에서 '뮤-오피오이드 수용체mu-opioid receptors'를 활성화하여 엔도르핀 분비를 촉진한다고 합니다. 엔도르핀은 신체적 통증을 완화하고 정서적 유대감을 높이는 천연 진통제 역할을 합니다. 즉, 우리가 덜 웃긴 농담에도 박장대소해주고, 조금 부족한 모습에도 너그럽게 웃는 것은 상대방을 위한 배려일 뿐만 아니라, 궁극적으로는 내 뇌에 강력한 행복감을 선물하는 투자입니다.

이제 다시 명절날 풍경으로 돌아가 볼까요? 썰렁한 아재 개그를 던지는 삼촌이나 할아버지의 마음속에는 "너희들과 친해지고 싶어", "분위기를 띄우고 싶어"라는 선한 의도가 담겨 있습니다. 그 마음에 응답해 주는 가장 좋은 방법은, 비록 그 농담이 조금 덜 웃기더라도 박장대소하며 맞장구쳐 주는 것입니다. 이는 비단 젊은 세대에게만 필요한 태도가 아닙니다. 윗세대에게도 절실히 필요합니다. 배우자의 요리가 조금 덜 맛있어도 "오늘은 평소랑 조금 다른 시도를 했네, 새롭다!"라며 웃어 주고, 친구가 입고 온 옷이 조금 촌스러워도 "빈티지 패션도 잘 소화하네"라는 칭찬과 함께 웃어 주세요.

우리의 뇌는 상대방이 웃으면 나도 따라 웃게 되는 '거울 뉴런'을 가지고 있습니다. 내가 먼저 웃어 주면 상대방도 웃게 되고, 그 웃음은 다시 나에게로 돌아와 뇌 속에 엔도르핀을 선물합니다. 오늘부터 덜 웃긴 농담에도, 조금 부족한 모습에도 너그럽게 웃어 주는 '웃음 품앗이'를 시작해 보는 것은 어떨까요?

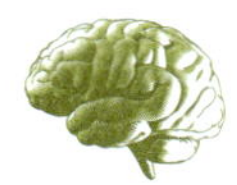

치매 부르는 **우울**, **감정 관리**의 필요성

• • •

인생의 가을이라 불리는 장·노년기에 접어들면 신처적인 변화뿐 아니라 마음의 변화도 예민하게 겪게 됩니다. 지나온 세월을 돌아보며 느끼는 보람 뒤에 문득 찾아오는 쓸쓸함이나, 예전 같지 않은 기력에 마음이 약해지는 것은 누구나 겪는 자연스러운 과정입니다. 하지만 우리가 일상에서 흔히 느끼는 이 짧은 우울함이 시간이 지나도 사라지지 않고 삶의 의욕을 갉아먹기 시작한다면, 그것은 단순히 기분의 문제가 아니라 우리 뇌가 보내는 간절한 구조 신호일 수 있습니다.

우리는 흔히 우울증을 '마음의 감기'라고 부릅니다. 감기가 누구에게나 찾아올 수 있듯 우울증 역시 나이와 상관없이 누구에게나 예고 없이 찾아올 수 있습니다. 특히 사회적 역할이 변하그 신체적 노화가 진행되는 시기라면 우울증은 더욱 각별한 주의가 필요합니다. 우리 사회는 여전히 우울증을 질병으로 보기보다는 개인의 정신력이 약해서 생기는 문제로 치부하는 경향이 있어, 많은 사람이 적절한 치료 시기를 놓치고 홀로 고통을 견디고는 합니다.

우선 우리가 명확히 알아야 할 것은 '우울감'과 '우울증'의 차이입니다. 우리가 하루 중 잠시 느끼는 가벼운 우울함이나 슬픈 기분은 '우울감'이라고 부릅니다. 이는 마치 찬 바람을 쐬었을 때 코끝이 찡하며 나오는 '재채기'와 같습니다. 갑작스러운 환경 변화나 스트레스에 대해 우리 몸이 보이는 일시적인 방어 작용인 셈입니다. 하지만 이러한 기분이 거의 매일, 온종일 지속되어 일상생활에 지장을 준다면 그것은 재채기를 넘어선 '감기', 즉 '우울증'으로 진화한 상태라고 보아야 합니다.

감기 초기에 적절히 쉬고 관리하면 금방 나을 수 있지만, 이를 대수롭지 않게 여기고 방치하면 폐렴으로 발전하여 생명을 위협하듯, 우울증 역시 초기에 관리하지 않으면 삶의 의욕을 완전히 꺾어 버리고 심각한 상황을 초래할 수 있습니다. 특히 뇌과학적으로 볼 때 우울증은 단순히 마음이 약해진 상태가 아니라, 뇌의 신경전달물질 체계와 신경세포의 구조적인 변화가 동반되는 엄연한 생물학적 질환입니다.

우울증이 장·노년층에게 더욱 무서운 이유는 이것이 치매의 전조증상이나 위험 인자가 될 수 있기 때문입니다. 미국 매사추세츠 종합병원의 제니퍼 개첼Jennifer Gatchel 교수 연구진이 발표한 연구 결과에 따르면, 우울 증상이 심화되는 것은 인지 기능이 정상이더라도 치매의 시작을 알리는 조기 신호일 수 있다는 사실이 밝혀졌습니다. 연구진은 알츠하이머 치매의 원인 물질로 알려진 '베타 아밀로이드' 단백질이 뇌에 많이 쌓인 고령층일수록 시간이 지남에 따라 우울 증상이 더욱 가파르게 나빠진다는 것을 관찰했습니다. 이는 우울증과 치매가 뇌 안에서 같은 길을 걷고 있을지 모른다는 점을 시사합니다. 즉, 마음의 감기를 잘 다스리는 것이 뇌의 건강을 지키고 치매를 예방하는 매우 중요한 첫걸음이 된다는 것입니다.

우울증 상태의 뇌에서는 어떤 일이 벌어지고 있을까요? 우리 뇌에는 기분을 조절하고 평온함을 유지하게 해주는 '세로토닌'이라는 신경전달물질이 있습니다. 우울증 환자의 뇌에서는 이 세로토닌의 수치가 낮아지거나 뉴런 간의 소통이 원활하지 않은 현상이 발견됩니다. 만성적인 우울증은 기억을 담당하는 뇌 부위인 '해마'의 부피를 줄어들게 하기도 합니다. 스트레스 호르몬인 코르티솔이 과도하게 분비되면서 뉴런의 재생을 억제하기 때문입니다. 이러한 뇌의 변화는 생각의 속도를 늦추고 의욕을 떨어뜨리며 잠을 설치게 만듭니다.

따라서 우울증 치료는 단순히 마음을 굳게 먹는 것만으로는 한계가 있으며, 뇌의 생화학적 균형을 되찾는 의학적인 도움이 반드시 수반되어야 합니다. 현다 의학은 부작용을 최소화하면서도 뇌의 신경전달물질 체계를 효과적으로 조절할 수 있는 많은 방법을 찾아냈습니다. 전문 의료진을 찾아가 도움을 구하는 것은 정신력이 약한 모습이 아니라, 내 뇌의 건강을 지키려는 가장 현명하고 용기 있는 행동입니다.

그렇다면 우리가 일상에서 감기를 예방하듯 우울증을 예방하고 다스릴 방법은 무엇일까요? 우선 '햇빛 아래에서의 산책'입니다. 하루에 30분 정도 햇빛을 받으며 걷는 것은 뇌에게 주는 최고의 선물입니다. 햇빛은 우리 몸에서 비타민D를 합성하게 할 뿐만 아니라, 행복 호르몬인 세로토닌의 분비를 직접적으로 촉진합니다. 뇌의 시상하부에 있는 시교차상핵(SCN)은 빛의 자극을 받아 우리 몸의 생체 시계를 조절하고 기분을 끌어올리는 역할을 합니다. 규칙적인 산책은 뇌 혈류량을 늘려 뉴런에 영양분을 공급하고 스트레스를 해소하는 데 탁월한 효과가 있습니다. 특히 운동은 뇌 가소성을 높여 건강한 노화를 이끄는 핵심 습관입니다.

식습관 또한 마음의 건강에 큰 영향을 미칩니다. 세로토닌의 원료가 되는 '트립토판'이라는 아미노산이 풍부한 음식을 섭취하는 것이 도움이 됩니다. 바나나, 견과류, 다크초콜릿이 대표적입니다. 바나나에는 트립토판뿐만 아니라 비타민 B6가 풍부하여 세로토닌 합성을 돕고 근육의 긴장을 완화해 줍니다. 견과류에 들어 있는 오메가-3 지방산은 뇌 신경세포의 막을 건강하게 유지하고 뇌 안의 염증을 줄이는 데 이바지합니다. 소량의 다크초콜릿은 스트레스 지수를 낮추고 일시적으로 기분을 고양하는 효과가 있습니다. 이러한 음식을 골고루 섭취하는 작은 습관들이 모여 우리 뇌의 화학적 균형을 든든하게 지탱해 줍니다.

무엇보다 중요한 것은 우울감이 느껴질 때 이를 숨기거나 억누르지 말고 밖으로 '토해내는' 것입니다. 재채기가 우리 몸으로 침입하려는 바이러스를 밖으로 튕겨내는 방어 작용이듯, 우울한 마음 역시 누군가에게 털어놓고 표현함으로써 우울증으로 커지는 것을 막을 수 있습니다. 혼자서 고민하기보다 가족이나 친구, 혹은 상담 전문가에게 내 마음 상태를 솔직하게 이야기하세요. 기쁜 일은 나누면 배가 되고 슬픈 일은 나누면 반이 된다는 말은 뇌과학적으로도 타당합니다. 타인과 소통하며 공감을 주고받는 과정에서 우리 뇌는 옥시토신을 분비하며 안정을 되찾기 때문입니다. 우울감이라는 재채기를 자주 할수록, 그리고 이를 주변과 함께 나눌수록 그 부정적인 에너지는 전염성을 잃고 흔적도 없이 사라질 것입니다.

만약 일상적인 노력에도 우울한 기분이 2주 이상 이어지거나 수면 장애, 식욕 저하, 모든 일에 대한 흥미 상실 등이 나타난다면 지체하지 말고 전문가의 도움을 받아야 합니다. 우리나라는 여전히 정신건강의학과를 찾는 것에 대한 문턱이 높지만, 우울증은 초기 치료 시기를 놓치지 않는 것이 무엇보다 중요합니다. 감기가 폐렴이 되기 전에 병원을 찾듯, 마음의 감기 역시 초기 단계에서 치료하면 훨씬 빠르고 효과적으로 완치될 수 있습니다. 뇌의 신경전달물질 농도를 조절해 주는 약물 치료나 상담 치료는 뇌의 구조적인 손상을 막고 인지 기능을 보호하는 역할을 합니다. 이것은 뇌를 젊고 활기차게 유지하는 핵심 과정입니다.

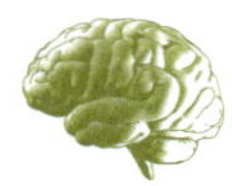

뇌와 장의 긴밀성, 당신의 식탁이 100년 뇌를 만든다

· · · ·

우리는 흔히 질투를 느낄 때 "사촌이 땅을 사면 배가 아프다"라는 속담을 사용하고는 합니다. 단순히 심술궂은 마음을 표현한 옛말 같지만, 뇌과학자의 눈으로 보면 이 속담은 놀라울 정도로 정확한 생리학적 통찰을 담고 있습니다. 실제로 우리가 스트레스를 받거나 질투심 같은 부정적인 감정에 휩싸이면, 뇌는 즉각적으로 스트레스 신호를 온몸으로 보냅니다. 이때 가장 민감하게 반응하는 장기 중 하나가 바로 위장입니다. 뇌의 신호에 따라 위산 분비가 과다하게 촉진되거나 장 근육이 수축하면서 실제로 속이 쓰리고 배가 아픈 증상이 나타나는 것이지요. 이는 우리의 뇌와 장이 보이지 않는 끈으로 긴밀하게 연결되어 있다는 결정적인 증거입니다.

이러한 '뇌-장 상호작용brain-gut interaction', 혹은 '장-뇌 연결축 gut-brain axis'의 존재를 처음 과학적으로 규명한 사람은 러시아의 생리학자 이반 파블로프Ivan Pavlov입니다. '파블로프의 개' 실험으로 잘 알려진 그는 뇌가 보내는 신호에 따라 소화액 분비와 장의 움직임이 조절된다는 사실을 밝혀내며 1904년 노벨 생리의학상을 받았습니다. 하지만 그 당시 파블로프 박사가 확인한 것은 뇌가 장에게 일방적으로 명령을 내리는 수직적인 관계였습니다. 현대 뇌과학은 여기서 한 걸음 더 나아가, 장이 뇌에게 적극적으로 신호를 보내고 뇌의 상태를 좌우하는 '양방향 소통'을 하고 있음을 밝혀내고 있습니다. 장은 단순히 음식물을 소화하는 주머니가 아니라, '제2의 뇌'라고 불릴 만큼 독자적인 신경망을 가지고 뇌와 끊임없이 대화하는 대등한 파트너였던 것입니다.

장은 어떻게 뇌와 소통할까요? 그 비밀의 열쇠는 우리 장 속에 살고 있는 수조 마리의 미생물 군단, 즉 '마이크로바이옴microbiome'이 쥐고 있습니다. 장내 미생물은 우리가 섭취한 음식물을 분해하여 다양한 대사산물을 만들어냅니다. 이 물질들은 혈액을 타고 뇌로 이동하거나, '미주 신경vagus nerve'이라는 정보 고속도르를 통해 뇌에 직접적인 신호를 보냅니다. 미국 듀크대학교 디에고 보호르케츠Diego Bohórquez 교수 연구진은 장 세포가 뉴런과 직접 시냅스를 형성하여 뇌와 실시간으로 소통한다는 사실을 발견했습니다. 이는 호르몬을 통한 느린 소통보다 훨씬 빠르고 직접적인 '전용 회선'이 존재함을 의미합니다. 이처럼 장내 미생물의 영향력은 실로 막강하여, 비만과 노화는 물론이고 우울증, 불안 장애, 자폐증, 심지어 파킨슨병과 같은 치명적인 뇌 질환까지 조절할 수 있다는 연구 결과들이 쏟아져 나오고 있습니다.

장내 미생물의 중요성을 보여 주는 가장 극적인 사례는 바로 '대변 이식' 연구입니다. 2006년 미국 워싱턴의과대학교 제프리 고든 Jeffrey Gordon 교수팀은 뚱뚱한 쥐의 대변을 날씬한 쥐에게 이식하면 날씬한 쥐가 뚱뚱해지고, 반대로 날씬한 쥐의 대변을 이식받은 뚱뚱한 쥐는 살이 빠진다는 놀라운 결과를 발표했습니다. 비만이 단순히 의지력이 부족해 많이 먹어서 생기는 문제가 아니라, 장내 미생물 생태계의 불균형 때문에 발생할 수 있음을 보여 준 것입니다.

이 놀라운 결과는 실제 의료 현장에도 적용되었습니다. 건강한 사람의 대변 속 미생물을 정제하여 난치성 장 질환 환자에게 이식하는 시술이 시행되고 있으며, 미국 보스턴에는 '오픈바이옴'이라는 대변은행까지 설립되었습니다. 건강한 대변이 귀한 약재 대접을 받는 시대가 온 것이죠.

더욱 흥미로운 것은 장내 미생물이 노화의 속도까지 조절할 수 있다는 사실입니다. 독일 막스플랑크연구소의 리카르도 발렌차노 Riccardo Valenzano 박사팀은 킬리피시라는 물고기를 대상으로 실험을 합니다. 젊은 물고기의 대변을 늙은 물고기에게 먹였더니 수명이 연장되고 활동성이 좋아지는 현상을 관찰했습니다. 이는 건강한 장내 미생물이 뇌와 신체의 노화 시계를 거꾸로 돌릴 가능성을 시사합니다.

특히 퇴행성 뇌 질환인 파킨슨병 연구에서도 장은 중요한 단서를 제공합니다. 파킨슨병은 뇌의 도파민 세포가 파괴되는 병인데, 최근 연구들은 그 원인이 되는 독성 단백질 '알파-시누클레인'이 뇌가 아닌 장에서 처음 만들어져 미주신경을 타고 뇌로 이동한다는 사실을 밝혀내고 있습니다. 결국 장 건강을 지키는 것이 뇌 질환을 예방하는 근본적인 처방인 셈입니다.

장내 미생물은 우리의 기분과 정서에도 깊이 관여합니다. 미국 캘리포니아대학교 로스앤젤레스(UCLA) 연구진은 꾸준히 유산균을 섭취한 그룹이 스트레스 상황에서 훨씬 더 침착하게 반응한다는 사실을 뇌 영상 촬영fMRI을 통해 확인했습니다. 유산균이 장내 환경을 개선하여 뇌의 스트레스 반응을 조절한 것이죠. 흔히 매운 음식을 먹으면 스트레스가 풀린다고들 하지만, 자극적인 음식은 장을 괴롭혀 오히려 뇌를 불안하게 만들 수 있습니다. 반면 식이섬유가 풍부한 채소와 발효 식품을 즐겨 장내 유익균을 늘리면, 우리 뇌는 한결 편안하고 긍정적인 상태를 유지할 수 있습니다.

이제 우리의 목표는 단순히 오래 사는 것이 아니라, 맑은 정신으로 건강하게 장수하는 것입니다. 그 비결은 먼 곳에 있지 않습니다. 바로 오늘 우리가 마주하는 식탁 위에 있습니다. 우리가 먹는 음식이 장내 미생물의 먹이가 되고, 그 미생물이 만들어내는 물질이 우리 뇌의 건강과 기분을 결정합니다. 장이 편해야 뇌도 편안합니다. 오늘부터라도 술이나 자극적인 음식을 줄이고, 규칙적인 식사와 발효 식품 섭취를 통해 장 속 미생물 친구들을 즐겁게 해주세요. 그것이 바로 100세까지 치매 걱정 없이, 사촌이 땅을 사도 배가 아프지 않을 만큼 튼튼한 장과 넉넉한 마음을 유지하는 확실한 투자입니다.

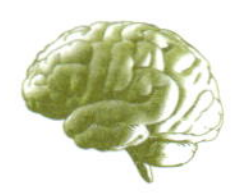

자연인의 **장수** 비결,
도시인의 **장수** 비결

• • •

중·장년층이 즐겨보는 방송 프로그램 중에 〈나는 자연인이다〉가 있습니다. 빽빽한 빌딩 숲과 숨 가쁜 일상에 지쳐 갈 때면, 이 프로그램 속 주인공의 삶은 도시인들에게는 언젠가 꼭 해보고 싶은 로망이 됩니다. 산속 오지에서 전기와 수도 없이 살아가지만, 자연이 주는 그대로를 먹고 땀 흘려 일하는 그들의 모습에서 묘한 해방감을 느끼기 때문일 것입니다.

대부분의 사람은 하루도 자연인처럼 살기는 쉽지 않습니다. 실제 자연인들의 삶은 단순하지만 치열합니다. 도시처럼 마트에 가면 식재료가 쌓여 있는 것이 아니기에, 끼니를 해결하려면 부지런히 몸을 움직여야 합니다. 산을 오르내리며 약초를 캐고, 텃밭을 일구어 채소를 기릅니다. 단백질을 얻기 위해서는 닭을 키워 달걀을 얻거나, 차가운 계곡물에 발을 담그고 물고기를 잡아야 합니다. 이런 고된 노동 끝에 차려진 밥상은 그야말로 '자연 그 자체'입니다. 가공식품

326

이나 인스턴트 음식은 찾아볼 수 없고, 직접 구한 신선한 채소와 생선, 그리고 거친 잡곡밥이 주를 이룹니다. 그런데 자연인들의 삶을 지켜보다 보면 문득 이런 궁금증이 생깁니다. '과연 저들의 뇌는 도시인들의 뇌보다 더 건강할까?'

이 흥미로운 질문에 답을 줄 수 있는 연구 결과가 있습니다. 미국 남캘리포니아대학교(USC)의 안드레이 이리미아Andrei Irimia 교수 연구진은 볼리비아 아마존 정글 깊은 곳에 사는 '치마네Tsimane 원주민'들의 뇌 건강을 조사했습니다. 치마네 원주민들은 현대 문명과 동떨어져 수렵과 채집, 농경을 하며 살아가는, 말 그대로 '아마존의 자연인'들입니다. 연구진이 치마네 원주민들의 뇌를 CT 촬영하여 분석한 결과는 매우 흥미롭습니다. 나이가 들면 우리 뇌는 자연스럽게 위축되는데, 치마네 원주민들의 뇌 위축 속도는 서구 산업 국가 사람들과 비교하면 무려 70%나 더 느렸습니다. 즉, 뇌가 늙는 속도가 훨씬 더딘 것입니다. 이는 노화에 따른 인지 기능 저하와 치매의 위험이 그만큼 낮다는 의미입니다.

과연 그 비결은 무엇이었을까요? 연구진은 그들의 '식단'과 '활동량'에 주목했습니다. 치마네 원주민들은 가공된 설탕이나 포화지방이 거의 없는 식사를 합니다. 대신 섬유질이 풍부한 채소와 과일, 생선과 같은 자연 식재료를 주로 섭취합니다. 또한 생존을 위해 하루 종일 걷고, 사냥하고, 농사를 짓는 등 엄청난 양의 신체 활동을 합니다. 반면 우리 도시인들은 어떤가요? 편리한 문명의 이기 덕분에 신체 활동량은 턱없이 부족하고, 식탁은 달고 기름진 가공식품으로 채워져 있습니다. 이러한 '편리한 삶'이 역설적으로 우리의 혈관 건강을 해치고, 뉴런을 빨리 늙게 하며, 결국 치매라는 무서운 질병에 더 취약하게 만드는 것 아닐까요?

비록 우리가 아마존 원주민처럼 살 수는 없지만, 도시에서도 '자연인'의 건강 비결을 실천할 수 있습니다. 바로 '운동'입니다. 운동이 몸에 좋다는 것은 누구나 알지만, 운동이 뇌를 똑똑하게 만든다는 사실은 잘 모르는 경우가 많습니다. 저도 가끔 학교 가까운 곳에 있는 송해공원의 둘레길을 걷습니다. 옥연지를 바라보며 산길을 오르내리다 보면 이마에 땀이 송골송골 맺히고 숨이 찹니다. 그런데 참 신기하게도, 돌아와 책상에 앉으면 몸은 노곤한데 머릿속은 오히려 맑아지는 것을 자주 느낍니다. 뭔가 꽉 막힌 듯한 일의 실타래가 술술 풀리는 경험을 누구나 한 번쯤 해보았을 것입니다.

이는 단순한 기분 탓이 아닙니다. 스웨덴 옌셰핑대학교의 페테르 블롬스트란드Peter Blomstrand 교수 연구진은 2009년부터 2019년까지 10년 동안 발표된 운동과 뇌 기능에 관한 논문 13편을 종합 분석한 결과를 발표했는데, 결론은 '운동은 당신을 똑똑하게 만든다'라는 것이었습니다. 연구진은 걷기, 달리기, 자전거 타기 등 유산소 운동이 뇌의 학습 능력, 기억력, 주의 집중력, 언어 유창성 등을 향상시킨다는 사실을 확인했습니다. 운동을 하면 심장이 힘차게 펌프질하여 뇌로 가는 혈류량을 늘리고, 뉴런의 성장을 돕는 'BDNF(뇌유래 신경영양인자)'의 분비를 촉진하기 때문입니다.

더욱 놀라운 사실은 운동의 효과를 보기 위해 꼭 거창한 준비나

긴 시간이 필요하지 않다는 점입니다. 우리는 흔히 운동 효과를 보려면 적어도 30분 이상, 땀을 뻘뻘 흘려야 한다고 생각합니다. 세계보건기구WHO도 일주일에 150분 이상의 중강도 유산소 운동을 권장하고 있습니다. 물론 신체 건강을 위해서는 꾸준하고 강도 높은 운동이 좋습니다. 하지만 뇌를 깨우는 데는 '단 2분'이면 충분합니다.

블롬스트란드 교수의 연구에 따르면, 단 2분에서 1시간 사이의 유산소 운동만으로도 뇌 기능 향상 효과가 나타났으며, 그 효과는 최대 2시간까지 지속되었습니다. 즉, 책상에 앉아 있다가 잠시 일어나 2분 동안 제자리걸음을 하거나 계단을 오르내리는 것만으로도 뇌는 즉각적으로 반응하여 최상의 상태로 전환된다는 것입니다. 이는 바쁜 현대인들에게, 특히 오랜 시간 책상 앞에 앉아 공부해야 하는 수험생이나 취업 준비생들에게 희소식이 아닐 수 없습니다. 공부가 안 될 때 억지로 책상에 앉아 있기보다는, 잠시 나가서 줄넘기하거나 가볍게 뛰고 오는 것이 훨씬 효율적이라는 이야기니까요.

이러한 '운동의 기적'은 뇌 기능의 감퇴가 걱정되기 시작하는 이들에게 더욱 절실하고 유용한 처방입니다. 나이가 들수록 "무릎이 아파서", "숨이 차서", "기운이 없어서"라며 운동을 멀리하기 쉽습니다. 하지만 운동이야말로 노화하는 뇌를 지키는 가장 강력한 방패입니다. 거창하게 헬스장에 등록하거나 마라톤을 할 필요는 없습니다. 그저 편한 운동화를 신고 집 밖을 나서는 것으로 충분합니다.

전문가들이 말하는 '적당한 강도의 운동'이란, 옆 사람과 대화는 할 수 있지만 노래 부르기는 힘들 정도로 숨이 차거나, 등에 땀이 촉촉하게 배어나는 정도를 말합니다. 엘리베이터 대신 계단을 이용하거나, TV를 보며 실내 자전거를 타는 것, 동네 공원을 빠른 걸음으로 산책하는 것 모두 훌륭한 뇌 운동입니다.

우리가 아마존 정글로 떠날 수는 없습니다. 하지만 도시의 삶 속에서도 얼마든지 '자연인'의 지혜를 실천할 수 있습니다. 저녁 식탁에 햄이나 소시지 대신 신선한 채소와 생선을 올려 보세요. 식사 후에는 소파에 눕는 대신, 가족과 함께 동네 한 바퀴를 산책해 보세요. 단 5분의 투자로 우리 뇌는 2시간 동안 맑게 깨어날 것이고, 꾸준히 쌓인 그 시간들은 10년, 20년 뒤 치매 걱정 없는 건강하고 총명한 노후를 선물할 것입니다.

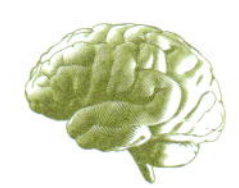

생체 시계
제대로 작동시키는 법,
아침 햇빛

● ● ●

인생의 황혼기에 접어들면 "밤이 너무 길다"라고 하소연하는 경우가 많습니다. 초저녁부터 밀려오는 졸음에 일찍 잠자리에 들지만, 정작 새벽녘이면 어김없이 눈이 떠져 뒤척이게 되는 일은 노년층에게 흔한 일상입니다. 어뜬 날은 몸은 피곤한데 정신은 말똥말똥하여 뜬눈으로 밤을 지새우기도 하고, 평소에는 괜찮다가도 밤만 되면 가려움증이나 천식이 심해져 고생하기도 합니다. 해 질 녘이 되면 이유 없이 마음이 불안하고 우울해지는 경험도 하는데, 우리 몸이 시간에 따라 이렇게 다르게 반응하는 이유는 우리 몸 안에 아주 정교하고 신비로운 시계, 즉 '생체 시계Circadian Clock'가 작동하기 때문입니다.

우리 몸이 24시간 주기를 어떻게 인지하고 작동하는지에 대한 분자적 메커니즘은 2017년 노벨 생리의학상을 받은 제프리 홀Jeffrey Hall, 마이클 로스배시Michael Rosbash, 마이클 영Michael Young 교수의 연구를 통해 명확히 규명되었습니다. 이들의 연구에 따르면 우리 몸의 세포 하나하나에는 하루의 리듬을 제어하는 유전자가 존재합니다. 밤 동안 세포 내에 특정 단백질이 축적되었다가 낮이 되면 분해되어 사라지는 과정이 반복되는데, 이 미세한 단백질의 농도 변화가 우리 몸에 '시간'을 알려주는 생체 시계의 태엽 역할을 합니다.

우리 몸의 생체 시계는 크게 뇌 시상하부의 시교차상핵(SCN)에 위치한 '중추 시계'와 각 장기에 존재하는 '말초 시계'로 나뉩니다. 이를 오케스트라에 비유하자면, 전신의 장기와 세포들은 악기를 연주하는 연주자이며, 뇌 속의 중추 시계는 이들이 박자를 놓치지 않고 조화롭게 연주할 수 있도록 지휘하는 마에스트로와 같습니다. 지휘자가 빛 신호를 통해 외부 환경을 파악하고 전신의 리듬을 조율해주어야만 우리는 비로소 건강한 생의 교향곡을 연주할 수 있습니다.

생체 시계의 존재는 18세기 프랑스의 천문학자 장자크 도르투 드 메랑Jean-Jacques d'Ortous de Mairan이 미모사 식물을 관찰하며 처음 발견했습니다. 빛을 완전히 차단한 캄캄한 곳에서도 미모사가 바깥세상의 주기에 맞춰 잎을 펼치고 접는 것을 보며, 생명체 내부에 빛과 무관하게 돌아가는 '내재적 시계'가 있음을 깨닫게 된 것입니다. 하지만 현대 사회는 이 정교한 시스템을 위협하는 요소들로 가득합니다. 불규칙한 생활 습관, 밤늦은 스마트폰 사용, 야식 등은 우리 몸의 리듬을 망가뜨리는 '만성 시차'를 유발합니다. 이스라엘 와이즈만연구소의 연구에 따르면 생체 시계가 어긋나면 장내 미생물의 리듬도 깨져 비만과 대사 질환의 위험이 커집니다.

생체 시계 단백질은 도파민 신경회로와 연계되어 기분까지 조절하므로, 리듬이 깨지면 우울증이나 불안 장애 같은 정서 장애를 초래할 수 있습니다. 특히 뇌의 노화로 생체 시계 기능이 약해지면 해질 녘에 갑자기 혼란스러워하는 '일몰 증후군'이 나타나기도 하는데, 이는 생체 시계 관리가 얼마나 중요한지 보여 주는 사례입니다.

생체 시계는 계절의 변화에도 민감합니다. 봄철의 나른한 춘곤증이나 겨울철의 계절성 우울증은 모두 일조량 변화에 따른 생체 리듬의 적응 과정에서 나타나는 현상입니다. 이러한 우리 몸의 시간적 변화를 이해하면 질병 치료 효과도 극대화할 수 있습니다. 이를 '시간 치료chronotherapy'라고 하는데, 예를 들어 의사들은 새벽에 발작이 잦은 천식약이나 혈압약은 잠들기 전에 복용하도록 하여 위험한 시간대의 증상을 막고, 아침 통증이 심한 류머티즘 관절염약은 저녁 식후에 먹으면 효과가 극대화됩니다. 이처럼 내 몸의 시계가 가리키는 시간을 알면 약 한 알의 효과도 달라지는 셈입니다.

물론 약물 복용 시간은 반드시 주치의와 상의하여 맞춰야 합니다. 스스로 판단하여 변경하는 것은 건강에 위험을 초래할 수 있습니다. 여기서 강조하고 싶은 것은 100세 시대를 활기차게 살아가기 위해서는 우리 몸이 보내는 배고픔, 졸음, 통증 등의 신호를 무시하지 말고 생체 시계의 흐름에 순응해야 한다는 점입니다.

나이가 들수록 뇌 속 중추 시계의 기능이 약해져 생체 리듬이 까지기 쉽지만, 일상에서 조금만 신경을 쓰면 느슨해진 태엽을 다시 팽팽하게 감을 수 있습니다. 먼저 햇빛은 생체 리듬을 조절하는 가장 강력한 신호입니다. 아침에 일어나면 커튼을 활짝 젖히고 햇볕을 듬뿍 쬐어야 합니다. 낮 동안 충분한 햇빛을 받으면 행복 호르몬인 세로토닌이 활발히 생성되어 기분이 좋아지고, 이 세로토닌은 밤이 되면 수면 호르몬인 멜라토닌으로 변하여 깊은 숙면을 유도합니다. 햇살 좋은 공원을 여유롭게 걷는 것만으로도 생체 시계는 정확하게 맞춰지고 우울함까지 털어낼 수 있습니다.

규칙적인 식사 시간은 우리 몸의 장기들이 가진 말초 시계를 조절하는 중요한 이정표가 됩니다. 우리 뇌가 창의력을 발휘하는 정오 무렵과 소화 작용이 활발한 오후 8시경의 리듬을 고려할 때, 아침 7시경 기상하여 식사하고 저녁 7시경에는 식사를 마치는 것이 좋습니다. 특히 밤늦은 야식은 장내 미생물의 생태계를 교란해 비만을 유발하므로 피해야 할 습관입니다. 마지막으로 오후 10시 무렵부터는 뇌의 업무 능력이 떨어지고 감각이 예민해지므로 복잡한 일보다는 독서나 조용한 음악으로 잠자리를 준비하는 나만의 루틴을 만들기를 권합니다.

스마트폰의 강한 빛은 뇌를 깨워 숙면을 방해하므로 잠들기 전에는 멀리하는 것이 현명합니다. 해가 뜨면 움직이고 해가 지면 쉬는 자연의 섭리, 이 당연한 리듬을 지키는 것이야말로 뇌와 몸의 건강을 지키는 최고의 비결입니다. 오늘부터 햇살 아래에서 마음의 태엽을 감고 규칙적인 생활로 몸의 리듬을 되찾아, 더욱 건강하고 활기찬 일상을 즐기는 것은 어떨까요?

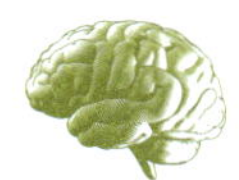

뇌의 노폐물
청소 시간,
밤 수면

• • • •

밤이 깊어지면 세상은 고요함 속으로 잦아듭니다. 우리 인간은 아주 오래전부터 이 어둠의 시간이 찾아오면 하던 일을 멈추고 잠자리에 들었습니다. 그리스 신화에는 어둠을 지배하는 여신 '닉스'가 등장하는데, 그녀의 자녀들 면면을 살펴보면 고대인들이 잠에 대해 가졌던 깊은 통찰력을 엿볼 수 있습니다. 닉스의 자녀 중에는 잠의 신 '히프노스'가 있는데, 흥미롭게도 그의 쌍둥이 형제는 죽음의 신 '타나토스'이며, 또 다른 형제 중 하나는 노화를 관장하는 신 '게라스'입니다. 고대 그리스인들은 잠을 자지 못하면 생명이 위태로워지고 노화가 빨라진다는 현대 의학적 사실을 이미 직관적으로 이해하고 있던 것일까요?

우리가 잠든 사이 뇌가 수행하는 중요한 임무 중 하나는 정보의 정리와 저장입니다. 뇌는 우리가 깨어 있는 동안 경험한 수많은 자극과 정보 중에서 무엇이 중요한지, 무엇이 불필요한지 가려내는 조업을 수행합니다. 중요한 기억은 장기 기억 저장소로 안전하게 옮기고, 일상의 사소하고 가치 없는 정보들은 과감하게 지워 버림으로써 새로운 정보를 받아들일 공간을 확보합니다.

수면 분야의 전문가인 캘리포니아주립대학교 버클리의 매슈 워커Matthew Walker 교수 연구진은 수면이 기억에 미치는 영향에 대해 매우 경고적인 연구 결과를 발표했습니다. 연구진은 사람이 단 하룻밤만 제대로 잠을 자지 못해도 기억의 입구 역할을 하는 뇌 조직인 해마에 치명적인 영향을 준다는 사실을 밝혀냈습니다. 잠이 부족한 뇌는 새로운 정보를 받아들이는 능력을 40%나 잃게 됩니다.

이는 마치 물이 꽉 차서 더 이상 물을 흡수할 수 없는 스펀지와 같은 상태가 되는 것입니다. 우리가 무언가를 배우고 익힌 뒤에 반드시 충분한 잠을 자야 하는 이유는, 잠을 자는 동안 해마에 임시 저장된 정보가 대뇌피질이라는 거대한 하드디스크드라이브로 이동하여 견고하게 뿌리를 내리기 때문입니다. 특히 인지 기능 유지가 중요한 장·노년층에게 잠을 아끼는 습관은 뇌의 학습 능력을 스스로 포기하는 것과 다름없습니다.

잠은 우리 뇌를 깨끗하게 청소하는 '밤의 청소부' 역할도 합니다. 뇌는 우리 몸무게의 2%에 불과하지만, 전체 에너지의 20% 이상을 사용하는 고도로 활성화된 장기입니다. 에너지를 많이 쓰는 만큼 노폐물도 많이 발생하는데, 이 노폐물들이 제때 배출되지 않고 뇌에 쌓이면 뉴런을 훼손하고 염증을 일으킵니다. 미국 로체스터대학교의 마이켄 네데르고르Maiken Nedergaard 교수 연구진은 뇌 속의 독자적인 노폐물 처리 시스템인 '글림프 시스템Glymphatic System'을 처음으로 발견했습니다. 이어 이 시스템이 우리가 깊은 잠을 자는 동안에만 평소보다 무려 10배 이상 활발하게 작동한다는 사실을 규명했습니다.

글림프 시스템은 뉴런 사이의 간격을 넓혀 뇌척수액이 뇌 구석구석을 씻어내도록 돕습니다. 이때 배출되는 대표적인 노폐물이 바로 치매 발병의 핵심 원인으로 지목되는 '베타 아밀로이드' 단백질입니다. 우리가 깨어 있을 때는 뉴런들이 촘촘하게 붙어 있어 청소가 어렵지만, 우리가 깊은 수면에 빠지면 세포들이 수축하면서 물길이 열리고 독성 단백질들이 씻겨 내려갑니다. 결국 잠을 미루는 행위는 우리 뇌 속에 치매의 씨앗을 방치하는 것과 같습니다. 밤마다 찾아오는 잠은 내일의 맑은 정신을 위해 뇌를 정화하는 가장 고마운 시간임을 기억해야 합니다.

잠의 기적은 뇌를 넘어 심장 건강에까지 그 효능을 발휘합니다. 미국 마운트시나이 아이칸의과대학교의 캐머런 맥알파인Cameron McAlpine 교수 연구진은 심장과 뇌가 수면을 통해 소통하는 메커니즘을 발견했습니다. 연구진은 심장마비와 같은 위급 상황이 발생하면 우리 몸의 면역 세포인 '단핵구Monocytes'가 뇌로 유입된다는 사실에 주목했습니다. 이 단핵구들은 뇌의 특정 영역을 자극하여 평소보다 훨씬 깊은 수면을 유도합니다. 왜 우리 몸은 아픈 상황에서 잠을 청하게 만드는 것일까요? 연구 결과, 이 깊은 잠이 심장의 염증을 완화하고 손상된 조직의 회복을 돕는 필수적인 과정이었습니다.

실제 심장마비 환자들을 대상으로 조사했을 때, 발병 후 4주 동안 잠을 충분히 잘 잔 환자들은 심장 기능이 크게 개선됐지만, 수면이 부족했던 환자들은 심혈관 질환의 재발 위험이 무려 두 배나 높았습니다. 이는 잠이 단순히 피로를 푸는 행위를 넘어, 심장과 뇌를 연결하는 강력한 치료 시스템임을 시사합니다. 건강한 성인이라 할지라도 잠을 소홀히 하면 심장 스트레스 지수가 높아지고 염증 반응이 증가하게 됩니다. 고대 그리스인들이 잠의 신 형제로 노화의 신을 두었던 것처럼, 수면 부족은 전신 면역력을 약화시키고 노화를 가속하는 주범입니다.

나이가 들면서 잠의 양이 줄어드는 것을 당연하게 받아들여 잠을 포기해서는 안 됩니다. 노년기에 수면 구조가 변하는 것은 사실이지만, 뇌가 필요로 하는 수면의 중요성은 조금도 줄지 않습니다. 오히려 깊은 잠을 자는 시간이 짧아지기 때문에, 수면의 질을 높이기 위한 의식적인 노력이 더욱 절실합니다. 그러기 위해 우선 '수면의 규칙성'을 지키는 것이 중요합니다. 뇌는 리듬을 사랑합니다. 매일 일정한 시간에 잠자리에 들고 일정한 시간에 일어나는 습관은 뇌의 생체 시계를 안정시켜 글림프 시스템이 제때 가동되도록 돕습니다.

잠들기 전 마음의 평온을 찾는 것도 필요합니다. 맥베스가 엉클어진 근심 때문에 잠을 이루지 못했듯, 근심과 걱정은 뇌를 각성 상태로 묶어둡니다. 레오나르도 다빈치는 "뜻있게 보낸 하루가 숙면을 가져온다"라고 하였습니다. 오늘 하루의 수고를 스스로 다독이며, 잠은 내일의 나를 위해 주는 선물이라 긍정적으로 생각하세요.

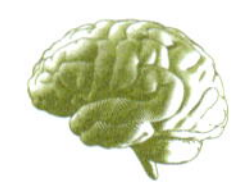

기분 좋아지는
향기로
수면유도하기

현대인의 삶은 날이 갈수록 복잡해지고 있으며, 우리는 그 빠른 속도에 발맞추기 위해 늘 바쁜 일상을 소화해 내야 합니다. 제한된 시간 안에 수많은 일을 처리하다 보니 많은 사람이 잠을 줄여가며 하루를 버텨내고는 합니다. 그래서 단 몇 시간이라도 숙면하고, 다음 날 아침을 맑은 정신으로 맞이하는 것은 이제 모든 현대인의 간절한 꿈이 되었습니다. 이러한 열망은 이른바 '슬립테크sleep-tech'라 불리는 수면 산업의 비약적인 발전을 불러왔습니다. 인체공학적인 침대와 베개는 물론이고, 숙면을 돕는 음악이나 조명 등 수면의 질을 높이기 위한 기술적 노력이 우리 주변의 다양한 물품들에 더해지고 있습니다.

향기 산업의 발전과 더불어 후각을 이용해 숙면을 유도하려는 시도가 활발하게 이루어지고 있습니다. 인공지능AI 스피커나 지능형 공기청정기에 수면시간에 맞춘 향기 분사 기능을 탑재하여 사용자가 잠들기 좋은 환경을 조성하는 기술들이 대표적입니다. 그러나 이러한 기술 개발 과정에서 가장 큰 난관은 바로 소비자 모두를 만족하게 할 수 있는 표준적인 향기를 찾아내기가 매우 어렵다는 점이었습니다. 어떤 이에게는 라벤더 향이 마음을 평온하게 하여 숙면을 유도하는 데 큰 효과를 주지만, 똑같은 향기임에도 다른 이에게는 오히려 거부감을 주거나 잠을 방해하는 요소가 되는 경우가 너무 많기 때문입니다. 이러한 개인차의 문제를 해결하지 않고서는 향기를 이용한 숙면 유도 기술의 상용화는 한계에 부딪힐 수밖에 없습니다.

이에 향기 관련 연구자들은 모든 사람에게 보편적으로 작용하는 특정 숙면 향기가 존재하는지를 밝히기 위해 꾸준히 연구를 진행해 왔습니다. 그중 왜 그러한 보편적인 향기를 찾기가 그토록 어려운지를 설명해 주는 결정적인 과학적 단서가 발견되었습니다. 독일 드레스덴공과대학교 이비인후과 산하 연구소의 아그니에슈카 사비니에비치Agnieszka Sabiniewicz 교수 연구진은 특별히 제작된 향수가 수면의 질에 어떠한 영향을 미치는지 연구하여 그 결과를 발표했는데, 그동안 특정 향기가 수면을 돕는다는 사실은 일종의 통설로 받아들여져 왔지만, 이번 연구는 그 기저에 깔린 더 중요한 원리를 밝혀냈습니다.

연구진은 건강한 성인 139명을 대상으로 숙면을 위해 특별히 조제된 향수가 개개인의 수면 질에 미치는 영향을 정밀하게 조사했습니다. 실험 결과, 연구진은 예상과 달리 특정한 향기가 실험 참가자들의 수면에 일관된 긍정적 영향을 미치지는 않는다는 사실을 발견했습니다. 그런데 여기서 매우 흥미로운 점이 관찰되었습니다. 수면 효과를 결정짓는 핵심은 향기 그 자체가 아니라, 참가한 대상자 개개인의 특정 향기에 대한 선호도나 그 향기를 맡으면 기분이 좋아지는 정도가 각 개인의 수면 질에 긍정적으로 작동한다는 사실이 확인된 것입니다. 즉, 수면의 질을 좌우하는 데 있어 가장 중요한 것은 향기의 성분보다 그 향기에 대한 개인의 주관적인 선호도라는 것입니다. 내가 좋아하는 향스 냄새를 다른 사람도 똑같이 좋아하고 평온함을 느낄 확률은 우리가 생각하는 것보다 훨씬 낮다는 사실이 과학적으로 입증된 셈입니다.

사실 향기와 수면 사이의 인과관계를 밝히는 연구는 그동안 객관성 확보라는 측면에서 많은 어려움을 겪어 왔습니다. 향기에 대한 반응은 개인의 과거 경험이나 문화적 배경, 심지어 그날의 기분에 따라 매우 주관적으로 나타나기 때문에, 단순히 설문조사나 환자의 주관적인 보고만으로는 과학적 신뢰도를 담보하기가 쉽지 않았습니다. 이러한 연구의 객관성을 보완하기 위해 최근 뇌과학계에서는 뇌파(EEG)나 심박수 변동(HRV), 산소 포화도와 같은 다양한 바이오 신호를 활용하여 향기가 뇌의 수면 단계에 미치는 영향을 실시간으로 분석하는 연구를 활발히 진행하고 있습니다.

후각은 우리 뇌의 감정과 기억을 담당하는 변연계limbic system와 직접적으로 연결된 유일한 감각입니다. 연구에 따르면 개인이 선호하는 향기를 맡았을 때, 뇌에서는 안정감을 주는 알파α파가 증가하고 스트레스 호르몬인 코르티솔 수치가 감소하는 현상이 나타납니다. 특히 이러한 긍정적인 후각 자극은 깊은 수면 단계인 서파 수면Slow Wave Sleep의 지속 시간을 연장하는 데 이바지한다는 사실이 뇌파 분석을 통해 밝혀지고 있습니다. 결국 '내가 좋아하는 향기'는 뇌의 긴장을 완화하고 수면 중 중추신경계의 안정을 돕는 가장 강력한 신호가 되는 것입니다.

이러한 과학적 근거를 바탕으로 최근 수면 산업에서는 '개인 맞춤형 수면 유도 향기' 개발에 박차를 가하고 있습니다. 과거에는 대중적인 라벤더나 카모마일 향에 의존했다면, 이제는 인공지능이 사용자의 바이오 신호와 취향 데이터를 분석하여 최적의 향기 조합을 찾아주는 기술이 등장하고 있습니다. 사용자의 수면 단계에 따라 향기의 농도를 미세하게 조절하거나, 꿈의 내용을 긍정적으로 유도할 수 있는 맞춤형 향기 레시피를 제안하는 기기들이 시장에서 큰 호응을 얻어 관련 시장 규모는 빠르게 확대되고 있습니다.

숙면은 단순한 휴식을 넘어 뇌 건강을 지키는 가장 중요한 자산입니다. 하지만 나이가 들수록 수면 유도 호르몬인 멜라토닌 분비가 줄어들어 깊은 잠을 자기가 점점 어려워집니다. 이럴 때일수록 나만의 '인생 향기'를 찾는 노력이 도움이 될 수 있습니다. 시중에서 유행하는 제품이나 남들이 좋다고 권하는 향기에 억지로 맞추지 말고, 내가 맡았을 때 마음이 편안해지고 어린 시절의 포근한 기억이 떠오르는 향기, 혹은 숲속을 거닐 때 맡은 상쾌한 흙 내음처럼 자신만의 주관적인 선호도가 뚜렷한 향기를 찾아보기 바랍니다.

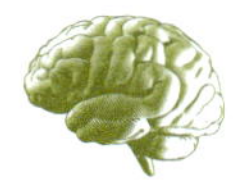

무엇을 **먹느냐**가
숙면의 비밀병기

• • •

나이가 들수록 밤은 길어지고, 초저녁에 잠깐 든 잠은 새벽녘이면 어김없이 달아나 뜬눈으로 창밖이 밝아오기를 기다리는 일이 잦아집니다. 많은 사람이 이를 노화의 자연스러운 현상이라며 대수롭지 않게 넘기지만, 뇌과학자의 시선으로 볼 때 줄어든 수면 시간과 질 낮은 잠은 우리 몸이 보내는 절박한 구조 신호일 수 있습니다. 우리는 흔히 잠을 단순히 뇌가 쉬는 시간이나 하루의 피로를 푸는 휴식 정도로만 생각하기 쉽지만, 현대 과학이 밝혀낸 잠의 본질은 '생존' 그 자체에 맞닿아 있습니다.

미국 하버드대학교 신경생물학과의 드라가나 로굴랴Dragana Rogulja 교수 연구진은 수면이 생명 유지에 얼마나 절대적인 역할을 하는지를 밝혔습니다. 연구진은 초파리를 대상으로 수면 부족 실험을 진행했는데, 잠을 자지 못한 초파리들은 어느 시점을 지나자, 예외 없이 죽음을 맞이했습니다. 여기서 우리가 주목해야 할 지점은 수면 부족이 우리 몸 어디에 치명적인 타격을 입히느냐는 것입니다. 놀랍게도 수면 부족으로 인해 가장 먼저, 그리고 가장 심각하게 망가지는 장기는 뇌나 심장이 아닌 바로 '장腸'이었습니다.

연구진이 잠을 자지 못한 초파리의 장기를 정밀하게 관찰한 결과, 장 내부에 '활성산소reactive oxygen species(ROS)'가 급격하게 쌓여 세포가 산화되고 손상되는 현상을 발견했습니다. 장 내 물질의 산화 정도가 초파리의 생존과 밀접하게 연관되어 있었던 것입니다.

더욱 흥미로운 사실은 잠을 자지 못한 초파리에게 강력한 항산화제를 먹이거나 장에서 항산화 효소가 잘 분비되도록 하여 장의 산화 스트레스를 조절해 주었더니, 이 초파리들은 잠을 거의 자지 못했음에도 죽지 않고 멀쩡히 살아남았습니다. 이는 수면에 있어 장이 뇌만큼이나 중요하다는 사실을 시사하며, 우리가 '잠을 잘 잔다'라는 것은 곧 '장의 산화와 노화를 막고 신체 정화 시스템을 가동한다'라는 의미임을 깨닫게 합니다.

장과 뇌의 긴밀한 양방향 소통은 연구를 통해 더욱 구체적으로 밝혀지고 있습니다. 하버드 연구진의 후속 연구에 따르면, 장에는 우리가 섭취한 영양분을 감지하여 뇌의 수면 중추에 직접 신호를 보내는 특수한 세포들이 존재합니다. 이 세포들은 'CCHamide-1(CCHa1)'이라는 신경전달물질을 생성하는데, 특히 우리가 섭취한 음식 속의 '단백질' 성분에 매우 민감하게 반응합니다. 장에서 CCHa1을 생성하는 세포는 단순히 소화에만 관여하는 것이 아니라, 장에 존재하는 세포이면서 동시에 뉴런과도 연결되어 뇌와 실시간으로 소통합니다.

우리가 고기나 생선, 콩, 두부와 같은 양질의 단백질을 충분히 섭취하면 장 세포가 이를 감지하여 CCHa1 신호를 뇌로 쏘아 올립니다. 그러면 우리 뇌는 '이제 몸에 충분한 영양분이 들어왔으니 안심하고 깊은 잠이 들어도 좋다'라고 판단하여 숙면을 유도하는 것입니다. 반대로 단백질 섭취가 부족하거나 배가 고픈 상태에서는 이 신호가 약해집니다. 그러면 뇌는 생존을 위해 각성 상태를 유지하며 '어서 깨어나서 영양분을 찾아 움직이라'는 명령을 내리게 됩니다.

배고픈 밤에 눈이 말똥말똥해지거나 얕은 잠을 자다 자주 깨는 것은 사실 우리 몸이 보내는 영양 보충의 신호일 수 있습니다. 특히 소화가 잘 안 된다는 이유로 저녁 식사를 부실하게 하거나 물에 밥을 말아 먹는 경우, 단백질 섭취 부족으로 인해 뇌가 일찍 깨어나는 '조기 각성' 현상을 겪게 될 확률이 높습니다.

뇌 건강을 위해 가장 먼저 챙겨야 할 것은 바로 '깊은 잠(숙면)'입니다. 수면은 단순히 뇌를 끄는 시간이 아니라, 장내 독소를 해소하고 뉴런 사이의 노폐물을 청소하며 내일의 에너지를 비축하는 치열한 생명 활동의 시간이기 때문입니다. 장이 편안해야 뇌가 깊은 휴식에 들 수 있고, 뇌가 깊이 쉬어야 장 또한 산화의 위협에서 벗어나 건강을 유지할 수 있습니다. 이것이 바로 건강한 노화를 지탱하는 '장-뇌 연결축'의 핵심 원리입니다.

셰익스피어의 비극《맥베스》에서 주인공 맥베스는 자신의 야망을 위해 왕을 살해한 후, 극심한 죄책감과 불안으로 잠을 이루지 못하게 된 자신의 상태를 처절하게 한탄합니다. 그는 잠을 가리켜 "엉클어진 근심의 실타래를 풀어주는 손길"이며, "고된 노동 뒤에 즐기는 목욕"이라고 노래했습니다. 또한 "상처 입은 마음을 치유하는 연고이며, 대자연이 차려낸 두 번째 코스이자, 생명의 잔치에서 가장 영양가 높은 음식"이라고 표현했습니다. 400여 년 전 시인의 통찰력은 현대 뇌과학이 입증한 수면의 기능과 완벽하게 일치합니다. 잠은 낮 동안의 피로를 씻어 주며, 우리 생명을 유지하는 데 가장 필수적인 활동입니다. 만약 신체 회복력이 예전 같지 않음을 느낀다면, 가장 먼저 해야 할 일은 바로 '잘 자는 일'입니다.

입맛이 없더라도 뇌와 장을 위해 식탁에 신경을 쓰는 것으로 뇌 건강 챙기기를 시작해 봅시다. 부드럽게 삶은 고기 몇 점, 담백한 생선 한 토막, 혹은 따뜻한 두부 한 모를 밥상에 올려보세요. 든든하게 채워진 단백질이 장 세포를 자극하고, 그 신호가 뇌로 전달되어 깊고 달콤한 꿀잠을 선물할 것입니다.

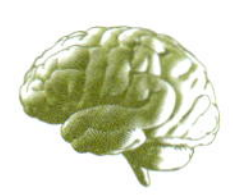

살이 갑자기 **빠진다면**,
치매 위험 고려할 것

• • • •

새해를 맞이할 때마다 우리가 가장 먼저 다짐하는 목표 중 하나는 아마도 '체중 감량'일 것입니다. 비만이 만병의 근원이라는 사실은 이제 상식을 넘어 건강한 삶을 위한 필수 지침으로 자리 잡았습니다. 단순히 외형적인 아름다움을 위해서가 아니라, 고혈압, 당뇨병, 각종 혈관 질환을 예방하기 위해 우리는 매일 아침 체중계 위에 오르며 자신을 다독입니다. 하지만 사람마다 키와 골격이 다르기에 단순히 몸무게 숫자 하나만으로 건강을 판단하기에는 무리가 있습니다. 그래서 의료계에서는 체중을 키와 연관시킨 '체질량지수Body Mass Index(BMI)'를 비만도 측정의 중요한 척도로 활용해 왔습니다.

체질량지수는 자신의 몸무게를 키의 제곱으로 나눈 값으로, 우리 뇌와 몸의 상태를 가늠하는 지표가 됩니다. 대한비만학회 기준으로는 이 지수가 23을 넘으면 과체중, 25를 넘으면 비만으로 정의하며, 35를 넘어서면 고도 비만으로 분류합니다. 그런데 무조건 낮은 체질량지수를 유지하는 것만이 뇌 건강의 최선일까요? 최근 발표된 뇌과학 연구들에 따르면, 적어도 치매 예방이라는 측면에서는 우리가 그동안 알았던 것보다 훨씬 더 복잡하고 정교한 관리가 필요하다는 사실이 밝혀지고 있습니다.

미국 보스턴대학교 의과대학교의 로다 오Rhoda Au 교수 연구진은 약 40년에 걸친 방대한 추적 관찰 데이터를 분석하여, 한 사람의 전 생애에 걸친 체중 변화 추이가 노후의 치매 발병 위험을 예측하는 강력한 도구가 될 수 있음을 증명했습니다. 그동안의 많은 연구가 특정 시점에서 비만도와 치매의 상관관계에만 주목했다면, 이번 연구는 무려 40년이라는 인생의 긴 여정 동안 체중이 어떻게 변해 왔는지를 면밀히 살폈다는 점에서 그 의의가 매우 큽니다. 이는 범인을 찾기 위해 단 한 장의 현장 사진에 의존하는 것이 아니라, 전체 상황을 보여 주는 긴 동영상 파일을 꼼꼼히 분석하여 사건의 전말을 밝혀낸 것과 같습니다.

이 '동영상 분석'이 우리에게 알려주는 진실은 명확합니다. 연구 결과에 따르면, '중년기(30~50세)에는 비만이었다가 노년기에 접어들며 살이 급격히 빠진 그룹'이 인생 전반에 걸쳐 적정 체중을 유지했거나 꾸준히 체중을 관리해 온 그룹에 비해 치매에 걸릴 위험이 유의미하게 높게 나타났습니다. 특히 중년기에 쌓인 과도한 내장 지방은 우리 몸에 만성적인 염증 반응을 일으키고 인슐린 저항성을 높여 뉴런을 훼손하는 주범이 됩니다. 그런데 이렇게 중년기를 비만하게 보내다가 노년기에 들어서 본인의 의도와 상관없이 갑자기 체중이 줄어든다면, 이는 오히려 뇌의 퇴행성 변화가 이미 시작되었음을 알리는 위험 신호일 수 있습니다. 뇌의 기능이 떨어지면 식욕을 조절하는 중추에 문제가 생기거나 신진대사 균형이 깨지면서 체중이 급격히 감소하기 때문입니다.

결국 노후의 건강을 결정짓는 가장 결정적인 시기는 바로 '중년기'입니다. 중년기에 폭식이나 야식, 운동 부족 등으로 체중이 무분별하게 증가하는 생활을 방치하다가, 나이가 들어서야 부랴부랴 체중을 줄이려고 애쓰는 것은 이미 뇌에 가해진 손상을 되돌리기에 늦은 대처일 수 있습니다. 오히려 중년기부터 꾸준하고 완만한 체중 관리를 통해 뇌의 신경망을 보호하는 것이 노후의 기억력을 지키는 가장 확실한 예방책입니다. 노년기에 접어들어서는 너무 마른 체형보다는 적절한 근육량과 영양 상태를 유지하는 '건강한 체중'을 목표로 삼아야 합니다.

중년기 이후의 체중 관리는 단순히 덜 먹는 것보다 '어떻게 먹느냐'가 훨씬 중요합니다. 특히 저녁 식사의 질을 높이는 것이 중요합니다. 우리 뇌는 수면 중에 장과 소통하며 노폐물을 청소하는데, 이때 장에서 뇌로 보내는 '배부름'과 '만족'의 신호가 숙면을 유도하는 데 큰 역할을 합니다. 앞의 글에서 언급했던 것처럼, 소화에 부담을 주지 않을 정도의 양질의 단백질, 예를 들어 두부나 생선, 부드러운 살코기 위주의 식사를 하면 뇌의 수면 중추가 안정되어 깊은 잠을 잘 수 있게 됩니다. 음식 냄새가 좋다면 금상첨화겠죠!

우리가 음식을 대하는 마음가짐도 뇌 건강에 큰 영향을 미칩니다.

"맛있으면 0칼로리"라는 우스갯소리가 있지요. 뇌과학자의 관점에서 이 말은 "포만감을 느낄 때까지 억지로 먹지 말고, 정말 맛있다고 느끼는 지점까지만 즐겁게 먹자"라는 지혜로운 권유로 해석할 수 있습니다. 좋은 사람들과 즐거운 대화를 나누며 천천히 식사를 즐길 때, 우리 뇌에서는 행복 호르몬인 도파민과 옥시토신이 분비됩니다. 이렇게 즐거운 식사를 통해 얻은 에너지는 우리 몸에 지방으로 쌓이는 독소가 아니라, 뉴런을 활성화하는 '행복의 자양분'이 됩니다.

이제 체중계는 단순한 몸무게 측정기가 아니라 자신의 뇌 건강 상태를 미리 알려주는 소중한 '치매 예측기'이자 '건강 지킴이'입니다. 매일 아침 체중계에 오를 때마다 숫자에 일희일비하기보다는, 내가 뇌를 얼마나 사랑하고 돌보고 있는지 확인하는 시간으로 삼으세요. 자신이 중·장년기에 접어들었다면 지금 현재의 체중 관리가 20~30년 뒤 나의 인지 능력을 결정한다는 사실을 명심하세요. 노년기에 접어들었다면 급격한 체중 감소를 경계하며 근육을 지키는 영양 식단에 신경 써야 합니다.

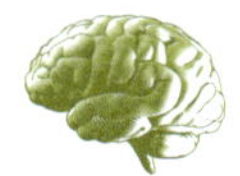

비만은 뇌의
조절 시스템 오류

••••

　점차 나이가 들면 몸의 여기저기서 보내는 신호들에 더 귀를 기울이게 됩니다. 그중에서도 가장 눈에 띄는 변화는 단연 '체중'과 '체형'의 변화일 것입니다. 젊은 시절에는 조금만 덜 먹고 움직여도 금방 제자리를 찾던 몸무게가, 나이가 들면서는 마음처럼 조절되지 않아 속상해하는 경우가 많습니다. 특히 겨울을 지나 얇은 옷을 꺼나 입을 때쯤 거울 속에 비친 자기 모습을 보며 깊은 한숨을 내쉬기도 하죠. 하지만 이러한 체중의 변화는 단순히 옷맵시의 문제가 아니라 우리 뇌가 우리에게 지금의 건강 상태를 알려주는 아주 중요한 신호입니다. 우리의 뇌 속에는 우리 몸의 에너지 균형을 정교하게 맞추는 '마법의 조절 장치'가 숨어 있는데, 그 중심에는 '렙틴leptin'이라는 호르몬이 자리하고 있습니다.

　렙틴이라는 이름은 '마른' 혹은 '얇은'이라는 뜻을 가진 그리스어 '렙토스Leptos'에서 유래했습니다. 미국의 분자유전학자 제프리 프리드먼Jeffrey Friedman 교수가 비만 쥐(ob/ob mouse) 연구를 통해 처음 발견한 이 호르몬은 우리 몸의 지방세포에서 분비되어 혈액을 타고 뇌로 전달됩니다. 렙틴은 뇌의 시상하부, 특히 '궁상핵arcuate nucleus'이라는 부위에 작용하여 '이제 몸에 충분한 에너지가 저장되었으니, 음식을 그만 먹어도 좋다'라는 신호를 보냅니다. 즉, 렙틴은 우리 몸의 에너지 창고가 가득 찼음을 뇌에 알리는 전령과 같은 역할을 합니다. 실제로 유전적으로 렙틴을 만들지 못하는 실험용 쥐는 포만감을 느끼지 못해 정상 쥐보다 무려 4배나 더 뚱뚱해지는 모습을 보이지만, 이 쥐에게 렙틴을 주입하면 곧바로 식욕이 억제되고 체중이 정상으로 돌아옵니다.

우리 몸의 조절 시스템은 이처럼 매우 유기적입니다. 체내 지방량이 많아지면 렙틴 분비가 늘어나 뇌에 보고되고, 뇌는 즉시 식욕을 억제하는 'POMC' 뉴런을 활성화하는 동시에 식욕을 자극하는 'NPY/AgRP' 신경세포의 활동을 잠재웁니다. 또한 신진대사 속도를 높여 에너지를 더 많이 소모하도록 유도합니다. 반대로 식사를 거르거나 체지방이 줄어들면 렙틴 수치가 낮아지는데, 뇌는 이를 '비상사태'로 인식합니다. 에너지를 아끼기 위해 대사 속도를 늦추고 강력한 허기를 느끼게 하여 음식을 찾게 만드는 것이지요. 이러한 정교한 피드백 루프 덕분에 우리는 매일의 식사량이 조금씩 달라도 일정한 체중을 유지하며 살아갈 수 있습니다.

여기서 한 가지 의문이 생깁니다. 만약 렙틴이 지방에 비례해 분비되어 식욕을 억제한다면, 왜 체지방이 많은 비만 환자는 식욕이 줄지 않고 오히려 더 많이 먹게 되는 것일까요? 상식적으로 생각하면 뚱뚱한 사람의 몸에는 렙틴이 넘쳐나서 배가 전혀 고프지 않아야 할 것 같은데요. 하지만 조사 결과, 비만한 사람들의 혈중 렙틴 농도는 정상 체중인 사람들보다 훨씬 높게 나타납니다.

문제는 렙틴의 양이 아니라, 그 신호를 받아들이는 뇌의 '감수성'에 있습니다. 이를 뇌과학에서는 '렙틴 저항성leptin resistance'이라고 부릅니다. 마치 시끄러운 공사장에서는 소음에 무뎌지듯, 뇌가 높은 렙틴 수치에 오랫동안 노출되면 렙틴이 보내는 "배부르다"라는 신호를 제대로 인지하지 못하게 됩니다. 뇌의 입장에서는 렙틴이 충분한데도 '에너지가 부족하다'라고 착각하여 계속해서 음식을 먹으라는 명령을 내리는 것입니다.

나이가 들면 우리 몸은 자연스럽게 근육량이 줄고 지방이 늘어나는 '근감소성 비만'의 위험에 노출되기 쉽습니다. 여기에 만성적인 스트레스나 고탄수화물 위주의 식습관, 활동량 부족이 더해지면 렙틴 저항성은 더욱 심화됩니다. 더욱이 최근의 연구들은 렙틴이 단순히 식욕만 조절하는 것이 아니라, 우리의 인지 기능과 치매 예방에도 결정적인 역할을 한다는 사실을 밝혀내고 있습니다. 렙틴 수용체는 기억과 학습의 중추인 '해마hippocampus'에 풍부하게 분포해 있는데, 렙틴은 해마 속 뉴런 사이의 연결고리인 시냅스의 밀도를 높이고 신경 전달을 원활하게 돕는 '뇌의 영양제' 역할도 합니다.

미국의 프레이밍엄 심장 연구Framingham Heart Study와 같은 대규모 추적 조사 결과에 따르면, 혈중 렙틴 수치가 적절하게 높고 뇌가 그 신호에 민감하게 반응하는 사람일수록 알츠하이머병이나 다른 형태의 치매에 걸릴 위험이 현저히 낮은 것으로 나타났습니다. 렙틴은 뇌 속의 독성 단백질인 '베타 아밀로이드'의 생성을 억제하고 배출을 돕는 기능도 가지고 있기 때문입니다. 반대로 렙틴 저항성이 생겨 뇌가 렙틴 신호를 무시하게 되면, 식욕 조절에 실패하여 비만이 될 뿐만 아니라 뉴런의 보호막까지 약해져 치매라는 질환에 더 취약해질 수 있습니다. 즉, 적정 체중을 유지하는 것은 곧 맑은 정신을 지키는 핵심 열쇠인 셈입니다.

우리 뇌의 고장 난 조절 시스템을 다시 정상화하고 렙틴 저항성을 극복하기 위해 어떤 노력을 해야 할까요? 뇌과학과 영양학은 몇 가지 처방전을 제시합니다.

첫째, 식사 시간을 규칙적으로 유지하고 천천히 씹어 삼키는 것이 중요합니다. 우리가 음식을 먹기 시작해서 뇌가 렙틴 신호를 인지하고 포만감을 느끼기까지는 최소 20분 정도 걸립니다. 너무 빨리 먹으면 뇌가 배부름을 느끼기도 전에 과식하게 되고, 이는 다시 렙틴 저항성을 부추기는 악순환을 만듭니다.

둘째, 설탕이나 가공된 밀가루 같은 정제 탄수화물의 섭취를 줄여야 합니다. 이러한 음식들은 인슐린 수치를 급격히 높이는데, 인슐린이 과도하게 분비되면 렙틴이 뇌로 들어가는 길목을 가로막아 저항성을 악화시킵니다. 대신 신선한 채소와 양질의 단백질, 식이섬유가 풍부한 통곡물 위주로 식단을 구성해 보세요. 이는 장내 미생물의 생태계를 건강하게 만들어 뇌로 전달되는 염증 신호를 줄입니다.

셋째, '꾸준하고 가벼운 운동'은 렙틴의 가장 강력한 우군입니다. 특히 근력 운동과 유산소 운동을 병행하면 근육에서 분비되는 다양한 물질들이 뇌의 렙틴 감수성을 회복시키는 데 도움을 줍니다. 무리한 운동보다는 매일 30분 정도 햇볕을 쬐며 걷는 산책으로도 충분히 도움이 됩니다. 운동을 통해 체지방이 줄어들고 렙틴 저항성이 개선되면, 우리 뇌는 다시금 본연의 조절 능력을 되찾아 스스로 적정 체중을 유지하게 됩니다.

넷째, 충분한 수면과 스트레스 관리입니다. 잠이 부족하면 우리 몸은 렙틴 수치를 낮추고 식욕 자극 호르몬인 그렐린을 높여 폭식을 유도합니다. 스트레스 호르몬인 코르티솔은 렙틴 저항성을 높이는 주범입니다. 잠들기 전 따뜻한 물로 샤워하거나 좋아하는 향기를 맡으며 마음을 평온하게 유지하는 것은 뇌의 조절 시스템을 안정시키는 데 매우 효과적입니다.

결국 비만은 단순히 개인의 의지가 약해서 생기는 문제가 아니라, 에너지를 섭취하고 소비하는 과정에서 우리 뇌 속의 조절 시스템이 제대로 작동하지 못해 생기는 '뇌의 질환'이라고 보아야 합니다. 렙틴이라는 전령이 보내는 신호에 우리 뇌가 다시금 민감하게 반응하게 된다면, 우리는 다시 건강한 몸과 총명한 정신을 지킬 수 있습니다.

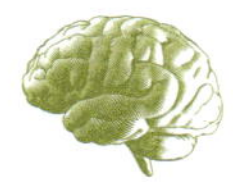

행복감 제곱이 되는
탄수화물과 **지방**의 조합

우리는 여름마다 복날에 뜨거운 보양식을 즐겨 왔습니다. 특히 삼계탕은 남녀노소 누구나 좋아하는 여름철 대표 보양식으로 꼽힙니다. 왜 우리는 이토록 무더운 여름날, 굳이 펄펄 끓는 뚝배기에 담긴 뜨거운 삼계탕을 찾아 땀을 뻘뻘 흘리며 먹는 것일까요? 여기에는 우리 조상들의 깊은 지혜와 더불어, 우리 뇌가 부리는 놀라운 마법이 숨겨져 있습니다.

본격적으로 삼계탕 속에 담긴 뇌과학 이야기를 풀어나가기 전, 우리가 삼계탕을 왜 이토록 사랑하게 되었는지 그 역사적 배경을 잠시 살펴보도록 하겠습니다. 우선 닭은 예로부터 우리 민족에게 매우 친숙한 가축이었습니다. 조선 시대의 기록을 보면 삼복더위에 닭국을 끓여 먹는 풍습이 이미 자리 잡고 있었음을 알 수 있습니다. 다만 그 당시에는 인삼이 매우 귀하고 값비싼 약재였기에 지금처럼 흔하게 넣지는 못했고, 주로 황기나 뽕나무 뿌리를 넣어 '황계탕'이나 '백

숙' 형태로 즐겼다고 합니다. 지금 우리가 즐기는 인삼이 듬뿍 들어 간 '삼계탕'이라는 명칭은 1960년대 이후 인삼의 재배와 유통이 활 발해지면서 대중화된 이름입니다.

그런데 이 뜨거운 삼계탕이 우리 몸을 시원하게 해준다는 사실, 알고 있나요? 푹 고아진 닭다리 살을 뜯고 뜨거운 국물을 들이켜면 이내 이마에 땀방울이 맺히고, 땀을 닦고 나면 신기하게도 몸이 한 결 가볍고 시원해지는 느낌을 받게 됩니다. 이열치열以熱治熱의 지혜 가 과학적으로 증명되는 순간입니다.

우리 뇌 속에 있는 '시상하부hypothalamus'라는 아주 작은 기관은 우리 몸의 온도를 일정하게 유지하는 정교한 온도 조절 장치, 즉 '서 모스탯thermostat' 역할을 합니다. 무더운 여름날 외부 기온이 올라 가 피부 온도가 높아지면, 시상하부는 즉각적으로 명령을 내려 몸속 온도를 낮추려 노력합니다. 반대로 추운 겨울에는 몸을 덜덜 떨게 만들어 열을 발생시킴으로써 체온을 유지하지요. 그런데 뜨거운 삼 계탕을 먹게 되면 우리 몸속의 내부 온도가 일시적으로 상승하게 됩 니다. 이때 시상하부는 올라간 내부 온도를 낮추기 위해 전신의 땀 샘을 열어 땀을 배출하도록 유도합니다. 피부 표면으로 배출된 땀이 공기 중으로 증발하면서 우리 몸의 열을 함께 앗아가는게, 이 증발 열 덕분에 우리는 실제로 피부 온도가 내려가며 시원함을 느끼게 되 는 것입니다. 결국 뜨거운 삼계탕은 우리 뇌를 자극해 스스로 몸 을 식히게 만드는 아주 지능적인 냉각 시스템인 셈입니다.

삼계탕이 우리를 즐겁게 하는 이유는 단순히 시원함 때문만은 아닙니다. 삼계탕의 닭고기와 그 속에 채워진 찹쌀밥을 함께 씹을 때 밀려오는 행복감에는 더 깊은 뇌과학적 비밀이 숨어 있습니다. 미국 예일대학교의 다나 스몰Dana Small 교수 연구진은 우리가 왜 특정 음식을 먹을 때 더 큰 쾌감을 느끼는지에 대해 흥미로운 연구 결과를 발표했습니다. 연구진은 뇌 영상 촬영을 통해 지방 섭취를 감지하는 뇌의 경로와 탄수화물 섭취를 감지하는 뇌의 경로가 서로 완전히 독립적으로 존재한다는 사실을 밝혀냈습니다. 우리 뇌에는 기름진 고기를 먹었을 때 즐거움을 느끼는 통로와 달콤하거나 든든한 밥을 먹었을 때 기쁨을 느끼는 통로가 각각 따로 설치되어 있다는 뜻입니다.

더욱 흥미로운 사실은 보상 회로의 활성도입니다. 같은 열량의 음식을 먹더라도 지방만 들어 있거나 탄수화물만 들어 있는 음식보다, 지방과 탄수화물이 함께 포함된 음식을 먹었을 때 뇌 속 보상 회로인 '측좌핵nucleus accumbens'의 반응이 훨씬 더 폭발적으로 나타났습니다. 스몰 교수는 이를 두고 뇌가 영양분 가치를 계산할 때 '계산 오류'를 범하는 것이라고 설명합니다. 지방 함량이 높은 닭고기를 먹을 때 느끼는 행복감과 탄수화물로 구성된 찹쌀밥을 먹을 때 느끼는 행복감이 뇌의 각기 다른 경로에서 올라와 합쳐지는데, 우리 뇌는 이를 단순히 더하기(+)로 처리하는 것이 아니라 마치 곱하기(×)를 한 것처럼 훨씬 큰 쾌락으로 인식한다는 것입니다. 삼계탕을 먹을 때 뇌 속에서 아름다운 교향곡이 울려 퍼지는 듯한 행복감을 느끼는 것은, 이처럼 우리 뇌가 두 가지 영양소의 결합에 대해 과도한 행복감 계산 오류를 일으키기 때문입니다.

나이가 들수록 미각이 둔해지거나 식욕이 떨어져 충분한 영양 섭취가 어려운 경우가 많습니다. 이럴 때 삼계탕처럼 단백질, 지방, 탄수화물이 어우러진 조화로운 음식은 뇌의 보상 회로를 효과적으로 자극하여 식사의 즐거움을 되찾아줍니다. 닭고기의 단백질은 근육 손실을 막아 주고, 적절한 지방은 에너지원이 되며, 찹쌀은 소화가 잘 되도록 돕습니다. 단순히 배를 채우는 행위를 넘어, 뇌가 행복감을 느끼는 식사를 하는 것 자체가 뇌 속 뉴런의 활력을 높이고 노화를 늦추는 훌륭한 처방전이 되는 것입니다.

우리는 가끔 고기를 배부르게 먹고서도 "그래도 밥은 먹어야지"라며 된장찌개와 밥 한 공기를 추가로 주문하고는 합니다. 혹은 삼계탕 한 그릇을 뚝딱 비우고도 달콤한 아이스크림이 생각나기도 하지요. 이 역시 지방과 탄수화물의 조합에 중독된 우리 뇌의 본능적인 속삭임입니다. 아이스크림 또한 우유의 지방과 설탕의 탄수화물이 완벽하게 결합하여 우리 뇌 속의 보상 회로를 극대화하는 음식이기 때문입니다.

계산에 약한 뇌 덕분에 우리는 가끔 과식하기도 하고 다이어트에 실패하기도 하지만, 역설적으로 그 덕분에 고단한 하루의 끝에서 음식 하나로 이토록 큰 위로와 행복을 얻을 수 있는 것 아닐까 싶습니다.

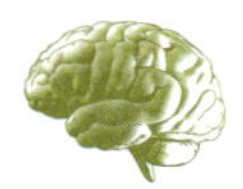

숙면을 놓치면
비만으로 이어지는
뇌과학적 이유

• • •

　나이가 들면서 불편한 점들이 하나씩 늘어나는데 그중에서도 공통으로 호소하는 것 중 하나가 바로 '잠'에 관한 문제입니다. 해가 짧아지고 밤이 길어지는 시기가 오면, 줄어든 일조량에 따라 우리 뇌도 신경전달물질과 호르몬의 분비를 조절하며 휴식을 준비하려 애씁니다. 하지만 이런 자연의 섭리와는 달리, 머릿속을 떠나지 않는 여러 걱정이나 신체적인 불편함 때문에 정작 침대 위에서 뒤척이며 긴 밤을 지새우는 일이 잦아집니다. 한참을 어둠 속에서 뒤척이다 시계를 보면 아직 창밖은 깜깜하기만 하고, 이미 잠은 달아나 머릿속은 멍한데 뱃속은 묘하게 허전해지는 순간이 찾아옵니다. 이때 우리 마음을 가장 강렬하게 파고드는 유혹이 있습니다. 바로 잠자리에 들기 전에 보았던 찬장 속 '라면' 한 봉지입니다.

　보글보글 끓는 소리와 함께 라면 한 냄비를 비우고, 남은 국물에 찬밥 한 덩이까지 말아 먹고 나면 당장은 포만감에 행복해질 것 같지만, 곧이어 밀려오는 것은 후회와 죄책감입니다. "밤늦게 이런 고열량 음식을 먹지 말았어야 했는데"라며 자책해 보지만, 사실 우리가 잠을 설친 밤에 하필 라면처럼 자극적이고 열량이 높은 음식을 선택하게 되는 것은 단순히 의지가 부족해서가 아닙니다. 이는 우리 뇌가 부리는 정교한 농간이자 생물학적인 반응의 결과입니다.

미국 노스웨스턴대학교 의과대학교의 토르스텐 칸트Thorsten Kahnt 교수 연구진은 수면 부족이 우리가 먹는 음식의 종류를 어떻게 바꾸어 놓는지에 대한 질문에 답을 내놓았습니다. 연구진은 수면 시간이 부족하지면 우리 뇌가 일상적인 음식 섭취 패턴을 잃어버리고, 같은 양이라도 열량이 훨씬 더 높은 음식을 선택하도록 유도한다는 사실을 밝혀냈습니다. 이 과정에서 핵심적인 역할을 하는 것이 바로 우리 뇌 속의 '엔도카나비노이드endocannabinoid 시스템'과 '후각 회로'입니다. 엔도카나비노이드 시스템은 우리 몸에서 감정을 조절하고, 대사 과정을 관장하며, 식욕을 자극하는 데 깊이 관여하는 신경 전달 체계입니다.

연구진은 실험 참가자들을 두 그룹으로 나누어 한 그룹은 4시간만 자게 하고, 다른 그룹은 8시간 동안 충분히 잠을 자게 한 뒤 그들이 선택하는 음식과 열량을 정밀하게 조사했습니다. 실험 결과, 잠이 부족했던 그룹은 음식을 구별하는 기본적인 후각 능력에는 큰 변화가 없었으나, 음식에 대한 '선호도'에서 뚜렷한 차이를 보였습니다.

잠을 못 잔 사람들의 혈액 속에서는 엔도카나비노이드 시스템을 활성화하는 물질인 '2-올레오일 글리세롤2-oleoylglycerol'의 수치가 급격히 높아져 있었습니다. 이 물질이 증가하면 우리 뇌에서 냄새를 처리하는 후각 회로가 매우 독특한 방식으로 작동하기 시작합니다. 똑같은 음식 냄새를 맡더라도, 뇌가 열량이 높은 음식의 냄새에 훨씬 더 민감하고 강렬하게 반응하도록 만드는 것입니다. 쉽게 말해, 잠을 설친 우리 뇌는 몸에 큰일이 났다고 생각하여 에너지를 보충하기 위해 가장 효율적인 고열량 음식을 찾기 시작합니다.

이때 코를 통해 들어오는 라면 특유의 감칠맛 나는 냄새를 뇌는 평소보다 훨씬 더 매력적이고 거부할 수 없는 유혹으로 받아들이게 됩니다. '이걸 먹으면 기분이 좋아질 거야'라는 강한 신호를 보냄으로써, 우리가 결국 살이 찌기 쉬운 고열량 음식을 선택하게 만드는 것이지요. 이러한 연구 결과는 섭식장애로 고생하는 분들에게는 고열량 식사를 유도하는 치료법으로, 반대로 비만으로 고민하는 분들에게는 열량이 낮은 음식을 선택하게 돕는 치료법 개발의 중요한 열쇠가 됩니다.

뇌 건강을 지키기 위해서는 이러한 뇌의 속성을 잘 이해하고 다스리는 지혜가 필요합니다. 수면 부족이 고열량 야식에 대한 갈망으로 이어지고, 이것이 다시 숙면을 방해하는 악순환의 고리를 끊어야 하기 때문입니다. 특히 우리 몸은 밤이 길어지는 주기에 따라 더 깊은 잠을 자야 하는 항상성을 가지는데, 불규칙한 생활이나 늦은 시간까지의 활동은 이 리듬을 망가뜨립니다.

"라면 먹고 갈래요?"라는 대사를 기억하나요? 2001년 허진호 감독의 영화 〈봄날은 간다〉에서 여주인공이 남주인공에게 건넨 말로, 서먹했던 두 사람의 관계를 좁히는 아주 은유적이고도 매혹적인 제안으로 사용되었습니다. 이후 수많은 광고와 예능 프로그램에서 패러디되며, 이제는 단순히 라면이라는 음식을 넘어 상대방과 더 오랜 시간을 함께 보내고 싶다는 남녀 간의 설레는 암호처럼 통용되고는 합니다.

영화 속에서 라면은 차가운 밤공기를 뚫고 마주 앉은 두 사람 사이의 어색함을 녹여 주는 따뜻한 매개체였습니다. 사실 라면은 한 냄비에 끓여 여럿이 나눠 먹을 때가 가장 맛있죠. 어쩌면 우리가 잠 못 이루는 밤에 라면을 떠올리는 것은, 뇌가 요구하는 열량뿐만 아니라 그 따뜻한 국물이 주는 정서적 위안과 누군가와 함께 나누던 온기를 그리워하는 마음 때문일지도 모릅니다.

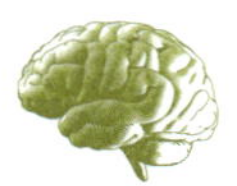

체중 조절하려면
시각, 후각을 조절할 것

• • •

가을은 천고마비의 계절입니다. 가을이 되면 눈에 보이는 모든 것이 맛있어 보이고, 코를 자극하는 음식 냄새에 더 허기가 집니다. 사람 대부분은 그간 체중 조절을 위해 피했던 음식들의 유혹을 피하지 못하고 폭식하게 됩니다. 늘어나는 뱃살만큼 후회도 커져 음식의 유혹을 이기지 못한 자신의 의지박약함에 화가 나기도 합니다. 시간을 돌려 다시 음식 앞에 섰던 때로 돌아간다면 체중 조절의 강한 의지로 그 음식들의 유혹을 모두 이겨낼 것 같은 생각도 듭니다.

이스라엘 뇌과학자들의 연구 결과에 따르면, 우리 생각과는 달리 음식이 보이고 냄새까지 난다면 다시 그 유혹에 빠져 폭식하게 되고 결국 체중 조절에 실패할 것이라 합니다. 연구진에 따르면 우리의 다이어트 실패는 의지력의 문제라기보다 몸이 반응하는 시각과 후각 반응, 즉 음식을 보면 먹고 싶고 냄새를 맡으면 배고파지는 인간의 본능 때문입니다. 이스라엘 벤구리온대학교의 기돈 레바코브

Gidon Levakov 교수 연구진은 92명의 과체중 참가자를 대상으로 6개월 동안 식이요법과 생활 습관 개선을 병행하며 뇌의 작동 방식을 정밀하게 관찰했습니다. 이 연구의 핵심은 단순히 무엇을 먹느냐가 아니라, 우리 뇌의 '기능성 연결functional connectivity'이 체중 조절과 어떤 상관관계를 맺고 있는지 밝히는 데 있었습니다. 기능성 연결이란 뇌의 서로 다른 영역들이 얼마나 긴밀하게 소통하며 하나의 네트워크를 형성하고 있는지를 의미합니다.

연구진은 뇌의 활동 패턴을 분석하던 중, 우리의 위장 활동과 긴밀하게 소통하는 뇌 속의 독특한 서브 네트워크를 발견했습니다. 우리 위장에는 심장 박동처럼 일정한 리듬으로 움직이는 '위 기저 전기파'라는 것이 존재하는데, 이 전기적 신호가 뇌의 특정 영역들과 실시간으로 정보를 주고받는다는 사실이 밝혀진 것입니다.

놀라운 점은 배고픔과 포만감을 조절하는 이 신경망이 우리의 이성적 사고를 담당하는 고등 영역보다는, 시각이나 후각 같은 '기본 감각 영역' 및 '운동 영역'과 훨씬 더 밀접하게 연결되어 있다는 사실이었습니다. 특히 그중에서도 시각 정보를 처리하는 시각 피질 활동이 가장 두드러졌습니다. 이는 우리가 음식을 먹고 싶다는 충동을 느끼는 데 있어, 이성적인 판단보다는 눈으로 보는 시각적 정보가 훨씬 더 결정적인 촉발 요인이 된다는 것을 시사합니다.

결국 음식을 보고 냄새를 맡는 자극에 대해 신경계의 반응이 민감하게 일어나는 사람일수록 과식하게 될 확률이 높고, 결과적으로 체중 조절에 어려움을 겪게 된다는 것이 과학적인 사실입니다. 우리가 흔히 '눈으로 먼저 먹는다'라고 표현하는 것이 단순한 수사가 아니라 우리 뇌의 생물학적인 실체였던 셈이죠. 특히 요즘처럼 텔레비전이나 인터넷을 통해 끊임없이 화려한 음식 영상, 이른바 '먹방'이 쏟아지는 환경은 우리 뇌를 계속 배고픈 상태로 몰아넣습니다. 대리만족을 하겠다며 맛있는 음식을 먹는 영상을 시청하는 행위는, 오히려 우리 뇌에 '저 음식을 빨리 섭취하라'는 신호를 계속 보내어 인슐린 분비를 촉진하고 가짜 허기를 만들어내는 결과를 초래합니다. 의지력이 아무리 강한 사람이라도 뇌에서 쏟아내는 감각적 유혹을 온전히 이겨내기란 결코 쉬운 일이 아닙니다.

건강을 위해 적정 체중을 유지해야 합니다. 그러나 이를 위해 평생을 지탱해 온 식습관을 하루아침에 바꾸거나 힘든 금식을 이어가는 것은 뇌와 몸에 오히려 큰 스트레스가 될 수 있습니다. 스트레스 호르몬인 코르티솔은 기억을 담당하는 해마를 훼손하는 주범이 되기도 하니까요. 따라서 우리는 뇌를 윽박지르는 방식이 아니라, 뇌의 특성을 이해하고 이를 지혜롭게 '속이는' 전략적인 접근을 통해 적정 체중을 유지하는 방법이 필요합니다.

가장 먼저 실천해 볼 방법은 우리 뇌로 유입되는 '시각적 유혹'을 차단하는 것입니다. 체중 조절이 필요한 시기라면 가급적 자극적인 음식 영상 시청을 멀리하고, 식탁 위에는 한 번에 먹을 만큼의 음식만 정갈하게 차려내는 것이 좋습니다. 눈앞에 음식이 쌓여 있으면 우리 뇌의 시각 피질은 계속해서 먹으라는 신호를 보내기 때문입니다.

식사 중에 잠시 눈을 감고 음식의 맛과 질감에 온전히 집중하는

‘마인드풀 이팅mindful eating’을 실천해 보세요. 시각 정보를 차단하고 미각과 촉각에 집중하면 뇌는 더 적은 양으로도 깊은 만족감을 느끼게 됩니다. “살을 빼려면 코를 막고 눈을 감으라”라는 조언은 뇌로 전달되는 감각 신호의 과부하를 줄여 본능적인 식욕 폭발을 막게 하는 뇌과학적 처방전인 셈입니다.

더불어 뇌의 시각 정보를 역이용하여 식욕을 떨어뜨리는 방법도 있습니다. 우리는 평소 보아온 음식의 색깔과 맛을 뇌에 기억으로 저장해 둡니다. 빨간색은 고추의 매운맛과 딸기의 달콤한 맛을, 초록색은 싱싱한 채소 맛을 연상시켜 식욕을 돋우지만, 자연계에서 흔치 않은 색깔인 파란색이나 보라색은 우리 뇌에 ‘경계’나 ‘쓴맛’의 신호를 보냅니다. 이를 활용하여 파란색 접시를 사용하거나, 음식을 담을 때 파란색 조명을 활용하는 것만으로도 식욕을 현저히 낮출 수 있습니다. 예를 들어 파란색 소스를 곁들인 파스타나 검은색 김치처럼 우리가 알고 있는 전통적인 색깔 정보와 어긋나는 음식을 마주하면, 뇌는 시각과 미각의 정보 불일치를 경험하며 음식에 대한 호기심보다 불쾌감이나 경계심을 먼저 느끼게 됩니다. 이는 뇌의 인지적 충돌을 이용해 과식을 막는 영리한 방법입니다.

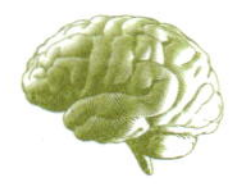

추운 겨울에
뇌 손상이 많은 이유

• • •

우리의 뇌는 몸무게의 단 2%에 불과한 작은 장기이지만, 우리가 숨 쉬는 산소의 20%를 소모하는 욕심쟁이 기관입니다. 이 막대한 양의 산소와 영양분을 실어 나르는 통로가 바로 혈관이기에, 뇌 건강은 혈관 건강과 떼려야 뗄 수 없는 운명 공동체입니다. 우리가 흔히 '혈관이 젊어야 뇌가 젊다'라고 말하는 것은 결코 과장이 아닙니다. 하지만 실내 업무가 과중하고 자연스레 외부 활동이 감소하면서 운동 부족으로 인한 비만 인구가 늘어났고, 이는 자연스럽게 고혈압 환자의 증가로 이어지고 있습니다. 고혈압은 그 자체로는 통증이 없어 방치하기 쉽지만, 초기부터 철저히 관리하지 않으면 관상동맥질환이나 뇌혈관질환, 심부전 같은 중증 합병증을 불러오는 '침묵의 살인자'라 불리는 질환입니다.

무엇보다 뇌는 다른 장기에 비해 산소 부족에 극도로 민감합니다. 뉴런은 단 몇 분만 산소 공급이 끊겨도 사멸하기 시작하며, 한 번 손상된 뇌 속 뉴런은 재생이 매우 어렵습니다. 따라서 효과적인 혈압 조절은 뇌 건강에 필수적인 산소를 안정적으로 공급하는 데 있어 무엇보다 중요합니다. 이와 관련하여 2023년 미국심장학회가 주관한 국제뇌졸중콘퍼런스(ISC)에서 발표된 미국 국립신경질환 및 뇌졸증 연구소(NINDS)의 연구 결과는 우리에게 매우 희망적인 소식을 전해 줍니다.

연구진은 고혈압 환자들을 대상으로 표준적인 혈압 치료를 받은 그룹과 더 적극적이고 집중적인 치료를 받은 그룹을 나누어 뇌 구조의 변화를 추적 관찰했습니다. 그 결과, 집중적인 혈압 관리를 받은 그룹의 뇌에서 독소와 대사 부산물을 제거하는 통로인 '혈관 주변 공간perivascular space'의 구조가 긍정적으로 변화한 것을 발견했습니다.

우리의 뇌는 깨어 있는 동안 끊임없이 활동하며 다양한 노폐물을 만들어냅니다. 만약 뇌가 이러한 독소와 부산물들을 제대로 제거하지 못하고 쌓아두게 되면, 이는 뉴런을 공격하여 염증을 일으키고 결국 알츠하이머 치매와 같은 퇴행성 뇌 질환을 유발할 수 있습니다. 이번 연구는 집중적인 혈압 치료가 단순히 혈압 수치를 낮추는 것을 넘어, 뇌의 독소 배출 경로인 글림프 시스템의 효율을 높여 뇌를 청소하는 능력을 개선한다는 사실을 과학적으로 입증했습니다.

이는 적극적인 혈압 관리가 뇌 구조를 건강하게 변화시켜 장기적으로 치매 위험을 줄이고 전반적인 뇌 건강을 지키도록 이끄는 가장 확실한 방법이라는 점을 시사합니다. 비록 이번 연구에서 인지 기능에 미치는 직접적인 영향까지는 다 밝혀내지 못했으나, 뇌의 청소 시스템이 개선된다는 것만으로도 뇌 건강 유지에 획기적인 전기가 마련된 셈입니다.

혈압 관리와 관련하여 가장 주의해야 하는 계절은 겨울입니다. 날씨가 추워지면 우리 몸은 체온을 유지하기 위해 혈관을 수축시키는데, 이 과정에서 혈압이 급격히 상승하게 됩니다. 이 시기에 유독 빈번하게 발생하는 안타까운 사고 중 하나가 바로 화장실에서의 뇌졸중입니다. 겨울철 새벽이나 늦은 밤, 따뜻한 이불 속에 있다가 갑자기 차가운 화장실로 이동할 때 우리 몸은 심각한 '열 충격thermal shock'을 받게 됩니다. 찬 공기에 노출되는 순간 말초 혈관이 수축하며 혈압이 치솟는데, 여기에 용변을 보기 위해 배에 힘을 주는 '발살바 기법Valsalva Maneuver(코와 입을 막고 숨을 참은 상태에서 배에 힘을 주어 복강 내 압력을 높이는 호흡법)'까지 더해지면 상황은 더욱 위험해집니다. 배에 힘을 주면 복압腹壓과 흉압胸壓이 동시에 올라가면서 뇌로 가는 혈압이 순간적으로 폭등하게 되고, 평소 약해져 있던 뇌혈관이 이를 견디지 못하고 터지거나 막히게 되는 것입니다.

실제로 화장실의 낮은 온도와 급격한 혈압 변화 사이에는 매우 밀접한 상관관계가 있습니다. 따뜻한 거실과 차가운 화장실의 온도 차가 클수록 혈압의 변동 폭은 더욱 커지며, 이는 혈관 탄력이 떨어진 고령자의 뇌에 치명적인 타격을 입힙니다. 따라서 겨울철 뇌졸중을 예방하기 위해서는 화장실 환경부터 세심하게 살펴야 합니다. 무엇보다 화장실 온도를 따뜻하게 유지하는 것이 중요합니다. 화장실에 작은 온열기를 설치하거나 거실과의 온도 차를 최소화하여 혈관이 갑작스럽게 수축하는 것을 막아야 합니다. 특히 새벽에 화장실을 이용할 때는 귀찮더라도 겉옷을 걸쳐 몸을 따뜻하게 한 뒤 이동하는 것이 안전합니다. 변기에 앉아 너무 과도하게 힘을 주는 습관을 피하고, 평소 식이섬유가 풍부한 음식을 섭취하여 배변 활동을 원활하게 관리하는 것도 뇌졸중 예방을 위한 중요한 생활 지혜입니다.

건강한 노년은 단순히 질병이 없는 상태가 아니라, 내 몸의 변화를 민감하게 살피고 지혜롭게 대처하는 과정에서 완성됩니다. 매일 아침 규칙적으로 혈압을 측정하고 기록하는 작은 습관이 자신의 소중한 기억과 인지 기능을 지키는 가장 강력한 방패가 되어 줍니다.

앞서 살펴본 연구처럼 지금부터라도 적극적으로 혈압을 관리하고 생활 습관을 개선한다면, 우리 뇌는 자신을 치유하고 보호하는 능력을 회복할 수 있습니다. 만약 고혈압 진단을 받은 적이 있다면 의료진과의 상담을 통해 적극적으로 치료하고 관리해 나가길 권합니다. 이는 단순히 약을 먹는 행위를 넘어, 우리 뇌 구조를 젊게 바꾸고 치매라는 무서운 불청객을 막아내는 현명한 길이니까요.

진정한 행복은 맑은 정신에서 우러나오며, 맑은 정신은 건강한 혈관에서 시작됩니다. 오늘부터라도 혈관 건강을 위한 노력을 시작해 보기를 권합니다. 따뜻한 물 한 잔으로 아침을 시작하고, 기분 좋은 산책으로 혈액 순환을 돕는 그런 작은 노력들 말입니다.

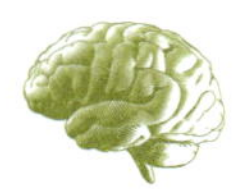

뇌에 압도적으로 **나쁜 담배**, **금연**에 성공하려면?

• • •

건강을 위해 나쁜 습관을 하나둘 정리하는 것은 무엇보다 중요한 일입니다. 그중에서도 많은 사람이 가장 큰 숙제로 여기는 것이 바로 '금연'입니다. 가족들의 간절한 권유에 못 이겨, 혹은 자신의 건강을 걱정하며 담배와 라이터를 쓰레기통에 내던지고 굳은 맹세를 하지만, 단 며칠이 지나기도 전에 다시 그 쓰레기통을 뒤적이며 예전의 습관으로 돌아가 있는 자신을 발견하고는 합니다.

뇌과학자가 보기에 금연이 그토록 어려운 이유는 흡연자 대부분 정도의 차이는 있을지언정 예외 없이 '중독'이라는 뇌의 생리적 변화를 겪고 있기 때문입니다. 담배 속 니코틴은 뇌의 보상 회로를 자극하여 도파민을 분출시키고, 뇌는 이 강렬한 쾌락을 반복해서 얻으려고 집착하게 됩니다. 즉, 금연을 결심한 순간 우리의 의지는 "그만하라"라고 말하지만, 중독된 뇌는 "살기 위해 니코틴이 필요해"라고 비명을 지르는 셈입니다. 이러한 뇌의 명령을 이성만으로 이겨내기란 결코 쉽지 않습니다. 따라서 금연은 도덕적인 인내의 시험이 아니라, 고장 난 뇌의 조절 시스템을 수선해 나가는 과정으로 이해해야 합니다.

장기 흡연이 우리 뇌의 신체적 구조를 어떻게 변화시키는지를 알게 된다면, 금연의 필요성은 더욱 절박하게 다가옵니다. 삼성서울병원과 연세대학교 의과대학 연구팀이 공동으로 진행한 연구 결과는 우리에게 큰 경종을 울립니다. 연구진은 흡연자들의 대뇌피질 두께를 정밀하게 분석했는데, 장기 흡연이 대뇌피질을 비정상적으로 얇게 만든다는 사실을 발견했습니다. 대뇌피질은 뇌의 가장 바깥층을 덮고 있는 회백질 층으로, 기억력, 사고력, 판단력 등 인간의 고차원적인 지적 능력을 담당하는 '생각의 사령탑'과 같은 곳입니다.

안타까운 사실은 흡연 기간이 길어질수록 대뇌피질의 두께가 줄어드는 정도가 더욱 심각해진다는 점입니다. 대뇌피질이 얇아진다는 것은 그곳을 채우고 있는 뉴런들이 사멸하거나 연결망이 파괴되고 있다는 신호이며, 이는 결국 인지 기능의 급격한 저하와 알츠하이머 치매로 이어지게 됩니다. 장기 흡연은 단순히 폐를 검게 태우는 것에 그치지 않고, 우리 삶의 궤적과 소중한 기억이 담긴 뇌의 구조 자체를 훼손하는 파괴적인 행위입니다. 우리가 품격 있는 노년을 보내는 데 있어 가장 큰 걸림돌은 바로 흡연이라고 할 수 있습니다.

한때는 담배 속 니코틴이 뇌 속 뉴런을 자극하여 특정 뇌 질환 치료에 도움을 줄 수도 있다는 일부 연구 결과가 발표되어 흡연자들에게 면죄부를 주는 듯한 분위기가 형성되기도 했습니다. 그러나 이는 매우 제한적인 상황에서의 가능성일 뿐, 장기 흡연이 뇌에 미치는 해악은 그러한 작은 이점들을 압도하고도 남습니다. 뇌 속에 노폐물이 쌓이고 혈관이 좁아지며 지적 능력이 퇴화하는 것을 방치하면서 건강한 노후를 기대하기란 불가능에 가깝습니다. 하지만 이미 중독의 늪에 빠진 뇌를 이끌고 금연의 길로 들어서는 것은 여간 고통스러운 일이 아닙니다.

다소 희망적인 소식이 이스라엘에서 전해졌습니다. 이스라엘 와이즈만연구소의 노암 소벨Noam Sobel 박사 연구진은 흡연자의 의지가 아닌 '감각 뇌'를 속여 스스로 담배를 멀리하게 만드는 독특한 기술을 소개했습니다. 연구진은 후각이 우리 뇌의 감정과 본능을 담당하는 부위와 직접 연결되어 있다는 점에 주목했습니다. 실험은 흡연자들이 깊은 잠든 사이에 진행되었습니다. 연구진은 참가자들이 자는 동안 담배 냄새와 함께 달걀 썩는 냄새나 생선 썩은 냄새와 같은 아주 불쾌한 악취를 동시에 맡게 했습니다.

우리 뇌는 잠든 사이에도 후각 정보를 처리하는데, 이때 담배 냄새와 역겨운 냄새를 한데 묶어 '거부해야 할 자극'으로 인식하게 됩니다. 잠에서 깬 흡연자들은 자신이 어떤 훈련을 받았는지 의식적으로 기억하지 못했지만, 놀랍게도 이후 일주일 동안 흡연량이 약 30%나 줄어들었습니다. 억지로 참으려는 의지보다, 뇌 깊숙한 곳에서 "담배 냄새는 역겹다"라는 부정적인 연합 기억을 만들어낸 것이 더 강력한 효과를 발휘한 것입니다. 이는 후각 정보가 시상thalamus을 거치지 않고 감정의 중추인 편도체와 기억의 중추인 해마로 직접 전달되는 뇌의 독특한 구조를 이용한 매우 창의적인 접근입니다.

이러한 수면 학습법이나 감각 자극을 활용한 행동 교정은 비단 흡연뿐만 아니라 으리의 삶을 갉아먹는 여러 나쁜 습관들을 바로잡는 데에도 응용될 수 있습니다. 뇌의 보상 중추를 자극하는 건강한 향기나 즐거운 활동을 통해, 고통스러운 절제가 아닌 즐거운 변화를 유도하는 것이 지혜입니다. 우리 뇌는 자신이 싫어하는 일을 억지도 시킬 때 강한 거부감을 보이지만, 호기심을 자극하거나 기분 좋은 보상을 줄 때는 훨씬 더 훌륭한 회복력을 발휘하기 때문입니다.

금연처럼 힘든 목표를 세우고 실패할 때마다 자신을 자책하며 스트레스를 받는 것은 오히려 뇌 건강에 해로울 수 있습니다. 그러니 이제 무언가를 '끊겠다'라는 독한 각오보다는, 나의 뇌가 진정으로 즐거워할 만한 '새로운 일'을 시작해 보겠다는 목표를 세워 보는 것은 어떨까요? 평소 배우고 싶었던 악기를 시작하거나, 자녀들과 함께할 수 있는 새로운 취미를 가져보는 것, 혹은 매일 아침 숲길을 걸으며 신선한 흙 내음을 맡는 것과 같은 목표들 말입니다. 새로운 자극은 뉴런 간의 연결고리인 시냅스를 새롭게 형성하고 신경 가소성을 높여 뇌를 젊게 만듭니다.

즐거운 일에 몰입하는 동안 우리 뇌에서는 도파민과 세로토닌이 샘솟고, 이 긍정적인 에너지는 자연스럽게 담배와 같은 나쁜 유혹을 밀어내는 힘이 됩니다. 억지로 하는 절제가 아니라, 더 좋은 것을 채움으로써 나쁜 것이 빠져나가게 하는 지혜로운 전략이 될 것입니다

늙지 않는 뇌를 만드는
감각의 뇌과학

1판 1쇄 2026년 3월 15일 발행

지은이 · 문제일
펴낸이 · 김정주
펴낸곳 · ㈜대성 Korea.com
본부장 · 이향숙
기획편집 · 김현경
디자인 · 문 용
영업마케팅 · 조남웅
경영지원 · 공유정, 박혜성

등록 · 제300-2003-82호
주소 · 서울시 용산구 후암로 57길 57 (동자동) ㈜대성
대표전화 · (02) 6959-3140 | **팩스** · (02) 6959-3144
홈페이지 · www.daesungbook.com | **전자우편** · daesungbooks@korea.com

© 문제일, 2026
ISBN 979-11-90488-66-2 (03510)
이 책의 가격은 뒤표지에 있습니다.

Korea.com은 ㈜대성에서 펴내는 종합출판브랜드입니다.
잘못 만들어진 책은 구입하신 곳에서 바꾸어 드립니다.

표지에 사용된 스톡 이미지 출처: Adobe Stock (AI 생성 이미지 활용)
본 도서 표지에 사용된 스톡 이미지는 AI 기술을 활용하여 제작되었습니다.